LECTURE 1	理学療法概要 ―理学療法の概要とリハビリテーションにおける理学療法の役割
LECTURE 2	理学療法の背景（1） ―障害の概念・分類，保険制度
LECTURE 3	理学療法の背景（2） ―歴史・法律，職業倫理，日本理学療法士協会
LECTURE 4	理学療法の構成
LECTURE 5	理学療法に必要な知識と実習
LECTURE 6	理学療法の主対象（1） ―中枢神経系
LECTURE 7	理学療法の主対象（2） ―運動器系
LECTURE 8	理学療法の主対象（3） ―内部障害系
LECTURE 9	理学療法の主対象（4） ―がん，介護予防
LECTURE 10	病期・職域別の理学療法（1） ―急性期
LECTURE 11	病期・職域別の理学療法（2） ―回復期
LECTURE 12	病期・職域別の理学療法（3） ―生活期（維持期）
LECTURE 13	病期・職域別の理学療法（4） ―在宅における役割
LECTURE 14	病期・職域別の理学療法（5） ―行政における役割
LECTURE 15	病期・職域別の理学療法（6） ―研究における役割

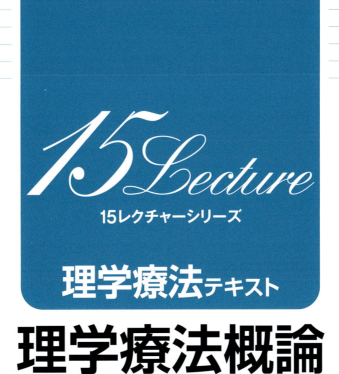

理学療法テキスト
理学療法概論

総編集
石川 朗

責任編集
浅香 満

中山書店

総編集 ——————— 石川　朗　神戸大学生命・医学系保健学域

編集委員（五十音順）—— 木村雅彦　杏林大学保健学部理学療法学科
小島　悟　北海道医療大学リハビリテーション科学部理学療法学科
小林麻衣　晴陵リハビリテーション学院理学療法学科
玉木　彰　兵庫医療大学大学院医療科学研究科病態運動学分野内部障害研究室

責任編集 ——————— 浅香　満　高崎健康福祉大学保健医療学部理学療法学科

執筆（五十音順）——— 浅香　満　高崎健康福祉大学保健医療学部理学療法学科
石川　朗　神戸大学生命・医学系保健学域
井上順一朗　神戸大学医学部附属病院リハビリテーション部
大畑光司　京都大学大学院医学研究科人間健康科学系専攻リハビリテーション科学コース
小澤敏夫　岐阜保健大学短期大学部リハビリテーション学科理学療法学専攻
小野　玲　神戸大学生命・医学系保健学域
河村廣幸　森ノ宮医療大学保健医療学部理学療法学科
清水陽平　社会医療法人ジャパンメディカルアライアンス横浜市立脳卒中・神経脊椎センター介護老人保健施設コスモスリハビリテーション科

玉木　彰　兵庫医療大学大学院医療科学研究科病態運動学分野内部障害研究室
中田隆文　マリオス小林内科クリニックリハビリテーション科
長野　聖　四條畷学園大学リハビリテーション学部理学療法学専攻
藤野英己　神戸大学生命・医学系保健学域
牧浦大祐　神戸大学医学部附属病院リハビリテーション部
三谷有司　株式会社ガイア

15レクチャーシリーズ
理学療法テキスト

刊行のことば

　本15レクチャーシリーズは，医療専門職を目指す学生と，その学生に教授する教員に向けて企画された教科書である.

　理学療法士，作業療法士，言語聴覚士，看護師などの医療専門職となるための教育システムには，養成期間として4年制と3年制課程，養成形態として大学，短期大学，専門学校が存在しており，混合型となっている. どのような教育システムにおいても，卒業時に一定水準の知識と技術を修得していることは不可欠であるが，それを実現するための環境や条件は必ずしも十分に整備されているとはいえない.

　これらの現状をふまえて15レクチャーシリーズでは，医療専門職を目指す学生が授業で使用する本を，医学書ではなく教科書として明確に位置づけた.

　学生諸君に対しては，各教科の基礎的な知識が，後に教授される応用的な知識へどのように関わっているのか理解しやすいよう，また臨床実習や医療専門職に就いた暁には，それらの知識と技術を活用し，さらに発展させていくことができるよう内容・構成を吟味した. 一方，教員に対しては，オムニバスによる講義でも重複と漏れがないよう，さらに専門外の講義を担当する場合においても，一定水準以上の内容を教授できるように工夫を重ねた.

　具体的に本書の特徴として，以下の点をあげる.

・各教科の冒頭に，「学習主題」「学習目標」「学習項目」を明記したシラバスを掲載する.
・1科目を90分15コマと想定し，90分の授業で効率的に質の高い学習ができるよう1コマの情報量を吟味する.
・各レクチャーの冒頭に，「到達目標」「講義を理解するためのチェック項目とポイント」「講義終了後の確認事項」を記載する.
・各教科の最後には定期試験にも応用できる，模擬試験問題を掲載する. 試験問題は国家試験に対応でき，さらに応用力も確認できる内容とした.

　15レクチャーシリーズが，医療専門職を目指す学生とその学生たちに教授する教員に活用され，わが国における理学療法の一層の発展にわずかながらでも寄与することができたら，このうえない喜びである.

2010年9月

総編集　石川　朗

15レクチャーシリーズ
理学療法テキスト
理学療法概論

序　文

　理学療法が日本に誕生して半世紀が経過しました．この間，日本の理学療法は内容的にも分野的にも大きく発展をしてきました．これはわれわれの先人たちの努力によるところが大きいです．先人たちに対し，感謝と敬意の念を抱かずにはおられません．理学療法に関する本も多数出版され，理学療法教育の質の向上に寄与してきました．どれをとっても内容のあるすばらしいものです．本書もこれからの理学療法の発展に少しでも寄与できたら幸いです．

　さて，「理学療法概論」の講義は，多くの理学療法士養成校で入学間もない1年生におけるカリキュラムの一つです．そのため，専門用語が多く，難解な内容になると，学習へのモチベーションが下がってしまうことがあります．

　本書は，理学療法を学び始めた初学者を主な対象として編集しました．理学療法とはどういうものか良く理解していない学生に対し，理学療法の概要をイメージしてもらい，これから学習する科目が理学療法とどのように関連するのかを認識してもらうことを目的としています．また，理学療法士になって間もない方々でも，自分の進む道に迷った際は，初心にかえって本書を読んでいただき，何かをつかんでいただければと思っております．

　内容は，各分野で活躍されている理学療法士の方々に執筆をお願いし，理学療法の概要を初学者でも把握できるよう，読みやすく，わかりやすく，要点に絞ってまとめていただきました．さらに，「Step up」の項目では，理学療法士の具体的な仕事の内容を紹介しています．理学療法士の幅広い活躍の場を知っていただければと思います．学生の皆さんへのメッセージも執筆していただきましたので，ぜひ読んでみてください．熱いものが伝わってくる内容になっております．

　本書を通して，「理学療法への興味」「理学療法の魅力」「理学療法の可能性」などを感じていただき，皆さんのこれからの学習が自律的・能動的に行えるようになることを切に期待しています．ぜひ自分のめざす理学療法士像を見つけてください．今後の皆さんの成長を楽しみにしています．

2017年8月

責任編集　浅香　満

15レクチャーシリーズ
理学療法テキスト／理学療法概論
目次

執筆者一覧　ii
刊行のことば　iii
序文　v

LECTURE 1　理学療法概要

浅香　満　1

1. 理学療法の定義－理学療法とは何か　2
1）「理学療法士及び作業療法士」の定義　2
2）日本理学療法士協会の定義　2
3）世界理学療法連盟（WCPT）の定義　2

2. なぜ，「physical therapy」が「理学療法」となったのか　2

3. 理学療法の概要　2

4. リハビリテーションと理学療法　3
1）リハビリテーションの語源　3
2）リハビリテーションの定義　3
3）リハビリテーションのチームアプローチ　4
4）広義のリハビリテーション　4
　医学的リハビリテーション／教育的リハビリテーション／職業的リハビリテーション／社会的リハビリテーション
5）リハビリテーションのめざすもの　4
6）リハビリテーションと理学療法の関係　5
7）理学療法士の役割　5

5. 理学療法の主な分野　5

6. 理学療法士に求められる人間性　5

7. 学習への取り組み　7
1）科目と単位　7
2）履修ガイドとシラバスの確認　7
3）理学療法は「運動」「動作」「生活」を科学することにある　7
4）ポートフォリオを作成しよう　7

8.「理学療法士」という職業の魅力　8
1）人のことを思い，人のためになる職業　8
2）社会に貢献できる職業　8
3）常に成長が必要な職業　8
4）幅広い視野が必要な職業　8

Step up　日本理学療法士協会（JPTA）で活躍する理学療法士　9
湯元　均
1）仕事の内容　9
2）今の職業をめざした理由　10
3）学生へのメッセージ　10

理学療法の背景（1）
——障害の概念・分類，保険制度

浅香 満　11

1. 障害とは ……………………………………………………………………………………………… 12
1）健康の概念　12
2）障害と疾患　12
3）「身体障害者福祉法」による身体障害の分類　12

2. 障害のとらえ方 …………………………………………………………………………………… 12
1）国際障害分類（ICIDH）　13
2）ICIDH の分析と関連性　13
3）ICIDH の課題　13
4）国際生活機能分類（ICF）　13
5）ICF の特徴　14
　因果関係を重視する医学的モデルから生活を重視した社会モデルへ／否定的な視点から肯定的な視点へ／背景となる因子の導入
6）ICF による障害のとらえ方　14

3. 障害の受容 ………………………………………………………………………………………… 14
1）障害の受容とは　14
2）障害の受容の過程　15
3）障害の受容を促進するためのポイント　15
　納得のいく医療，理学療法（リハビリテーション）の提供／真剣な対応と傾聴／環境調整／価値観の転換を促す働きかけ／情報の提供

4. 日本の保険制度 …………………………………………………………………………………… 16
1）社会福祉制度　16
2）医療保険制度　16
3）理学療法と医療保険　17
4）介護保険制度　17
5）理学療法と介護保険　17

5. これからの理学療法のあり方，可能性 ………………………………………………………… 18
1）人口の減少と高齢化の進展　18
2）医療の進歩，変化　18
3）生活環境の変化　19
4）職業環境の変化　20
5）政策，制度の変化　20
6）理学療法の国際化　20
7）基礎分野の発展　20
8）理学療法士の総数の増加　20

Step up｜行政（厚生労働省）で活躍する理学療法士 …………………………………………… 21
森 周平
1）仕事の内容　21
2）今の職業をめざした理由　22
3）学生へのメッセージ　22

LECTURE 3 理学療法の背景（2）
―― 歴史・法律，職業倫理，日本理学療法士協会　　浅香　満　23

1. 理学療法の歴史 — 24
　1) ヒポクラテス（紀元前 460 年頃）　24
　2) 近代医学の幕開け　24

2. 日本における理学療法の歴史と発展の背景 — 25
　1) 日本における理学療法の歴史　25
　2) 理学療法発展の背景　25
　　高齢社会／疾病構造の変化／医学の進歩
　3) 歴史・経過からの展望　27

3.「理学療法士及び作業療法士法」— 28
　1) 法律の理解　28
　2) 医療に関する法律の歴史　28
　3)「理学療法士及び作業療法士法」の要約　29
　　「医療の普及及び向上に寄与」／「身体に障害のある者に対し」／「理学療法士の名称を用いて」／「医師の指示のもとに」／
　　「診療の補助として」／「マッサージについて」
　4)「理学療法士及び作業療法士法」の課題　30

4. 公益社団法人日本理学療法士協会 — 30

5. 理学療法士の倫理 — 30

Step up　国際協力機構（JICA）で活躍する理学療法士 — 33
　久野研二
　　1) 仕事の内容　33
　　2) 今の職業をめざした理由　34
　　3) 学生へのメッセージ　34

LECTURE 4 理学療法の構成
石川　朗　35

1. 理学療法の構成 — 36

2. 運動療法と物理療法 — 36
　1) 運動療法　36
　2) 物理療法　36

3. 障害分類 — 37
　1) 関節と骨の機能　37
　2) 筋の機能　37
　3) 痛み　37
　4) 心血管系と呼吸器系の付加的機能と感覚　38
　5) 運動機能，姿勢の変換と保持　38
　6) 歩行と移動　38
　7) 物の運搬・移動・操作，セルフケア　38

4. 理学療法の流れ — 39

5. 理学療法の主対象 ··· 40
1）中枢神経系　40
2）運動器系　40
3）内部障害系　40
4）がん　40
5）介護予防　40

6. 病期別の理学療法 ··· 40
1）急性期　40
2）回復期　41
3）生活期（維持期），在宅　41

7. 専門分野・職域別の理学療法 ·································· 41
1）専門理学療法士制度　41
基礎理学療法／神経理学療法／運動器理学療法／内部障害理学療法／生活環境支援理学療法／物理療法／教育・管理理学療法
2）認定理学療法士制度　42

Step up　｜　**パラリンピックで活躍する理学療法士** ················· 43
門田正久
1）仕事の内容　43
2）今の職業をめざした理由　44
3）学生へのメッセージ　44

---

5 理学療法に必要な知識と実習
石川　朗　45

1. 理学療法士作業療法士学校養成施設指定規則 ············ 46
2. 標準的な科目 ·· 46
1）基礎分野　46
語学（英語，他）／物理学／化学／統計学／生命倫理学／公衆衛生学／社会福祉学／栄養学
2）専門基礎分野　47
医学概論／リハビリテーション医学／解剖学・実習／生理学・実習／運動学・実習／臨床運動学／人間発達学／老年学／神経生理学／生化学／病理学／薬理学／内科学／小児科学／老年医学／外科学／神経内科学／精神医学／救急医学
3）専門分野　49
基礎理学療法学／理学療法評価学・実習／理学療法治療学／地域理学療法学／臨床実習／卒業研究

3. 学習への取り組み ··· 51
1）科目と単位　51
2）履修ガイドとシラバスの確認　52
3）科目の関連性　52

Step up　｜　**起業（介護施設を開業）した理学療法士** ··············· 53
浦野幸子
1）仕事の内容　53
2）今の職業をめざした理由　54
3）学生へのメッセージ　54

ix

理学療法の主対象（1）
——中枢神経系
大畑光司　55

1. 中枢神経系疾患に対する理学療法とは　56
1）脳の構造と機能　56
2）機能回復の理論的背景　56

2. 脳血管疾患　57
1）代表的疾患とその病態　57
脳梗塞／脳出血／くも膜下出血／脳動静脈奇形
2）理学療法介入の目的と内容　58
目的／内容

3. その他の脳損傷　59
1）代表的疾患とその病態　59
頭部外傷／低酸素脳症／脳腫瘍
2）理学療法介入の目的と内容　59

4. 神経難病　59
1）代表的疾患とその病態　59
パーキンソン病／脊髄小脳変性症／多発性硬化症／筋萎縮性側索硬化症
2）理学療法介入の目的と内容　60
目的／内容

5. 脊髄損傷　61
1）代表的疾患とその病態　61
四肢麻痺（頸髄損傷）／対麻痺（胸髄より下位の損傷）
2）理学療法介入の目的と内容　61
目的／内容

6. 小児疾患　62
1）代表的疾患とその病態　62
脳性麻痺／二分脊椎
2）理学療法介入の目的と内容　62
目的／内容

Step up ｜ 中枢神経系の領域（脳梗塞の再生医療）で活躍する理学療法士　63
佐々木雄一
1）仕事の内容　63
2）今の職業をめざした理由　64
3）学生へのメッセージ　64

理学療法の主対象（2）
——運動器系
河村廣幸　65

1. 運動器疾患に対する理学療法とは　66

2. 骨折　66
1）骨折の症状　66
2）骨折の種類　66
原因による分類／骨折線の形状による分類／骨折部と外部の交通の有無による分類
3）代表的疾患とその病態　67
大腿骨頸部骨折／脊椎圧迫骨折／橈骨遠位端骨折
4）理学療法介入の目的と内容　67

3. 関節リウマチとその関連疾患 ……………………………………………………………………… 67
 1) 代表的疾患とその病態　67
　　関節リウマチ／若年性特発性関節炎（若年性関節リウマチ）／悪性関節リウマチ（リウマトイド血管炎）
 2) 理学療法介入の目的と内容　68

4. 関節疾患 ……………………………………………………………………………………………… 68
 1) 代表的疾患とその病態　68
　　変形性関節症／骨壊死／発育性股関節形成不全
 2) 理学療法介入の目的と内容　69

5. 末梢神経損傷 ………………………………………………………………………………………… 69
 1) 代表的疾患とその病態　69
　　橈骨神経麻痺／正中神経麻痺／尺骨神経麻痺／腕神経叢麻痺／腓骨神経麻痺
 2) 理学療法介入の目的と内容　70

6. 脊椎疾患 ……………………………………………………………………………………………… 70
 1) 代表的疾患とその病態　70
　　変形性脊椎症／変形性頸椎症（頸椎症）／腰痛症／腰椎椎間板ヘルニア／後縦靱帯骨化症
 2) 理学療法介入の目的と内容　70

7. スポーツ障害，スポーツ外傷 ……………………………………………………………………… 71
 1) 代表的疾患とその病態　71
　　スポーツ障害／スポーツ外傷
 2) 理学療法介入の目的と内容　72

8. その他 ………………………………………………………………………………………………… 72
 1) 代表的手術とその特徴　72
　　人工関節置換術／骨切り術
 2) 理学療法介入の目的と内容　72

Step up ｜ プロ野球（埼玉西武ライオンズ）で活躍する理学療法士 ……………………………… 73
　　米田　進
 1) 仕事の内容　73
 2) 今の職業をめざした理由　74
 3) 学生へのメッセージ　74

理学療法の主対象（3）
──内部障害系
石川　朗　75

1. 内部障害系疾患に対する理学療法とは ……………………………………………………………… 76

2. 呼吸器疾患 …………………………………………………………………………………………… 76
 1) 代表的疾患とその病態　76
　　慢性呼吸不全／急性呼吸不全
 2) 理学療法介入の目的と内容　78
　　目的／内容

3. 循環器疾患 …………………………………………………………………………………………… 79
 1) 代表的疾患とその病態　79
　　虚血性心疾患／心臓弁膜症／心筋症／血管系／心不全
 2) 理学療法介入の目的と内容　81
　　心臓リハビリテーション／循環器疾患に対する理学療法

4. 代謝疾患 ··········· 81
1) 代表的疾患とその病態　81
糖尿病／CKD（慢性腎臓病）
2) 理学療法介入の目的と内容　82
糖尿病／CKD（慢性腎臓病）

Step up ｜ ICU（集中治療室）で活躍する理学療法士 ··········· 83
山下康次　　　1) 仕事の内容　83
2) 今の職業をめざした理由　84
3) 学生へのメッセージ　84

9 理学療法の主対象（4）
──がん，介護予防
小野　玲，井上順一朗，牧浦大祐　85

1. がん ··········· 86
1) 疾患動向　86
2) 基礎知識　86
3) 治療　87
手術療法／化学療法／放射線療法
4) リハビリテーション　87
5) がんに対する理学療法　88
消化器がん／造血器悪性腫瘍

2. 介護予防 ··········· 90
1) 高齢者を取りまく制度の変遷　90
介護保険制度／介護予防／地域包括ケアシステム
2) 介護予防で必要となる概念と理学療法士の役割　91
フレイル／サルコペニア／フレイル，サルコペニアに対する理学療法

Step up ｜ 行政（自治体）で活躍する理学療法士 ··········· 93
小川正洋　　　1) 仕事の内容　93
2) 今の職業をめざした理由　94
3) 学生へのメッセージ　94

10 病期・職域別の理学療法（1）
──急性期
玉木　彰　95

1. 急性期における理学療法とは ··········· 96
1) 急性期とは　96
2) 急性期に理学療法が必要な理由　96
医療制度上の観点から／身体機能維持の観点から

2. 主な対象とその特徴 ··········· 97
1) 集中治療室（ICU）で治療中の患者　97
専門的な ICU
2) 主な対象疾患　98
外科周術期／急性心不全／脳血管障害／外傷／慢性呼吸不全（急性増悪後）／熱傷／移植
3) ICU で発生する合併症　99
集中治療後症候群（PICS）／ICU 関連筋力低下（ICU-AW）／せん妄

3. 理学療法介入の目的とその内容 99

1）ICU で治療中の患者への介入の目的と内容　99
2）外科周術期の患者への介入の目的と内容　100
3）急性心不全患者への介入の目的と内容　101
4）脳血管障害患者への介入の目的と内容　101
5）外傷患者への介入の目的と内容　101
6）慢性呼吸不全（急性増悪後）患者への介入の目的と内容　101
7）熱傷患者への介入の目的と内容　102
8）移植患者への介入の目的と内容　102

Step up | **CCU（心臓血管疾患集中治療室）で活躍する理学療法士** 103
岩田健太郎
1）仕事の内容　103
2）今の職業をめざした理由　104
3）学生へのメッセージ　104

11 病期・職域別の理学療法（2）
——回復期
三谷有司　105

1. 回復期における理学療法とは 106

2. 主な対象疾患とその特徴 106

1）脳血管障害の回復期　107
　基本動作トレーニング／歩行トレーニング／ADL トレーニング
2）運動器疾患の回復期　108
　関節可動域運動／筋力増強トレーニング／立ち上がり・バランストレーニング／歩行トレーニング／ADL トレーニング
3）廃用症候群の回復期　109

3. 理学療法介入の目的とその内容 109

1）入院時評価　109
2）理学療法評価　109
3）理学療法介入の実際　109
4）リハビリテーション回診　110
5）リハビリテーションカンファレンス　111
6）家屋評価　111
7）申し送り　111
8）回復期リハビリテーション業務の標準化　111

Step up | **回復期リハビリテーション病棟で活躍する理学療法士** 113
國分実伸
1）仕事の内容　113
2）今の職業をめざした理由　114
3）学生へのメッセージ　114

病期・職域別の理学療法（3）
——生活期（維持期）
清水陽平，小澤敏夫　115

1. 生活期（維持期）における理学療法とは ……… 116
1) 超高齢社会の問題と介護保険制度の成り立ち　116
これまでの高齢者医療と福祉政策の展開／介護保険制度の設立と仕組み／現在の介護保険制度の実施状況と地域包括ケアシステム構築に向けて
2) 介護保険施設　117
3) 生活期リハビリテーションとは　117
生活期リハビリテーションと病期／生活期リハビリテーションの特徴と目的

2. 介護老人保健施設（老健）における利用者の特性と病態 ……… 119

3. 介護老人保健施設（老健）における理学療法介入の目的と内容 ……… 120
1) リハビリテーションマネジメント　120
2) 短期集中リハビリテーション　120
3) 認知症短期集中リハビリテーション　121
4) 個別リハビリテーション　121
5) 多職種協働による生活リハビリテーション　122
6) 集団リハビリテーションにおけるレクリエーション　122
7) 精神的アプローチ　122
8) 在宅復帰に向けた住環境評価と訪問指導，家族指導　122

4. 地域包括ケアシステム構築に向けた介護老人保健施設（老健）の役割と課題 ……… 123

Step up ｜ 特別養護老人ホームで施設長として活躍する理学療法士 ……… 125
高橋洋行
1) 仕事の内容　125
2) 今の職業をめざした理由　126
3) 学生へのメッセージ　126

病期・職域別の理学療法（4）
——在宅における役割
中田隆文　127

1. 在宅における理学療法とは ……… 128
1) 在宅医療と訪問理学療法の歴史　128
2) 近年の在宅医療と訪問理学療法　128

2. 主な対象とその特徴 ……… 129
1) リハビリテーションの時系列と訪問理学療法　130
2) 訪問理学療法に関する保険制度　130
医療保険における訪問理学療法／介護保険法における訪問理学療法

3. 理学療法介入の目的とその内容 ……… 132
1) 訪問理学療法の実際　132
評価／リハビリテーションマネジメント／心身の機能，自覚症状の緩和に対する訪問理学療法／活動に対する訪問理学療法／参加に対する訪問理学療法／環境の調整，福祉用具の選定／急性疾患に対する訪問理学療法／難病に対する訪問理学療法／重症児に対する訪問理学療法／末期がんに対する訪問理学療法／予防に対する訪問理学療法
2) 医療と介護の連携　134
3) 災害医療と訪問理学療法　134

Step up	訪問リハビリテーションで活躍する理学療法士 135
鬼村優一	1）仕事の内容　135
	2）今の職業をめざした理由　136
	3）学生へのメッセージ　136

14 病期・職域別の理学療法（5）
──行政における役割
長野　聖　137

1. 行政における理学療法とは 138
1）理学療法のかかわる分野　138
2）行政と保健の関係　138
3）病院における理学療法との違い　138
4）行政における理学療法士の定義　139
5）行政における理学療法士が誕生した背景－老人保健法による機能訓練事業　139

2. 主な内容とその特徴・特色 139
1）行政における理学療法士の役割－病院との比較　139
　　病院における理学療法士は個人を支援する／行政における理学療法士は個人も地域（自治体）も支援する
2）行政における理学療法士に期待される役割　139

3. 理学療法とのかかわり 141
1）社会構造の変化　141
　　地域包括ケアシステム／介護予防／地域リハビリテーション活動支援事業
2）理学療法士がめざすべき役割　143
　　多職種（特に医療職以外）と交渉できるコミュニケーション能力の獲得／もう一歩踏み込んだ役割の獲得－制度の立案への関与／さらにもう一歩踏み込んだ役割の獲得－議会への関与

Step up	県議会議員として活躍する理学療法士 145
穂積昌信	1）仕事の内容　145
	2）今の職業をめざした理由　145
	3）学生へのメッセージ　146

15 病期・職域別の理学療法（6）
──研究における役割
藤野英己　147

1. 理学療法における研究職とは 148
1）大学院教育と理学療法士資格をもつ研究者の誕生　148
2）日本とアメリカの理学療法教育の相違　148
3）理学療法研究の重要性　149
4）研究職としての理学療法士の役割　149

2. 主な研究内容とその特徴・特色 150
1）研究内容と分類　150
2）研究の準備と実際　151
　　研究計画／細胞や動物を使用した基礎研究／健常者を対象とする基礎研究／疾病や障害をもつ人を対象とする臨床研究／統計解析

3. 理学療法の国際化と研究職の展望 ----- 153
  1）学術研究の国際化と研究留学　153
    留学先の選択／invitation letter の取得／ビザの申請
  2）今後の研究職の展望　154

Step up | **メーカー（アシックス）に就職して活躍する理学療法士** ----- 155
河上晴香
  1）仕事の内容　155
  2）今の職業をめざした理由　155
  3）学生へのメッセージ　156

試験・課題　　浅香　満　157

索引　162

15レクチャーシリーズ　理学療法テキスト
理学療法概論
シラバス

一般目標	理学療法概論では，理学療法とは何か，理学療法の役割，理学療法に必要な知識や主対象（疾患，病期，職域別）などを学習する．本講座では，学生が1年次に理学療法の全体像をつかむだけでなく，理学療法のおもしろさややりがいを知り，各自が「理想の理学療法士像」をイメージできるようにする．理想の理学療法士をめざし，体系づけられた学習計画を立案し，今後の学習に向けて意欲を高める．	

回数	学習主題	学習目標	学習項目
1	理学療法概要 ―理学療法の概要とリハビリテーションにおける理学療法の役割	理学療法の定義を理解する リハビリテーションにおける理学療法の役割を理解する	理学療法の定義と概要，理学療法とリハビリテーションの関係，理学療法士に求められる人間性
2	理学療法の背景（1） ―障害の概念・分類，保険制度	障害の概念と定義，障害分類を理解する 保険制度について理解する	障害のとらえ方（ICIDH，ICF），障害の受容，保険制度（医療保険，介護保険），超高齢社会と理学療法の今後
3	理学療法の背景（2） ―歴史・法律，職業倫理，日本理学療法士協会	理学療法の歴史，世界の状況，法規を理解する 日本理学療法士協会の役割と理学療法士の職業，倫理について理解する	理学療法の歴史，理学療法士及び作業療法士法，日本理学療法士協会，理学療法士の職業倫理ガイドライン
4	理学療法の構成	運動療法と物理療法の概要を理解する 理学療法の流れと主対象，各対象の概要を理解する	運動療法，物理療法，障害分類，理学療法の流れ，理学療法の主対象，病期別および専門分野・職域別の理学療法
5	理学療法に必要な知識と実習	理学療法教育における基礎分野と専門分野の概要を理解する 科目の関連性について理解する	理学療法士作業療法士学校養成施設指定規則，標準的な科目（基礎分野，専門基礎分野，専門分野），学習への取り組み
6	理学療法の主対象（1） ―中枢神経系	主な中枢神経系疾患の病態と理学療法介入の目的と内容を理解する	脳血管疾患，脳損傷，神経難病，脊髄損傷，小児疾患
7	理学療法の主対象（2） ―運動器系	主な運動器疾患の病態と理学療法介入の目的と内容を理解する	骨折，関節リウマチ，関節疾患，末梢神経損傷，脊椎疾患，スポーツ障害，スポーツ外傷
8	理学療法の主対象（3） ―内部障害系	主な内部障害系疾患の病態と理学療法介入の目的と内容を理解する	呼吸器疾患，循環器疾患，代謝疾患
9	理学療法の主対象（4） ―がん，介護予防	主ながんの治療法と理学療法を理解する 介護予防における理学療法士の役割を理解する	がんの疫学と治療，がんに対する理学療法，介護予防（サルコペニア，フレイル）
10	病期・職域別の理学療法（1） ―急性期	急性期における理学療法の主な対象とその特徴，理学療法介入の目的と内容を理解する	ICU，外科周術期，急性心不全，脳血管障害，外傷，慢性呼吸不全（急性増悪後），熱傷，移植，ICUで発生する合併症，ABCDEバンドル
11	病期・職域別の理学療法（2） ―回復期	回復期における理学療法の主な対象とその特徴，理学療法介入の目的と内容を理解する	回復期病棟，脳血管障害，運動器疾患，廃用症候群，ADLの自立，自宅・社会復帰，他職種との連携
12	病期・職域別の理学療法（3） ―生活期（維持期）	生活期における理学療法の主な対象とその特徴，理学療法介入の目的と内容を理解する	介護保険施設（介護老人保健施設，特別養護老人ホーム，介護療養型医療施設），地域包括ケアシステム
13	病期・職域別の理学療法（4） ―在宅における役割	在宅における理学療法の役割と主な対象，理学療法介入の目的と内容を理解する	在宅医療と訪問理学療法の歴史，訪問理学療法に関する保険制度，医療と介護の連携
14	病期・職域別の理学療法（5） ―行政における役割	行政における理学療法士の役割と業務内容，今後の発展性について理解する	行政と保健の関係，地域包括ケアシステム，介護予防，地域リハビリテーション活動支援事業
15	病期・職域別の理学療法（6） ―研究における役割	理学療法教育の変遷と海外との相違を理解する 大学，研究所，企業における理学療法士の役割と業務内容，今後の発展性について理解する	研究計画，実験計画，基礎研究，臨床研究，統計解析，EBPT，研究留学

xvii

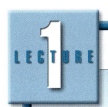

理学療法概要
理学療法の概要とリハビリテーションにおける理学療法の役割

到達目標

- 理学療法の定義を正しく理解し，説明できる．
- リハビリテーションと理学療法の違いを理解し，的確に使い分けることができる．
- さまざまな分野で行われている理学療法をイメージできる．
- 理学療法士に求められる人間像をイメージできる．
- 今後の学習に向けて意欲を高め，体系づけられた学習計画が立案できる．

この講義を理解するために

　この講義では，理学療法とは何か，どのようなことを行うのか，どのようなところで働くのかなど，理学療法の全体像がイメージできるように学習します．理学療法の魅力や可能性などを感じることにより，これからの学習への意欲を高めることが目標です．

　また，知識だけでなく，理学療法士に求められる人間像を構築するため，その基盤をつくることもめざします．理学療法士は，対象となる人が病気になったり障害をもったり，人生のなかでたいへんな時期に接する職業です．そうした人や家族を支えるためにはどのような人間性が必要なのか，今後の学習や体験をとおして探求してください．加えて，理学療法概論の学習全体をとおし，理学療法の魅力と可能性を感じ，今後の学習への意欲を高めてください．

　この講義の前に，以下の項目をあらかじめ整理・学習しておきましょう．

- □ リハビリテーションという用語について調べておく．
- □ 自分が居住する地域で，理学療法が行われている病院や施設などを把握しておく．
- □ 自分や家族が病気になったら，周囲にどのようなことが起こるか想像しておく．

講義を終えて確認すること

- □ 理学療法の定義を正しく理解し，リハビリテーションとの使い分けができる．
- □ 理学療法がどのような分野で行われているか説明できる．
- □ 今後，理学療法を学ぶ学生として，学ぶ姿勢を確認する．
- □ 理学療法の魅力や可能性について自分の考えを説明できる．

LECTURE 1

講義

理学療法（physical therapy, physiotherapy：PT）

MEMO
「理学療法士及び作業療法士法」は1965年に制定.

日本理学療法士協会
(Japanese Physical Therapy Association：JPTA)

MEMO
障害（disability）
生きていくうえで生じる困難, 不自由, 不利益など.
物理的手段
力, 熱, 電気などによる治療手段.

世界理学療法連盟
(World Confederation for Physical Therapy：WCPT)

理学療法士
(physical therapist：PT)

ここがポイント！
人間が運動をすると, 呼吸が促進し（肺, 呼吸筋）, 脈拍が増加する（心臓, 血管）. また, エネルギーを必要とするため代謝が亢進し（摂食や消化・吸収, 排泄など）, 身体内でさまざまな物質が分泌される（内分泌など）. これらの反応は自動的に生じる（自律神経系など）. 運動だけでなく, 寝ている状態から座位になる（重力という刺激）ことなどから生じる生体内の反応により, 障害に対し治療的効果が得られる. その他にも, 関節を温める, 骨に圧迫刺激を与える, 関節包に伸張刺激を与えることなどから, それらの器官がより正常に機能するように反応を誘発する. これが物理的手段を用いる意味になる. これらの知識を理解し適切に用いるためには, これから学習する解剖学や生理学, 病理学などの知識を関連づけて理解していくことが大切である.

1. 理学療法の定義―理学療法とは何か

理学療法の定義は, 法律やその定義する機関により若干の違いがある. 総じて疾病などにより身体になんらかの障害が生じたとき, または生じる可能性があるとき, 運動療法や電気, 温熱, 徒手的操作などの物理的エネルギーを身体に与え, その結果, 身体内に生じる反応により状態の改善を図る治療法である.

1)「理学療法士及び作業療法士法」の定義

身体に障害のある者に対し, 主としてその基本的動作能力の回復を図るため, 治療体操その他の運動を行わせ, および電気刺激, マッサージ, 温熱その他の物理的手段を加えることをいう.

2) 日本理学療法士協会の定義

身体に障害のある者, また, 障害の発生が予測される者に対し, その基本的な動作能力の回復や心身の機能の維持・向上を図るため, 治療体操・その他の運動・電気刺激・徒手的操作（マッサージなど）・温熱・水治療その他の物理的手段を加えることを業とし, もって保健・医療・福祉の普及および向上に寄与することを目的とする.

3) 世界理学療法連盟（WCPT）の定義

運動療法・教育的指導・温熱・寒冷・光線・水・マッサージおよび電気などを治療手段とする身体的な治療の技術（art）と科学（science）であり, 医療を構成する専門領域の一つである. また, 理学療法士は, 看護師や作業療法士など他の専門職とともに, 身体障害者や精神障害者に対し医学的・社会的・職業的リハビリテーションを行う重要な役割を担っている.

2. なぜ, 「physical therapy」が「理学療法」となったのか

理学療法は, 日本においては古くから物理療法が中心に行われてきた. リハビリテーション医学は欧米から導入され, そのなかで理学療法は「physical therapy」として取り入れられた. このとき, 訳語をどうするかについて, 当時の関係者はたいへん苦労したと思われる.

「physical」には「身体・肉体の機能的側面, 物理的な, 自然科学の」の意味があり, 「理学」は「自然科学の基礎研究分野の称, 特に物理」[1]とある. 両者に共通する用語の「自然科学」には「自然界に生ずる諸現象を取り扱う. その法則性を明らかにする学問. 特に天文学・物理学・化学・地学・生物学など」[1]とある. 「物療」「理療」「機能訓練」など, 多くの訳語が候補にあがったと予想される. 訳語の決定は, その言葉が社会に浸透し, 100年後, 200年後も使われ, その職業が発展していくことを踏まえた, 重圧のなかで行われる作業である. 岩倉は, 「理学療法は『理学』を利用して治療するという広範な科学を意味している」[2]と述べている. われわれは先人の苦労に思いをめぐらせ, 語源の意味することを理解し, 理学療法を発展させることが必要である.

3. 理学療法の概要

理学療法は, 障害またはその予防に対して介入することである. 障害にはさまざまな程度, 時期, 背景などがあり一様には対応できないこともあるが, ここでは基本的な考え方を示す.

理学療法の対象となるのは, 心身に生じた機能低下である. これに対し, さまざま

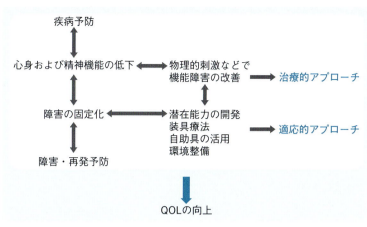

図1 理学療法の概要
潜在能力：障害を有しても健全な機能が残っていること．
装具：麻痺や筋力低下などを補助するために用いられる器具．
自助具：麻痺や関節可動域制限などで不可能になった日常生活動作を，自分でできるようにするために工夫された器具．
環境整備：障害のため不可能となった日常生活を援助するために，家具の配置や段差の解消などの家屋の改修をすること．または福祉機器の導入などにより自立や介助量の軽減を図ること．

表1 理学療法の主な目的
① ADL（activities of daily living；日常生活活動）の自立
② QOL（quality of life；生活の質）の向上
③ 末梢循環の維持・改善
④ 関節拘縮の予防・改善
⑤ 筋力の維持・向上
⑥ 全身状態の管理（栄養，バイタルサイン管理，排泄など）
⑦ 呼吸機能の向上
⑧ 合併症の予防（廃用症候群，過用症候群，誤用症候群）
⑨ 体力の改善
⑩ 自助具や装具の適応・管理
⑪ 疾病の予防

な手法（前述の物理的刺激など）を用いて，できるだけの改善を図る（治療的アプローチ）．治療的アプローチを施してもなお心身に障害を有し，一方で残された健全な機能（潜在能力）がある場合，これらを発掘し，活用することも重要なアプローチである．また，適切な装具療法や自助具の活用，必要最低限の環境整備などにより，できる限りADL（日常生活活動）の自立を図ることも理学療法の有用な介入方法である（適応的アプローチ）．これらが有機的に関連し，QOLの向上が最終的な目標となる．今後は，予防に対する理学療法介入の有効性が高まり，理学療法士は重要な役割を果たしていく．適切な運動処方により，健康増進が図られ，主に生活習慣に起因する高血圧や糖尿病，動脈硬化による脳血管障害や心筋梗塞などの疾病の予防（一次予防）が期待される．さらに，障害が固定化した場合には，残存機能の維持や環境整備により，ADLの維持・改善や疾患の再発の予防（三次予防）も理学療法の重要な役割である．

理学療法士には，対象者に最も適したアプローチを選択し，処方する能力が求められる（**図1**）．また，理学療法の主な目的を**表1**に示す．

4. リハビリテーションと理学療法

日本にリハビリテーションが普及して半世紀以上が経過し，世の中に徐々に浸透してきた．一方で，リハビリテーションの解釈が多様で，明確に理解されないまま発展してきた側面がある．医療関係者も例外ではない．「リハビリテーション≠理学療法」であり，理学療法士さえも明確にそれらを使い分けているとは言いがたく，リハビリテーションと理学療法を的確に使い分けることができる必要がある．

1) リハビリテーションの語源

語源はラテン語で，「re」という接頭語で「再び」を表し，「habilis」で「適した状態」を意味する．したがって，一度獲得したものをなんらかの形で喪失し，それを再び取り戻すこととらえられる．日本語では「復権，名誉回復，社会復帰，厚生，療育，全人間的復権」などと訳されているが，適切に表現できないために「リハビリテーション」のまま使用され普及している．

2) リハビリテーションの定義

1982年の国際連合の総会「障害者に関する世界行動計画」にて，リハビリテーシ

MEMO
● 一次予防：疾病の発生を予防するための取り組み．疾病の原因となるものに対し，食生活や禁煙，運動習慣などの指導を行うこと．
● 二次予防：疾病を早期に発見し，その影響を最小限に抑える取り組みをすること（健康診断など）．
● 三次予防：疾病が発症したり障害が発生した状態に対し，それ以上の悪化や合併症の予防，再発の防止などの取り組みをすること．

MEMO
関節可動域（range of motion：ROM）
関節の動く範囲．各関節により違う．けがや麻痺などにより制限が生じる．
バイタルサイン（vital sign）
人間が生きているという状態を示す徴候．体温，血圧，脈拍，呼吸．
廃用症候群（disuse syndrome）
不使用，不活発な状態により身体に生じるさまざまな症状群．
過用症候群（overuse syndrome）
過剰に使用することにより身体に生じるさまざまな症状群．
誤用症候群（misuse syndrome）
誤った身体の使い方により身体に生じるさまざまな症状群．

リハビリテーション（rehabilitation）

ョンとは，障害を負った人に対し身体的・精神的，かつ社会的に最も適した機能水準の達成を可能にすることによって，各個人が自らの人生を改革していくための手段を提供していくことをめざすプロセスであるとされた．

アメリカのリハビリテーション評議会は，リハビリテーションとは，「障害者を，可能な限り最大の身体的・精神的・社会的・職業的・経済的な能力を有するまでに回復させること」としている．

一方，日本の『厚生白書』では，障害者が一人の人間として，障害にもかかわらず人間らしく生きることができるようにするための技術や社会的・政策的対応の総合的体系とし，単に機能訓練のみをいうのではない．

このように，リハビリテーションとは，社会生活を送るにあたり，なんらかの障壁（障害）が生じたとき，あらゆる手段を使って，人間らしく自立して社会のなかで有益に生きられるよう支援することである．そのため多様な視点が必要となり，多くの専門職や医療機関，社会が協力して対応することが重要である．

3）リハビリテーションのチームアプローチ

多くの専門職や医療機関が必要に応じてかかわるリハビリテーションには，チームアプローチが必須であり，本人や家族もチームの一員として参加する．必要な職種が単に存在するだけでなく，連携・補完し合い，尊重し合うことで質の高いリハビリテーションを提供することが可能となる（**図2**）．

4）広義のリハビリテーション

障害をもつ人にリハビリテーションを導入するには，総合的な働きかけが必要となる．そのため，リハビリテーションにはいくつかの分野があり，これらが障害の時期や程度，本人のニーズなどにより，連携してかかわることが大切である．

（1）医学的リハビリテーション

医師や看護師，理学療法士，作業療法士，言語聴覚士，義肢装具士，ソーシャルワーカーなどが，機能障害に対して，主に医療機関などでリハビリテーションを行う．

（2）教育的リハビリテーション

障害のある人に適切な教育を受けさせるための働きかけで，社会的な教育や生涯教育も含まれる．

（3）職業的リハビリテーション

職業相談員，作業療法士，ソーシャルワーカーなどが，就業に対しての支援を行う．潜在能力の発掘や職場開拓などをとおして就業能力を高め，経済的および心理的な自立を目標に介入する．

（4）社会的リハビリテーション

障害のある人が社会のなかで生きていくうえで困難になることを解決し，自己決定や自己責任など社会生活技能を高めることや，社会が障害者を受け入れるために環境や社会保障を整備していくことなどである．直接的にはソーシャルワーカーが関与し，加えてリハビリテーションスタッフ，一般住民など全体でかかわる．

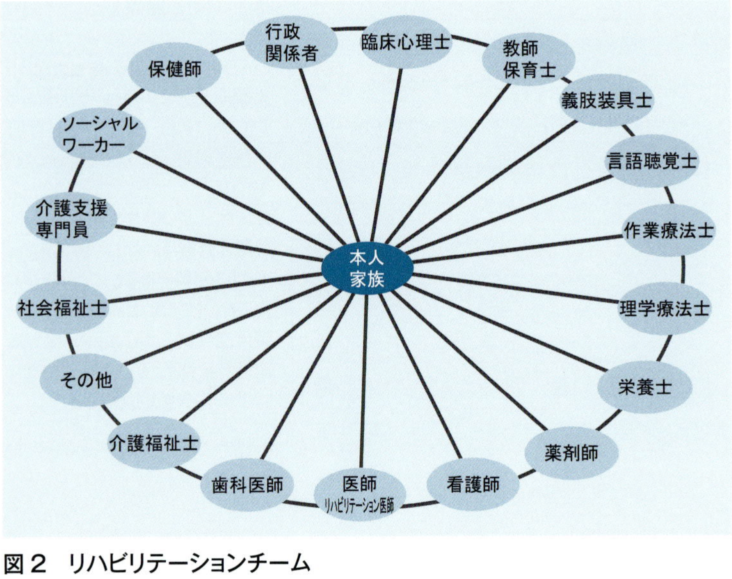

5）リハビリテーションのめざすもの

人は疾病や障害の経験を契機に，新しい人生と向き合うことになる．体験したこと

◉覚えよう！
近年，あらゆる専門職が協働して患者・家族にアプローチするIPW（interprofessional work；他職種連携）も重要なキーワードである．

医学的リハビリテーション（medical rehabilitation）

教育的リハビリテーション（educational rehabilitation）

職業的リハビリテーション（vocational rehabilitation）

社会的リハビリテーション（social rehabilitation）

💡ここがポイント！
刑務所で行われていることも広義のリハビリテーションである．反社会的行為を犯し，社会生活を送ることに障害がある人が，再び社会で有益に活躍できるよう働きかけている．

図2　リハビリテーションチーム

1 理学療法概要　理学療法の概要とリハビリテーションにおける理学療法の役割

のない不安や苦難が，時に人間を成長させる．障害のある人は，一方で健全な機能や能力も備えており，リハビリテーションで障害を軽減しつつ健全な機能や能力を見出し，伸ばすことが重要である[3]．そのためには，機器を活用し，家族や地域社会とのかかわりを豊かにし，QOL の向上をめざす．すなわち，リハビリテーションとは，その人らしく自己決定し，自立した生活ができるよう支援すること，価値観の転換や人生の再構築を促すことである．

6) リハビリテーションと理学療法の関係

理学療法はリハビリテーションの一部であり，理学療法のみでリハビリテーションを行うことはできない．理学療法士は法的に定義されており（Lecture 3 参照），理学療法士の免許を許可された者しか，その名称を使用することはできない．しかし，リハビリテーションにはそのような拘束力はなく，定義や理念さえ間違っていなければ，誰もが使える言葉である．便利な言葉ではあるが，曖昧な使い方も可能であり，理学療法士は専門職としてその点を認識し，的確に使い分ける必要がある．

7) 理学療法士の役割

① リハビリテーションチームのなかでは，主に生活するための基本的な部分である動作を中心にかかわり，中核的な役割を担う．
② 医師や看護・介護職等に，理学療法士としての情報を提供する．
③ 障害の治療や機能の回復を促し，機能的予後の改善や早期の退院を図る．
④ 社会のなかで自立した生活ができるように，包括的にかかわる．
⑤ バリアフリーやノーマライゼーションの実現に寄与する．

5. 理学療法の主な分野

現在，理学療法士はさまざまな分野で活躍している（図3：詳細は各 Lecture または Step up 参照）．理学療法士がどのような分野で仕事をしているのかを大まかに理解し，その分野に対応できるようになるにはどのような学習が必要か，どう学習したらよいのかを考える（詳細は Lecture 5 参照）．また，学習を進めながら自分が興味をもてる分野を探っていくことも大切である．

6. 理学療法士に求められる人間性

理学療法士は，主に対象者が病気やけがなどにより心身の機能が低下している状態のときに接する仕事である．人生のなかで健康を害しているときに介入し，再び自分らしい人生を構築していく過程を援助する．そのため，高い知識や技術が不可欠であり，人間対人間の良い関係をつくることも重要である．それらは，さまざまな経験を通じて自分自身で構築するものである．今の段階（学生）において対象者側からみた良い理学療法士像を考えることにより，より広い視点で理学療法を学ぶことが可能である．

以下に，患者からみた良い理学療法士像の一例を示す．

① 明朗かつ楽観的（希望的）性格の持ち主である．
- 患者の気持ちを推し量り，少しの変化でも自分のことのように喜ぶことができる．
- 患者を励まし，患者の自発性を目覚めさせるものを有している．
- 患者を決して見放さず，適切なアドバイスができる．
- 一緒にいるだけで明るい気分にさせる明朗な性格である．

② 技術的進歩に対し積極的である（進取の気性に富んでいる）．
- 医療の進歩に追いつき，いきいきと仕事に励み，チームとして刺激し合っている．
- 最先端の治療を提供しようと努力している．

MEMO
自己決定
障害のある人が，自らの責任において，自らの生活や人生を決定し選択すること．
自立した生活
日常生活を他人の手助けなしで行えること．
価値観の転換
以前は価値を感じなかったことに高い価値を感じるようになること．
人生の再構築
今までのような人生を続けることが不可能になったときに，今の自分にできる人生を模索し見つけること．

ここがポイント！
スポーツ選手がけがにより競技ができなくなり，リハビリテーションを受けることで，その過程でいろいろなことを考え体験し，以前よりも高い意識で練習に取り組むようになり，その結果オリンピックで金メダルを獲得するというようなことは，まさにリハビリテーションの良い例である．

MEMO
バリアフリー
（barrier free）
子どもや高齢者，障害者など，いわゆる社会的弱者が生活をするうえで，物理的・心理的な障壁となるものを取り除くこと，またはその状態や環境をいう．
ノーマライゼーション
（normalization）
障害者や高齢者が健常者と区別されることなく，社会生活を営むことが普通であり，望ましいという考え方．

ここがポイント！
リハビリテーションと理学療法を的確に使い分けよう．

試してみよう（グループワーク）
理学療法士に求められる人間性について自分の考えをまとめ，グループで話し合ってみよう．今後の学習や経験のなかで構築されるよう取り組むことで，自分の考えを高めることができる．相手の意見を真摯に聞き，積極的に発言しよう．

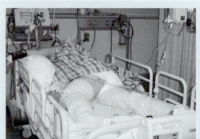
a. 高度治療室（HCU）での理学療法
高度肥満患者の脳出血の急性期に，合併症の予防のために，適切な体位管理，呼吸理学療法などを行う．

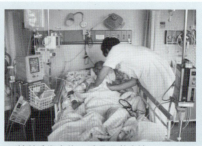
b. 外科手術直後の呼吸理学療法
腹部外科手術後の患者に，術前から術後早期に介入し，特に肺合併症の発生を予防する．

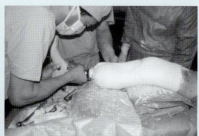
c. 切断術直後の手術室での理学療法
下肢切断術後，手術室にて義足を装着し，疼痛や浮腫の軽減を図り，翌日から起立・歩行練習を行い，早期の歩行機能獲得をめざす．

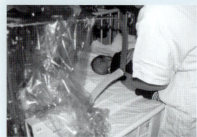
d. 新生児集中治療室（NICU）での理学療法
低出生体重児の場合，呼吸機能に障害をきたすことが多いため，排痰や換気の改善を促す呼吸理学療法を行う．

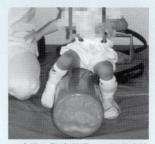
e. 小児の発達遅滞への理学療法
運動発達が遅れている小児に，運動発達を促すための理学療法を行う．

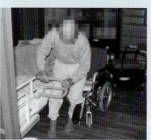
f. 訪問理学療法でのADLの指導
在宅で生活している場合は，継続した理学療法を提供するため，環境整備やADLの指導を中心に訪問理学療法が行われる．

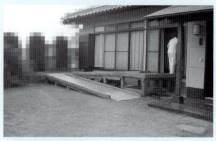
g. 住宅改修の指導
患者が車椅子で生活するため，退院前に，家への出入りのためのスロープを設置した．

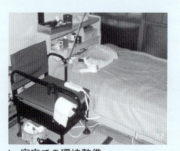
h. 家庭での環境整備
退院前に自宅を訪問し，麻痺側の立ち上がり能力などを検討し，ベッドやトイレの配置や高さなどを調整した．

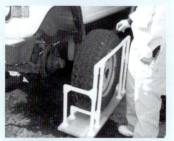
i. 職場復帰に向けた理学療法
脳血管障害で片麻痺になった患者が，もとの職業に戻るために，動作しやすいように器具を作成したり，動作方法などを指導する．

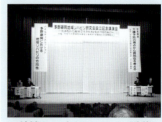
j. 地域リハビリテーション活動
地域行政などと協力して，障害を有しても生活しやすい社会をつくるために，地域住民にリハビリテーションを理解してもらう講演会などを開催する．

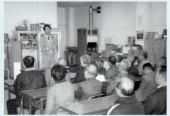
k. 地域における啓発活動
患者友の会で，その疾患の理学療法について講演し，機能や生活を維持できるよう教育する．

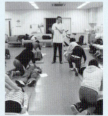
l. 理学療法技術の普及活動
理学療法士がもつ技術を，関連職種や地域住民に指導し，その恩恵を受ける人を増やすことが目的である．

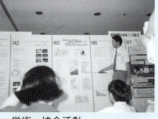
m. 学術・協会活動
日頃の研究成果をまとめ，学会などで発表したり，日本理学療法士協会に所属し，社会的に理学療法を高めたりする活動．患者だけでなく自分自身にとっても大切な活動である．

図3 理学療法の実際

> **ここがポイント！**
> 理学療法をとおして，
> ① 社会に貢献する．
> ② 自分を成長させる．
> ③ 人生を豊かにする．

③ スポーツマン（ウーマン）である．
- 健康的な体格，スポーツマンらしい態度に接すると，患者もその仲間に入った気分となり意欲をかきたてられる．

④ 意欲的で楽しそうに仕事に取り組んでいる．

1 理学療法概要　理学療法の概要とリハビリテーションにおける理学療法の役割

7. 学習への取り組み

　現在，理学療法の分野は予防，医療，介護，福祉，スポーツなど多岐にわたっている．医療の分野に限ってみても，すべての診療科にかかわり，ほとんどの疾患が対象となり，治療の経過のすべての時点で介入している．そのため，多くの知識や技術が求められ，学習科目も幅広いものとなる．

1）科目と単位

　理学療法士になるには，多くの科目を学ぶ必要がある．理学療法士作業療法士学校養成施設指定規則では，基礎分野14単位，専門基礎分野26単位，専門分野53単位の計93単位が最低単位として規定されている．各養成校はこれをもとにした単位数を設定している．

2）履修ガイドとシラバスの確認

　所属する養成校の履修ガイドを見て，どのような学習をするのか，各学期（semester）の履修科目を確認する．学期ごとに到達目標を立て，学習の流れを把握し，各科目の関連性を考えて学習に臨む．

　シラバスも十分に確認し，理学療法を「なぜ学ぶのか」「どう学ぶのか」を考え，到達目標などを理解するとともに，予習したうえで受講する．

3）理学療法は「運動」「動作」「生活」を科学することにある

　理学療法の専門性は何かと考えたとき，その中心に運動療法がある．理学療法士にとって「運動」が人間に与える影響を科学することが，一つの大きな柱となる．単に，運動は健康に良い，体力や筋力を向上するといったことだけでなく，神経や精神までも含めた影響について探求する必要がある．

　また，重力の存在する地球上で人間が動くこと，すなわち「動作」を科学することも理学療法士にとって重要である．動作の発達や正常動作，疾患特有の動作などを解析し，治療に活用する．特に，日常生活に必要な動作や障害を予防するための動作などを探求する必要がある．

　もう一つの柱が「生活」である．理学療法によって，生活やQOLを改善することが最終的な目標となる．人間が生活するには，身体機能的側面や社会的側面，心理的側面など，多くの要因が必要となる．そのため，多職種で構成するチームによる包括的な介入が不可欠となる．チームの一員として，生活を意識した理学療法の介入は，アウトカムを高めるうえで大きな役割を果たしている．

　このように，「運動」「動作」「生活」をキーワードとして，その他の理学療法に必要な学問を網羅し，学んでいく．

4）ポートフォリオを作成しよう

　本書をテキストとして活用しながら，自分が学習した軌跡を残すために別冊のファイル（ポートフォリオ）を作成することも有効である．テキストでは十分に記載されていない情報（例えば，「理学療法士及び作業療法士法」の全文や「理学療法士の職業倫理ガイドライン」など）を入手しファイルしたり，読んで要約をまとめたメモをファイルする．キーワードを調べてわかりやすく整理し，あとで調べやすくしておく，新聞に関連する記事などがあれば切り抜いて貼っておくなど，この学習が終わる頃には，自作の資料集が完成することになる．

　多くのアンテナを張り巡らせた取り組みにより，内容のある，今後の学習に役立つものが完成する．

MEMO
地域リハビリテーション
（community rehabilitation）
地域社会で障害者（児）が，その人らしくいきいきと生活できるように地域社会全体で働きかける活動のすべてをいう．

MEMO
理学療法士作業療法士学校養成施設指定規則
理学療法士および作業療法士の養成施設に関する基準を定めた省令．

MEMO
履修ガイド
学科としての教育目標や教育課程などが詳しく記載されている．
シラバス（syllabus）
科目の実施要綱．目的や目標，採点基準，参考文献などが記載されている．

ここがポイント！
学ぶ科目の関連性を考えながら，楽しく興味をもって学習する．例えば，関節の構造と生理学，理学療法学との関連性について，あるいは気管の構造と生理学，理学療法学との関連性についてなど，基礎知識から理学療法学まで関連づけて理解する必要がある．総じて，運動学，理学療法評価学を中心におき，基礎知識や臨床医学を関連させて理解する．そこから理学療法へとつなげて整理すると，効率の良い学習が可能となる（Lecture 5参照）．
各科目を履修する際には，これらの点を意識して学習に臨むことが大切である．

8.「理学療法士」という職業の魅力

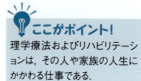

覚えよう!
さまざまな学習の過程で,理学療法の魅力や可能性を常に考えながら学ぶようにしよう.

人はそれぞれ,性格,思想,価値観などが異なる.したがって,理学療法を考えるにあたり,いろいろなとらえ方がある.一方,自律的に意欲的に学習するための原動力は「興味をもつ」ことであり,自分のなかに理学療法の魅力を形作ることが重要である.そのためには,今からその意識をもって学習に向き合う必要がある.

1) 人のことを思い,人のためになる職業

ここがポイント!
理学療法およびリハビリテーションは,その人や家族の人生にかかわる仕事である.

理学療法士は,人を対象とする職業であるため,多くの人と接し,かかわることになる.前述のとおり,理学療法士は,対象者の心身の機能が低下しているときにかかわる.人間は窮地に立たされたとき,往々にして本来の自分の姿が現れる.そのような人と真正面から向き合い,互いに力を出し合って問題に取り組む.人を愛し,利他の精神でかかわることがとても重要となる職業である.

2) 社会に貢献できる職業

どのような職業でも社会に貢献しているが,理学療法は特にそれを実感できる職業である.小児から高齢者など,社会はいろいろな人の集団で構成されている.たとえ障害をもち,高齢になったとしても,それぞれが社会を構成する一人として,いきいきと幸せに生活できることが良い社会を構築する基本である.理学療法によって幸せに生活できる人を一人でも多く社会に送り出し,その周囲に良い連鎖を与え,社会全体を良い方向へ導くことができる職業である.

3) 常に成長が必要な職業

理学療法士は,生涯学習し成長し続けなければならない.日々,変化する医療に追いつくことも必要であり,加えて基礎的な知識や技術も一生をかけても学びきれないほどの量と深さがある.知識や技術を高めることにより,結果を出すことができたときには,大きな喜びとやりがいを感じる.

また,自分よりも人生の先輩と接することが多いため,人としても成長ができ,さまざまな生き方を見ることで,自分の生き方を考えさせられる.このような経験をとおして,多くの人に影響を与えられる理学療法士になることができる.

4) 幅広い視野が必要な職業

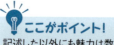

ここがポイント!
記述した以外にも魅力は数多くあるが,今後の学習と経験を重ねることにより,各自の理学療法を作り上げていってほしい.

理学療法は応用科学である.さまざまな分野の知識を得ることにより,高い実践能力を身につけることができる.他の分野への興味をもつことで,幅広い視野や柔軟性のある判断力を培うことができ,さらに,その分野を極めることも可能である.

また,多職種によるチーム医療で対応することが多いため,互いに研鑽し合いながら自分も成長し,高い結果を生むことが可能となる.

■引用文献
1) 新村 出編:広辞苑.第6版.岩波書店;2007.
2) 岩倉博光:リハビリテーションにおける理学療法.金原出版;1983.
3) 氏家幸子監:成人看護学 リハビリテーション患者の看護.第2版.廣川書店;2003.

■参考文献
1) 砂原茂一編:リハビリテーション医学全書1 リハビリテーション概論.医歯薬出版;1999.
2) 上好昭孝,田島文博編著:医学生・コメディカルのための手引書 リハビリテーション概論.改訂第3版.永井書店;2014.

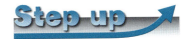

日本理学療法士協会（JPTA）で活躍する理学療法士

1. 仕事の内容

　日本理学療法士協会（Japanese Physical Therapy Association：JPTA）は，日本で唯一の理学療法士だけで構成される学術・職能団体です．JPTAの歴史を簡単に紹介すると，1966年2月に施行された第1回理学療法士国家試験の合格者183人のうち110人により，同年7月に任意団体として日本理学療法士協会が設立され，同年10月には第1回日本理学療法士学会を開催しました．1972年に厚生省（現 厚生労働省）より社団法人の認可を得た後，1974年にモントリオールにおいて開催された世界理学療法連盟（World Confederation for Physical Therapy：WCPT）総会にて，日本も正式に加盟が認められました．1979年に群馬県理学療法士会が創立されたことで，47都道府県すべてに理学療法士会が設立されました．1999年には，天皇皇后両陛下ご臨席のもと，第13回WCPT学会が76か国，5,735人の参加を得て開催されました（図1）．2012年に内閣総理大臣より公益社団法人として認可され，同時期に包括的会員管理システムが開始され，会員専用のマイページがスタートしています．そして，2015年に協会創立50周年記念式典が挙行されました．現在，会員数は10万人あまりで，国家資格取得者の80％以上が加入しています．また，WCPTの世界最大会員数を誇る加盟団体なので，入会と同時にWCPTの会員となります．

　JPTAの活動を裏方として支えるのが事務局で，職員は41人在職しており，うち理学療法士は14人勤務しています．事務局は総務課，経理課，職能課，広報課，生涯学習課，学会事務所の6部署に分かれており，理学療法士はこれまでの知識や経験を活かして経理課以外のすべての部署で働いています．それぞれの部署の業務内容の概要としては，総務課は会員の入退会や異動などの管理，理事会や各種委員会などの事務支援をしています．また，リハビリテーション専門職団体など関連団体の事務支援や，WCPT加盟国との情報共有なども行っています．経理課は，年会費や研修会参加費などの管理やJPTA事業にかかわる経費の処理を行っています．職能課は，職域拡大に向けて現状把握と実現に向けた提案をしたり，診療報酬や介護報酬改定にあたって，単独または他団体と協力して，要望をかなえるために必要なデータ作成などを行っています．広報課は，ホームページやJPTAニュースなどの媒体をとおして，会員や国

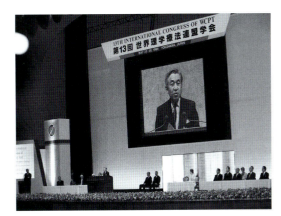

図1　横浜において開催された世界理学療法連盟学会

表1　日本理学療法士学会における分科学会と部門の種類と人数

	分科学会名	人数（人）		部門名	人数（人）
1	日本運動器理学療法学会	8,321	1	ウィメンズヘルス・メンズヘルス理学療法部門	1,264
2	日本基礎理学療法学会	5,102	2	栄養・嚥下理学療法部門	1,559
3	日本呼吸理学療法学会	6,075	3	学校保健・特別支援教育理学療法部門	1,071
4	日本支援工学理学療法学会	2,915	4	がん理学療法部門	1,524
5	日本小児理学療法学会	2,851	5	産業理学療法部門	2,831
6	日本神経理学療法学会	6,913	6	精神・心理領域理学療法部門	2,672
7	日本心血管理学療法学会	4,583	7	徒手理学療法部門	5,053
8	日本スポーツ理学療法学会	5,107	8	動物に対する理学療法部門	781
9	日本糖尿病理学療法学会	4,068	9	物理療法部門	2,918
10	日本地域理学療法学会	6,405	10	理学療法管理部門	3,512
11	日本予防理学療法学会	6,314			
12	日本理学療法教育学会	3,881			
	分科学会合計	62,535		部門合計	23,185

（2016年4月1日現在）

民，関連団体，行政などへ理学療法の啓発活動を行っています．生涯学習課は，会員の生涯学習支援のために研修会などの企画運営や専門・認定理学療法士制度の管理運営を手がけています．学会事務所は，組織内学術団体である日本理学療法学会に所属する12分科学会，10部門の学術・研究活動事務支援を行っています（表1）．

いずれの部署においても，これまでの臨床経験などをもとに会員である理学療法士が将来にわたって安心して仕事を続けることができるように，現在，そして将来必要とされることを想定して，役員や会員の意見に耳を傾けながら仕事をしています．

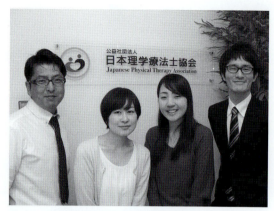

図2 日本理学療法士協会の事務局スタッフ

理学療法士の職員のうち3人が，2年の任期で研修生として厚生労働省各局で働いています．現在，2期生が研修中ですが，研修修了後はJPTA事務局やもとの職場などで経験を活かして，理学療法士の将来を見据えた仕事をしています．

このように，臨床経験などを間接的に活かして，また理学療法士の資質および社会的地位の向上をとおして，国民の医療保健福祉発展のために，JPTA活動を支援しています．

筆者の業務は，法人の意思決定権をもつ理事会や会長の意向に沿った事業展開を支援するために，事務長として事務局各課の業務を統括しています（図2）．

2. 今の職業をめざした理由

理学療法士養成校を卒業して4年目から北海道理学療法士会（以下，士会）活動のお手伝いをしていました．30代後半から士会役員として学術局を担当し，士会活動をとおして多くの会員と触れ合う喜びを知りました．その後，事務局担当となり，より広い視野で行政や他団体とのかかわりの重要性や社会貢献活動の意味を改めて知る機会を得ました．本業を別にもちながら，非常勤でのこれらの活動をとおして，理学療法士個人としてのさまざまな活動もさることながら，組織としての活動の重要性についても深く認識するようになりました．

士会役員と時期を同じくして，JPTAの委員として協会活動のお手伝いをする機会を得ました．縁があり，2013年から札幌より東京に単身赴任で来ており，JPTA事務局で，専従業務として組織活動の後方支援を始めました．

3. 学生へのメッセージ

私たち理学療法士は，1966年の誕生以来，医師をはじめ多くの関連行政団体から支援・協力を受けて育てられてきました．50年を経た現在，理学療法士自身が自立した対外的および対内的組織活動を行い，これまで受けてきた恩を返さなければならない時代となっています．

そのためにも，理学療法士のよりいっそうの資質向上をとおして社会的地位改善の実現に向けたJPTA活動が求められています．理学療法士は，医療機関や介護施設，障害者施設はもちろんのこと，教育機関や研究機関，スポーツ支援や介護予防，健康増進など，さまざまな分野で活躍し，その広がりをみせていますが，近年は行政職として採用される理学療法士も増え，また国政や地方政治で活躍する理学療法士も出現し始めました．これらの根底には，医療専門職種として患者や利用者とのかかわりをとおして培われたものがあり，新たな課題解決の手法として活動の場面が広がったものと考えます．

このように多様な専門職集団を土台となって支える仕事も必要不可欠ですが，ある程度の臨床経験を積んだ後に，さらなるステップアップの選択肢の一つとしてJPTA事務局を考えてみませんか．

（湯元　均・公益社団法人 日本理学療法士協会 事務局）

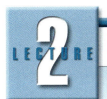

LECTURE 2 理学療法の背景（1）
障害の概念・分類，保険制度

到達目標

- 障害の概念と定義が説明できる．
- 障害を国際障害分類（ICIDH）と国際生活機能分類（ICF）でとらえることができる．
- 障害分類と理学療法の関連性を説明できる．
- 医療保険と介護保険の概要を説明できる．
- 今後の理学療法のあり方や可能性について，自分の考えを述べられる．

この講義を理解するために

理学療法の対象者は，多くが障害を有した人または障害を有する可能性のある人です．そのため，理学療法士は障害についての理解を深め，その発生機序，疾患や障害との関連などを把握し，分析する能力が求められます．また，障害の理解により，問題解決のための「より良い理学療法」の提供が可能となります．さらに，理学療法の目的である，できるだけの自立（independent living）やQOL（quality of life）の向上も達成が可能となります．一方，これらの過程において，理学療法評価から得られたデータに基づいた統合と解釈が重要です．一連の理学療法の流れにおいても，この統合と解釈が不可決な部分であることを認識して学習に臨んでください．

現在，理学療法の多くは医療保険や介護保険の社会保険制度のなかで行われているため，理学療法士は，それらの制度についての知識が必要です．日本の医療保険は国民皆保険として世界に誇れる制度ですが，超高齢社会や経済状況の変化などで，厳しい状況になっています．また，2000（平成12）年に施行された介護保険制度の理念は，「リハビリテーションの理念」と共通点が多い一方，それらをすべて具現化することは困難であり，当初の予想をはるかに超える要介護認定者の増加により，制度の維持・発展が難しい状況です．この現状のなかで，理学療法士としてどう対応していくべきか考えなくてはいけません．今後の理学療法のあり方や理学療法の可能性について考えながら学習してください．

この講義を学ぶにあたり，以下の項目をあらかじめ学習しておきましょう．

☐ 健康の定義について調べておく．
☐ 障害を負ったときの心理状態を考えておく．
☐ 医療保険制度と介護保険制度について学習しておく．

講義を終えて確認すること

☐ ICFの障害分類を理解できた．
☐ 障害の受容について理解できた．
☐ 障害の受容のために理学療法士のすべきことが理解できた．
☐ 医療保険制度と介護保険制度の仕組みを説明できる．
☐ 今後の社会保障制度の動向を説明できる．

講義

障害（disability）

WHO
(World Health Organization；世界保健機関)

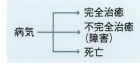

図1 病気の転帰と障害

 MEMO

身体障害者福祉法
1949（昭和24）年に制定．都道府県知事から身体障害者手帳を交付された人を身体障害者と認定し，できるだけの自立を促し，社会活動に参加できるよう，社会が一体となって努力することを規定した法律．

表1 障害をきたす可能性のある主な疾患名

- 脳血管障害
- 脳挫傷
- 脳腫瘍
- 脊髄損傷
- 四肢切断
- 関節拘縮
- 関節リウマチ
- 脳性麻痺
- 脊髄性小児麻痺
- 呼吸器疾患
- 心疾患
- 腎臓疾患
- 大腸疾患
- 内耳疾患
- 角膜疾患
- 神経筋疾患
- 先天性疾患
- その他

1. 障害とは

1）健康の概念

WHOは，健康を「完全な肉体的，精神的および社会的福祉の状態であり，単に疾病または病弱の存在しないことではない」と定義している．健康は，このように広い概念でとらえられており，「健康＝疾病がない」ではない．

2）障害と疾患（図1）

障害とは，疾患などにより身体的・精神的にもたらされた不自由が長い間継続し，日常生活上に困難をきたしている状況である．病気になるとその転帰は，自然治癒や治療により完全に治癒する場合と，完全には治らないが安定した状態になる場合，死亡する場合に分けられる．不完全治癒の状態がいわゆる「障害」といえる．医学の発展や疾病構造の変化により，不完全治癒の状態が増加している．障害をきたす可能性のある主な疾患を表1に示す．

3）「身体障害者福祉法」による身体障害の分類

「身体障害者福祉法」による身体障害の分類を表2に，原因別比率を図2[1]に示す．年次的推移では，1980年代以降，視覚障害と聴覚障害の割合はほとんど変化がなく，肢体不自由は増加している．近年，特に増加の割合が大きいのは，内部障害と摂食嚥下障害である．これらの背景から，内部障害系の疾患を対象とした理学療法が増加しており，この傾向は今後も続くと予想される．

2. 障害のとらえ方

WHOが，世界的基準として疾病を分類し，分析などのために国際疾病分類（ICD）を作成し，改訂を重ねてきた．そのなかで疾病構造の変化により，「障害」についても基準を作成する必要性が生じ，国際障害分類（ICIDH）が開発された．疾病によって生じた機能障害（impairment）を分析し，そこからもたらされる能力障害（disability）や社会的不利（handicap）の関係を関連づけ，長い間使用されてきた（表3，図3）．しかし，ICIDHにおいては，「障害」を一方向で分析していること，同じimpairmentでも環境や心理的条件など，その人がもつ背景によって，disabilityやhandicapに大きな違いが出てくることなど，課題も指摘されるようになり，より包括的なモデルとして2001（平成13）年に国際生活機能分類（ICF）が提唱された（図4，表4）．

表2 身体障害の分類（身体障害者福祉法による）

肢体不自由	各種運動麻痺，四肢切断，関節拘縮など
内部障害	呼吸機能障害，心機能障害，腎機能障害，膀胱直腸機能障害，小腸機能障害，免疫機能障害
視覚障害	視力低下，失明
聴覚障害・平衡機能障害	聴力低下・喪失，平衡機能低下
音声・言語障害（咀嚼障害を含む）	失語症，摂食・嚥下機能低下

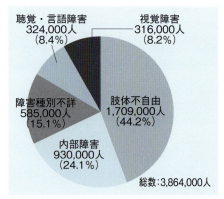

図2 障害の種類別にみた身体障害者数
（厚生労働省：平成23年生活のしづらさなどに関する調査〈全国在宅障害児・者等実態調査〉[1]）

2 理学療法の背景（1）障害の概念・分類，保険制度

表3 国際障害分類（ICIDH）の解釈

分類	とらえ方	レベル	理学療法
impairment 機能障害	心理的・生理的・解剖学的構造および機能の喪失または異常	臓器レベル	治療的対応
disability 能力障害	個体としての活動や動作に制約がある　大まかには日常生活動作の障害	個体レベル	適応的対応
handicap 社会的不利	社会的な役割に制限がある	社会レベル	社会的対応

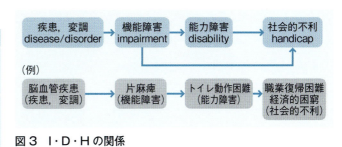

図3 I・D・Hの関係

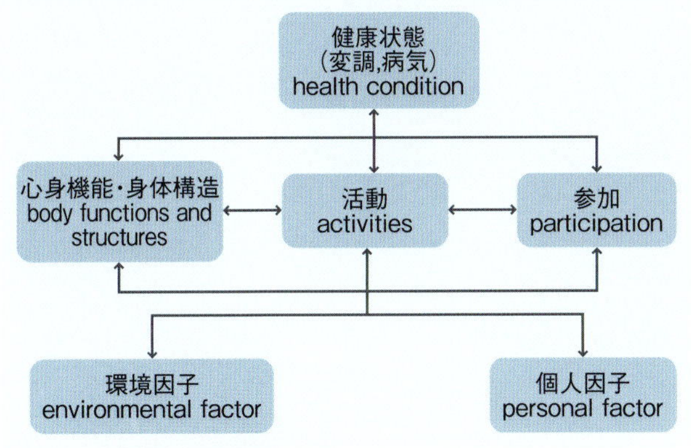

表4 国際生活機能分類（ICF）の定義

- 心身機能（body function）：身体の生理的機能（心理機能も含む）
- 身体構造（body structure）：身体の解剖学的部分
- 活動（activity）：課題や行為の遂行のこと
- 参加（participation）：生活，人生でのかかわりのこと
  - 活動制限（activity limitation）：活動を行うときに生じる困難
  - 参加制約（participation restriction）：生活，人生での困難
- 環境因子（environmental factor）：人的，物的，社会制度などの因子

図4 国際生活機能分類（ICF）の考え方

1) 国際障害分類（ICIDH）

ICIDHは，1980年にWHOの国際疾病分類（ICD）の補助分類として考えられた．本人が障害をどう感じるかは，身体障害の程度だけでなく，個人の価値観や心理状態，経済状況など，さまざまな因子が関係してくるため，それを把握することは非常に難しい．理学療法（リハビリテーション）は，障害を多面的かつ個別的に把握し，それぞれに最適なプログラムを提供することが重要である．したがって，ICIDHにより障害のとらえ方が統一化され，それに則ったプログラムが組まれるようになり，大きな役割を果たした．

2) ICIDHの分析と関連性（図3）

理学療法評価から得られたデータを，「I（機能障害）・D（能力障害）・H（社会的不利）」の各レベルで分析し，それらの関連性を考察する．多くは，機能障害によって能力障害があり，さらに能力障害によって社会的不利がある．しかし，すべてがその成り立ちとは限らない．身体機能の障害は能力障害との関連性は高いが，社会的背景により社会的不利の状態は大きく異なる．逆に，身体機能障害があっても，能力障害と関連しないこともみられる．

3) ICIDHの課題

ICIDHは理解しやすいため長い間使われてきたが，以下のような課題が指摘されるようになった．そのため，より包括的なモデルが検討され，国際生活機能分類（ICF）が提唱された．

- 一方向であり，相互の関連性を分析できない．
- 否定的な見解が一般的である．
- 医学的モデルであり，生活全般に対応するためには限界がある．

4) 国際生活機能分類（ICF）（図4）

ICFは，2001年にWHOが，ICIDHの改訂版として提唱した．この目的は，障害を健康や生活全般にかかわる側面からとらえることで，医療関係者，行政関係者，本

国際障害分類
（International Classification of Impairments, Disabilities and Handicaps：ICIDH）

MEMO
国際疾病分類
（International Classification of Diseases：ICD）
健康水準の国際比較のために統一された疾病分類基準．

国際生活機能分類
（International Classification of Functioning, Disability and Health：ICF）

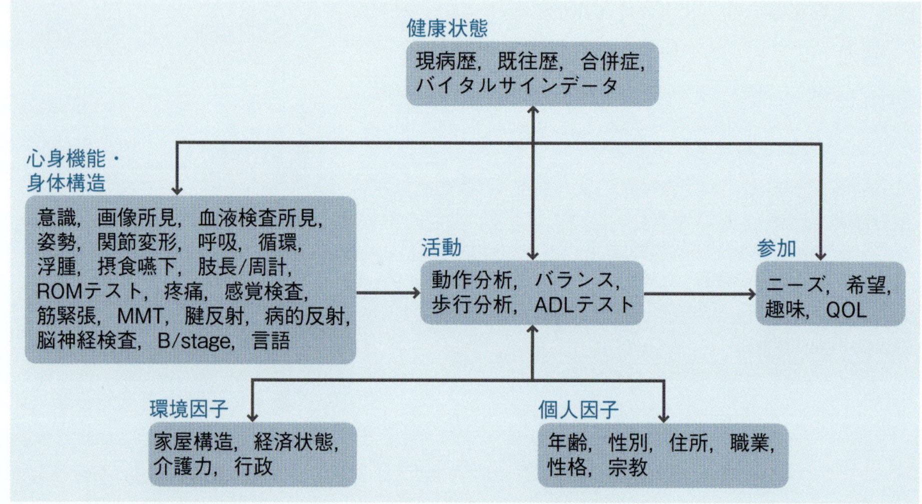

図5　国際生活機能分類（ICF）による分類と理学療法評価項目
ROM：関節可動域，MMT：徒手筋力テスト，B/stage：Brunnstrom stage（片麻痺患者の運動麻痺の程度を評価する指標）．

人，家族などが共通の判断ができるようにすることである．国際的にも統一された基準（考え方）が用いられているため，健康，生活に関するデータを収集し，科学的根拠を構築することが可能となる．ICF で用いられる用語の定義を**表4**に示す．

5) ICF の特徴
(1) 因果関係を重視する医学的モデルから生活を重視した社会モデルへ
　障害は，さまざまな因子が複雑に絡み合い，現状を示している．したがって，それらの因子を双方向的にとらえるため，その人のもつ環境因子（家屋構造，家族関係，介護力，行政サービスなど）や個人因子（年齢，性別，性格など）を取り入れた．

(2) 否定的な視点から肯定的な視点へ
　障害という言葉のもつ意味を考え直し，活動や参加という中立的な表現に変更した．また，肯定的側面から「～ができる」という視点が導入された．障害を有していても，できることを見つけて活かしていくというのが基本的な考えである．

(3) 背景となる因子の導入
　同じ障害でも，それぞれが抱える背景によって現れ方は大きく異なる．特に，環境因子は障害の現れ方に大きく影響する．家屋や職場の構造などの物的環境，家族関係や介護力などの人的環境，居住する地域社会の行政制度などの社会的環境などが，重要な因子となることが多い．

6) ICF による障害のとらえ方
　障害を多面的にとらえて理解するために，理学療法評価から得られたデータを分析し，それらの関連性を見出し，対象者の全体像や問題点を明確にしていく作業が重要となる．これを統合と解釈という．より良いとらえ方をするため，理学療法評価項目を正しく理解して評価し，データを読み取ることと，各データの関連性を考察することが重要である．臨床においてこの作業を積み重ねることにより，経験値として身につけることが可能となる．統合と解釈の要点を**表5**に示す．
　ICF による分類と理学療法評価項目の関係について一例を**図5**に示す．

3. 障害の受容

1) 障害の受容とは
　人は，生涯回復する可能性のない障害を負った場合，どのような心理状態になり，どのような行動をとるだろうか．大きなショックを受け，不安や葛藤などが生じ，喪

科学的根拠，証拠に基づいた（evidence-based）

MEMO
統合と解釈
理学療法評価により対象者を把握し，出現している症状の因果関係を考察し，問題点やゴールを設定する過程．

表5　統合と解釈の要点
- それぞれの理学療法評価項目の意味するところを正しく理解する
- 関連する知識・情報を駆使して解釈する
- 機能的障害だけでなく，社会的障害も含めて解釈する
- 疾患の特徴を把握し，あらかじめ予想される問題を整理する
- 対象者の主な障害を，大きなものから順番にあげる
- あげた障害と評価したデータとの因果関係を考える
- どのような障害となっているか把握する
- 障害を解決すればどのような良いことがあるかを考える
- 解決するためにはどうしたらよいか考える

障害の受容（acceptance of disability）

2 理学療法の背景（1） 障害の概念・分類，保険制度

失感や虚無感などを感じることになる．その状態を自分のこととして受け入れ，前向きに生きていこうとする気持ちに変化したときに，障害の受容が進んだといえる．それは簡単なことではない．しかし，受容が進まなければ，有意義な生活を過ごすことができず，大きな不利益となる．できるだけ早期に障害の受容が進み，その後の人生を有意義に過ごし，QOL の高い生活を送ることが目標となる．

2) 障害の受容の過程

人は障害を負ったときからそれを受け入れるまで，心理的にさまざまな経過をたどる．その経過のなかで理学療法士として接するとき，いかに適切な対応ができ，できるだけ早期に障害の受容が進むように手助けできるかが，重要となる．心理面の評価や対応は難しく，対象者が今どのような心理状態にあるのか，どのように変化しているのかなどを把握することを心がける．障害の受容に関するコーンのモデルを紹介する．

● ショック：受傷直後などで，状況を正確に判断できる状態ではない．

● 回復への期待：少し時間が経過し，不安や焦りが表面化する．自分の現状を受け入れられず，否認する．他人へ攻撃的な態度を示すこともある．

● 悲嘆（悲哀）：時間が経過し，回復への可能性が低いことを自分でも認めざるをえなくなる．絶望感や不安定な心理状態になる．

● 防衛：さらに時間が経過し，今の状態を受け入れざるをえないと考え，今後のことも少しは考えるようになるが，まだまだ不安定である．

● 適応：現状をあきらめではなく受け入れ，これからの人生に目を向け，自分にできることに価値を見出し，前向きに生きていくようになる．

障害が受容されるまでの経過は多様であり，これらの状態を行きつ戻りつしながら，あるいは飛び越えて障害の受容へとたどり着くという段階理論である．

3) 障害の受容を促進するためのポイント

障害の受容が進むまでには，本人の葛藤に加え，家族の支えや関係する医療，福祉，行政などのかかわりが不可欠である．障害の受容を進めるための要点を以下にまとめる．

(1) 納得のいく医療，理学療法（リハビリテーション）の提供

病気やけがをした場合，医療機関などで治療や理学療法（リハビリテーション）を受ける．急性期に質の高い医療や理学療法を提供することは，障害の受容に大きく影響する．特に理学療法では，高い技術と，身体・心理状態の変化に即した適切な対応による信頼関係の構築も含む．対象者があきらめではなく，「これだけの理学療法（リハビリテーション）を受けた．これ以上のことをしても回復はしない」と納得できる医療を提供することである．

(2) 真剣な対応と傾聴

回復への期待が強く現実を受け入れられないときは，対応が難しい時期である．真剣に話を聴き，「私はあなたを応援しています．何でも相談してください」と相手に伝わるように接する．

(3) 環境調整

専門家による説明では伝わらない場合も多い．このような場合，同じような状況にある人と理学療法の時間帯が合うよう調整する．可能であれば，同じ病室にするなどの環境調整により，現実的な情報が得られ，障害の受容に役立つことが多い．

(4) 価値観の転換を促す働きかけ

自分の現状を受け入れ始めた頃に，自分に残された潜在能力へ目が向き，新しい価値観の発見ができるように促す．努力をたたえたり前向きな会話のなかから喜びを感

MEMO

筆者は，脳卒中の患者会の研修会で講演をしたときに，参加していた人から次のような言葉をいただいた．「私は会社の社長として，家族や家庭を顧みず仕事一筋で働いてきた．この病気になり仕事はできなくなったが，家族や孫と過ごす時間をもてた．病気になっていなければこのような時間はもてていなかった．今は，この病気に感謝している」．この人がこのような考えに至るまでには，いろいろな経過があったと思うが，現在は価値観の転換が図られ，いきいきと生活している．これが障害の受容である．

試してみよう

自分の体が完全に治癒しない障害を負った状態（脚の切断，脊髄損傷による両下肢の麻痺など）を想像し，どのような心理状態となり，どう行動するか考えてみよう．

コーン（Cohn N）

ここがポイント！

患者が納得する医療を提供できないと，より良い医療を求めて，別の医療機関を転々とすることになる．理学療法士としてこのようなケースを決してつくらないよう心に深く刻み込んでほしい．

ここがポイント！

障害の受容を進めるために，理学療法士の果たす役割は大きい．理学療法士は，障害をもっても明るく，元気に，いきいきと生活している人を，一人でも多く社会に送り出すことが使命である．筆者も理学療法士として，障害をもってもその後いきいきと自分の生活を構築している姿に多く接し，「人間とは強い生き物である」と実感している．

試してみよう（グループワーク）
理学療法士として障害の受容にどのようにかかわれるか，どのような役割を担うべきか，グループで話し合ってみよう．

MEMO
社会福祉六法
①生活保護法
②児童福祉法
③身体障害者福祉法
④知的障害者福祉法
⑤老人福祉法
⑥母子及び寡婦福祉法

MEMO
社会保険制度
①医療保険
②介護保険
③年金保険
④労働者災害補償保険（労災保険）
⑤雇用保険

じてもらえるように働きかけるとよい．

(5) 情報の提供
リハビリテーション工学の発展によって開発された最新の用具や，日常生活の自立を助ける家屋の改築，自立生活を支援する社会保障制度の情報を提供する．また，当事者による友の会などの活動を紹介することにより，実際的な情報が得られ，社会参加のきっかけにもなる．

4. 日本の保険制度

1) 社会福祉制度
日本国憲法には「すべての国民は，健康で文化的な最低限の生活を営む権利を有する（第25条第1項）」とある．これを基本として，病気や障害を有したり，高齢により日常生活を営むことが困難になったときに，社会で支援するように制度として定められたのが社会福祉制度である．「生活保護法」や「身体障害者福祉法」など，社会福祉六法とよばれている．

理学療法士は，医療福祉にかかわる専門職であり，それらの制度について知り，適切な助言や提案ができることが求められる．

2) 医療保険制度
日本の医療保険制度は，5つある社会保険制度のうちの1つである．社会保険とは，強制保険，国庫補助，国家管理の3つの条件で公的管理される保険制度のことである．そのため，国民がすべて加入する皆保険である．病気などで医療機関を受診し，高額な医療費の支払いが生じた場合，生活が困窮し維持できなくなるのを防ぐために，医療保険として一部あるいは全額給付される仕組みである．被保険者（患者）は，自分の職業や所属する機関により加入する医療保険の種類が決められている．なお，自分で選択することはできない（**表6**）．

患者の受診から医療機関に診療報酬として支払われるまでの医療保険による流れを**図6**に示す．被保険者（患者）は，自分が所属する保険者に保険料を納付する．医療の必要性が生じたときに，被保険者は医療機関を受診し，診察，治療を受け，自己負担がある場合は医療機関に支払う．医療機関は，審査支払機関に診療報酬を請求し，認められれば，審査支払機関から保険者に振り込みが通達され，審査支払機関をとおして医療機関に支払われる．

医療保険に関するキーワードを**表7**に示す．

表6 医療保険の種類

保険の種類	保険者	被保険者
健康保険	全国健康保険協会管掌健康保険	中小企業の従業員
	組合管掌健康保険	大企業の従業員
共済組合	国家公務員共済組合	国家公務員
	地方公務員共済組合	地方公務員
	私立学校教職員共済	私立学校の教職員
国民健康保険	市町村，組合	農業や自営業者
船員保険	国	船員
後期高齢者医療	広域連合	75歳以上の人

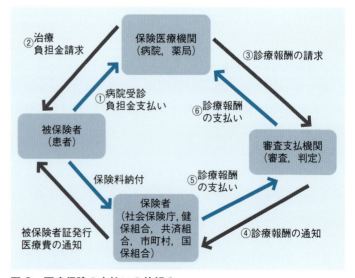

図6 医療保険の支払いの仕組み

2 理学療法の背景（1） 障害の概念・分類，保険制度

3）理学療法と医療保険

日本の理学療法は，現状，ほとんどが医療保険のもとで行われている．理学療法の診療報酬は，2000年頃までは右肩上がりで推移していた．原則，2年に一度診療報酬の改定が行われるが，経済成長の鈍化や超高齢社会の到来などで，医療保険を取り巻く環境は厳しいものとなり，全体的に点数の引き下げが行われている．2006年に，疾患別リハビリテーション料という大きな改変があり，その後もいろいろな改変を経て現在に至っている．

日本の理学療法は名称独占であり，開業権はない．医療機関における理学療法の診療報酬の支払様式は出来高払いである．医療機関に勤務する理学療法士は，この診療報酬で身分を保っていることになるため，診療報酬の点数の維持・改善と出来高払い方式が理学療法士の身分を保持しているといっても過言ではない．

診療報酬の点数は，高い技術により，その効果を出せているという裏づけのもとに決定されている．自分たちの身分を守り，職域を拡大するためには，社会に求められ，認められる理学療法を提供し，結果を出すことが重要である．

4）介護保険制度

急速な高齢化の進展により，高齢者の介護の問題が大きくなった．今後は働き手が2人で1人の高齢者を支える時代が到来する．医療費の高騰を抑え，介護負担を社会全体の課題として対応するため，2000年に「介護保険法」が施行された．介護保険の理念として，「いつでも，どこでも，誰もが必要な介護を受けられる」「できるだけ自立しいきいきと生活する」などが掲げられており，これはリハビリテーションの理念そのものである．

介護保険の仕組みを**図7**に示す．65歳以上の第1号被保険者と40〜64歳までの第2号被保険者に分けられ，全員から保険料を徴収する．第1号被保険者は，誰でも介護認定の申請を行うことができる．第2号被保険者は，指定された特定疾患と認定された場合に申請することができる．申請された場合，主治医意見書と認定調査結果から，コンピュータによる一次判定が行われ，それをもとに市町村が運営する介護認定審査会の二次判定で介護度が決定される（**図8**）．

認定を受けた利用者は，担当の介護支援専門員（ケアマネジャー）を決め，利用者にかかわる専門家による担当者会議にて，サービス利用の具体的なケアプランが作成される．介護保険は，利用者と業者の契約のもとに実施されるため，利用者は自由に業者を選定できる．介護保険制度の財源は，公費（国が25％，都道府県と市町村で25％），残りの50％を被保険者の保険料で負担している．認定利用者の予想以上の増加やサービス提供業者の急増など，被保険者の支払う介護保険料が高くなっており，年金受給者などの高齢者にとって大きな負担となっている．

5）理学療法と介護保険

近年，介護保険分野で活躍する理学療法士が増えてきた．介護保険施設での入所者に対する理学療法の提供，通所リハビリテーション（デイケア）や訪問理学療法など，在宅の利用者に対する理学療法の提供が主な形態である．対象となるのは，いわゆる維持期の人で，身体機能・生活機能の維持，QOLの向上が主な目的となる．介護予防として，介護度の改善や悪化防止，新たな疾患の発生予防において，理学療法の効果が認められており，今後さらに発展する分野である．現状では，すべてのニーズに対応できていないが，医療では入院期間の一層の短縮が進められるため，介護分

表7　医療保険におけるキーワード

- **診療報酬**：提供した医療行為の対価として保険者から医療機関に支払われる料金．診療行為ごとに決められており，点数で表される（1点＝10円）
- **出来高払い**：行った医療行為やその数量に応じて医療機関に支払われる
- **包括払い**：疾患により決められた診療報酬額が，行った医療行為にかかわらず医療機関に1日ごとに支払われる
- **診断群分類**(diagnosis procedure combination：DPC) 別診療報酬包括支払方式：診断名ごとに定額となる包括払い
- **病院**：20人以上が入院できる施設
- **診療所**：19人以下が入院できる施設
- **地域医療支援病院**：他施設から紹介された患者の診療にあたり，必要な施設，従事者などがそろっている病院．救急医療に対応でき，地域の関係者の研修などもできる
- **特定機能病院**：高度の医療を提供できる施設．指定された診療科，高度の医療技術の開発，研修なども行う
- **医療計画**：基準病床数や診療科などについて計画されており，それに沿って整備・制限されている．4疾患5事業（がん，脳卒中，急性心筋梗塞，糖尿病／救急医療，災害医療，へき地医療，周産期医療，小児医療）

MEMO
手術やリハビリテーション料は実際に行った医療行為に応じて支払われる出来高払いである．

ここがポイント！
根拠（エビデンス）に基づいた理学療法（evidence-based physical therapy：EBPT）を確立していかないと，今後，診療報酬が下がる可能性がある．

MEMO
介護支援専門員（ケアマネジャー）
介護認定を受けた人の相談にのり，ケアマネジメントを行う専門職．介護保険制度により誕生した．ケアプランを作成したり，サービス提供業者との仲介などを行う．介護保険制度で重要な役割を担っている．

ここがポイント！
過剰な介護は，対象者の機能を低下させる．評価から導き出された適切な介護は，機能を維持・改善し，QOLの向上をもたらす．

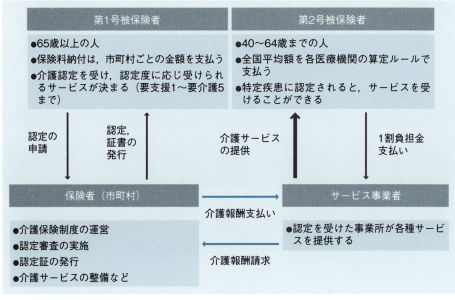

図7 介護保険の仕組み

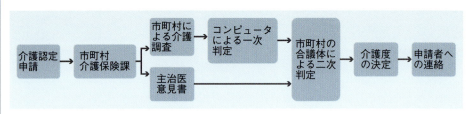

図8 介護保険申請から認定までの流れ

野での理学療法士の役割は大きくなる.

市町村の介護認定審査会にも多くの理学療法士がかかわっており，正確な介護度の認定において理学療法士の視点で役割を果たしている．理学療法士として機能を正しく把握し，適切なサービスを提供し，本人の機能の維持と改善を図るためにチームのなかで役割を果たしていく必要がある．

5. これからの理学療法のあり方，可能性

この50年においても，理学療法を取り巻く環境は変化し，理学療法自体もそれに合わせて変化してきた．これからの社会の変化を予想し，どのような理学療法を展開すべきか考えることは大切である．

1) 人口の減少と高齢化の進展

表8に示すように，2010年の12,800万人以降，人口は減少に転じている．2050年には1億人を切り，2060年には9,000万人を下回ると予測されている．そのなかで，高齢人口は2042年まで増加し，その後も高齢化率は増加し続ける．団塊の世代とよばれる年代の人が75歳以上（後期高齢者）になる2025年に向けて，国は今，地域包括ケアシステムの整備を進めている（図9，10）．

高齢になると病気や転倒などの事故により医療や介護を必要とする割合が高くなる．本人および家族の負担が増え，医療費や介護保険料などの社会保障費用も増大する．そのような状態にならないように予防することが重要である．理学療法により予防ができ，健康寿命の延伸が図れれば，本人や社会にとって非常に有益である．今後は予防に関しても，エビデンスを確立することが求められる．

2) 医療の進歩，変化

医療は進歩し続け，進歩した医療により大きな恩恵を受ける人も多く出現する．再

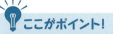

ここがポイント！
医療と福祉の双方の視点がもてるのは，理学療法士が最良の職種である．

試してみよう
医療保険と介護保険について簡単に概要をまとめたが，他の社会福祉法や社会保障制度についても簡単にまとめ，理解しておこう．

MEMO
地域包括ケアシステム
2025年を目標に，高齢者の尊厳と自立生活を維持するために，介護，医療，生活支援，住まい，福祉を一体的に効率よく提供するシステムを，地域全体で構築する．

生医療や医療工学の進歩により，理学療法の内容も変化が予想され，ロボットや人工知能の医療への応用が理学療法に大きな影響を与えることは想像される．

地域包括ケアシステムの整備により，医療は急性期に重点がおかれ，入院期間が短縮されることで介護とのスムーズな連携が求められる．

一方，医療の進歩だけでは，生活習慣や加齢による疾患の問題は解決できない．理学療法は，急性期医療に介入し，合併症を防ぎ，早期離床を図ることにより入院期間の短縮に貢献できる．より短期間により高い機能が獲得できる理学療法を展開することが重要である．理学療法の対象として，がんや認知症の他，生活習慣による障害の増加が予想される．その障害をきたす原疾患として心疾患や末梢循環障害などの循環器疾患や脂質異常症，糖尿病などの代謝疾患，COPDなどの呼吸器疾患，不良姿勢などの運動器疾患などがあげられる．これらに対し，運動療法や栄養療法の効果が証明されつつあり，今後の理学療法の大きな分野となる．

3）生活環境の変化

今後は，都市部や山間部での高齢者世帯や高齢者単身世帯の増加が予想される．そのため訪問理学療法や行政で活躍する理学療法士の拡充が急務となる．

生活環境の変化として，衛生面の改善や移動手段の多様性，生活用品の普及，栄養豊富な食生活などがあり，便利で豊かな生活環境となっている．段差の少ない住環境やエレベーターの普及，自動車による移動など，あまり体を動かさなくても生活に支障がない．一方，児童においては，筋力が弱く，学習時の座位姿勢の不良やバランスを崩したときの反応が悪く容易に転倒するなどの現状が指摘され，肥満や脂質代謝異常の児童も多い．こうした児童は，成人してから疾患を発症する確率が高くなり，本人や社会にとって大きな損失となる．これに対し理学療法が介入できる価値は大きい．現在，理学療法の対象は高齢者が多いが，今後はこのような年齢層にも職域を拡大していくことが望まれる．

COPD
(chronic obstructive pulmonary disease；慢性閉塞性肺疾患)

MEMO
不良姿勢
正常なアライメント（重心線）から，各関節や肢が逸脱した姿勢であったり，脊柱の正常なカーブが乱れ（カーブが大きくなったり，減ったり，逆になったり）ている姿勢を指す．これらの姿勢によって関節や筋肉に多くの負担が増し，姿勢保持のためのエネルギー消費量が多い状態．

ここがポイント！
生活環境の変化に伴い，フットワークの軽い理学療法の提供が強く求められる．

表8　今後の人口推移

年	2010	2015	2020	2030	2040	2050	2060
総人口（千人）	128,057	127,110	124,100	116,618	107,276	97,076	86,737
高齢人口	29,245	33,922	36,124	36,850	38,679	37,675	34,641
後期高齢者	14,072	16,405	18,790	22,784	22,230	23,846	23,362
高齢化率	22.8%	26.7%	29.1%	31.6%	36.1%	38.8%	39.9%
生産人口	81,032	77,081	73,400	67,729	57,866	50,013	44,183
年齢／生産比	2.77	2.27	2.03	1.83	1.49	1.32	1.27

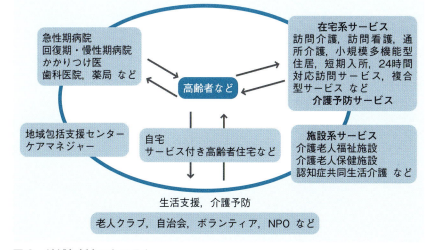

図9　地域包括ケアシステム

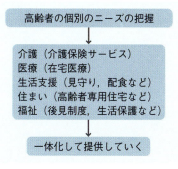

図10　地域包括ケアシステムの基本的考え方

情報技術
(information technology：IT)

産業理学療法
産業の場における健康維持や疾病予防のための理学療法．

世界理学療法連盟
(World Confederation for Physical Therapy：WCPT)
1951年に設立され，理学療法を国際的に連結し，教育や役割の向上を図る活動などを行っている．113か国が加盟している(2017年)．

ここがポイント！
理学療法において科学的裏づけを確立し結果を出すことは，業務独占などの獲得にもつながる．

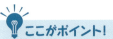
これからの理学療法のあり方や可能性について話し合ってみよう．

ここがポイント！
理学療法士の数が増えているにもかかわらず，必要があるのに理学療法の恩恵を受けていない人がまだまだたくさん存在している．

4）職業環境の変化

情報技術（IT）の発達により座位での仕事が多くなった．長時間の座位は，体にさまざまな影響を及ぼす．特に，頸部や肩周囲の疼痛や腰痛を呈する人が多い．この症状が長時間に及ぶと，生活に大きな支障が現れ，QOLの低下を招き，健康寿命にも悪影響を与え，生産性の面からも大きな損失である．近年，機械化の進歩が著しく，以前は男性の仕事であった職業に女性が携わることも多くなり，女性特有の身体の使い方の指導や管理が必要である．産業理学療法も今後，発展が見込まれる分野である．

5）政策，制度の変化

理学療法士はさまざまな制度のもとで業務を行っているため，その制度によって業務に大きな影響を受ける．社会環境が厳しくなるなか，社会保障制度の継続も困難な状況になっている．理学療法士にとって，より良い制度にするためには国民の利益になる結果を出すことが基本となる．加えて，政治への働きかけも大切となり，両者の視点が必要となる．理学療法の知識をもち，行政職や政治家として活動することも非常に重要である．

6）理学療法の国際化

日本の理学療法は，欧米から導入され，50年が経過し，「和製の理学療法」が確立したと考えられる．日本理学療法士協会は，1974（昭和49）年に世界理学療法連盟（WCPT）に加盟しており，日本理学療法士協会の会員はWCPTの会員でもある．さまざまな分野で国際化が進むなか，国により理学療法教育や職域の違いなどがある．学術的にも職能的にも他諸国の理学療法を統合して，より質の高い理学療法が確立されることが望まれる．

7）基礎分野の発展

今後，理学療法に対して，科学的根拠（evidence）が強く求められる．臨床でのデータの積み重ねが最も重要であり，理学療法の基礎分野の研究の発展がより強く望まれる．現在では，大学院での研究に携わる理学療法士も数多く存在するようになり，理学療法において科学的根拠を確立し，社会に結果を示すことが必要である．

8）理学療法士の総数の増加

現在，国家試験に合格し，新たに誕生する理学療法士は，年間1万人弱である．このままのペースで誕生したとすると，今後約30年間は増加し続けることになる．資格保有者が少ない時代の理学療法士は希少価値として扱われていたが，それは本当の価値ではない．社会に求められ，選ばれる理学療法の確立により，本当の価値あるものとして認められ，社会に広がることが重要である．

■引用文献
1) 厚生労働省：平成23年生活のしづらさなどに関する調査（全国在宅障害児・者等実態調査）．
http://www.mhlw.go.jp/toukei/list/seikatsu_chousa.html

■参考文献
1) 砂原茂一：リハビリテーション医療の新しい展開と理学療法士．理学療法学 1984；11(1)：3-10.
2) 砂原茂一編：リハビリテーション医学全書1　リハビリテーション概論．医歯薬出版；1998.
3) 氏家幸子監：成人看護学　リハビリテーション患者の看護．第2版．廣川書店；2003.
4) 三上真弘監，出江紳一，加賀谷　斉編：リハビリテーション医学テキスト．改訂第4版．南江堂；2016.

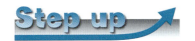

行政（厚生労働省）で活躍する理学療法士

1. 仕事の内容

　筆者は，2015年3月から厚生労働省保険局保険課にて働いています．東京・霞ヶ関を中心に日本の制度を司る中央省庁はいくつか存在しますが，そのうち医療保険や介護保険，少子化対策，職業の安定に貧困対策まで，幅広く社会保障政策と労働政策を担っているのが厚生労働省です．そのなかで保険局は，日本の医療保険制度を所掌する局として，診療報酬の改定や医療保険者にかかわる制度設計などを行っています．例えば，理学療法士が病院で患者に理学療法を提供した際，対価として病院に診療報酬が支払われますが，その価格を定めています．保険課は，会社員とその家族が加入する被用者保険の医療保険者（健康保険組合や全国健康保険協会など）に関する制度や業務を所掌しています．

　筆者が保険課で担当しているのは，医療保険者が加入者（会社員やその家族）の「（疾病予防・重症化予防などの）予防・健康づくり」を行うために，健診結果や医療費情報などといったデータに基づき効果的・効率的に保健事業を行うことをめざしている「データヘルス」といわれる事業です．本政策に関して，事業立案から内外のさまざまな利害関係者との調整や予算どり，そして具体的な事業の実施など，政策の構想から立ち上げ，運用までの一連の業務を担っています．

　今，改めて予防・健康づくりが注目されていますが，これには少子高齢化と，それに伴う医療費の急激な増加が原因としてあげられます．日本では長く続いた少子化の結果，今後15～64歳の生産年齢人口が大幅に減少します．ただでさえ労働者が少なくなるなか，病気などの原因により働けなくならないよう，「働けるうちは元気に，そして高い労働生産性をもって働いていただこう」というのがその主目的です．また，日本の医療費が使用されている年齢構成をみてみると，65歳以上の高齢者が大半を占めています．今後は高齢者の増加などにより，さらに医療費が増大していくことが予想されます．一人ひとりが可能な限りいつまでも健康で大病をせず，やりがいをもって最期まで生ききるためにも予防・健康づくりを進めていくことが大切で，全国でさまざまな取り組みが行われています．

　予防・健康づくりを推進していくうえでは，さまざまな人を動かさなくてはなりません．一人ひとりの健康的な生活習慣が鍵になりますが，誰かが国民一人ひとりへ悪習を改めるよう説得して回るわけにもいきません．時には担い手となる関係者に訴えかけ，取り組みを推進してもらう必要もありますし，取り組みを積極的に推進してくれる医療保険者を応援するために，好事例を紹介し，他の医療保険者にもインセンティブ（実施することに対する報奨）を付加して取り組んでもらうなど，推進策を打たなければなりません（図1）．

　2015年7月には，経済界，自治体，保険者団体，医療界などの代表者が協力して国民の健康づくりを進めていく民間主導の活動体である「日本健康会議」が立ち上がるなど，さまざまな予防・健康づくりの推進主体が生まれています．日本健康会議は民間主導ですが，厚生労働省も立ち上げやその後の運営に協力しており，活動体や組織のつくり方，運営の仕方など，身をもって勉強しています．

　医療保険者が予防・健康づくりを推進しようとしても，人的資源やノウハウがないと，なかなか取り組みを進められません．そこで，外部のヘルスケア事業者を利用して予防・健康づくりの取り組みを進めていくために，医療保険者などとヘルスケア事業者らが出会い，協働・連携を推進させる場として「データヘルス・予防サービス見本市」を開催しました．このようなイベントの開催は厚

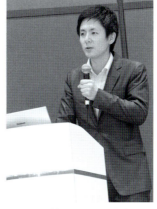

図1　政策について講演する筆者
企業の経営層に医療保険者の予防・健康づくりへの協力を呼びかけています．

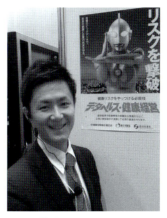

図2　「データヘルス・予防サービス見本市」にて
時にはイベント運営にも携わりました．

生労働省としても初の取り組みで，2015年の初開催時には会場に入りきらないほどの来場者であふれ，データヘルスや健康経営といったキーワードへの関心の高さがうかがえました（図2）.

　国の行政機関で働いているというと，何か高尚なことを行っているように思われるかもしれませんが，日々は地味な仕事の連続です．やりがいと自負は計りしれませんが，毎日ディスプレイを覗き込んでキーボードを叩き，同僚とディスカッションを戦わせています.

2. 今の職業をめざした理由

　理学療法士は，その専門的知識や技術を活用して人を幸せにすることができる職能だと思います．病院で働く理学療法士は，まさに目の前の人を幸せにするプロフェッショナルです．しかし，学生時代から神の手と言われるような先生や技術を目にしてきた筆者は，自身がそういったプロフェッショナルをめざすより，制度面などからのサポートにより，「人を幸せにする人を支援する」ことを通じて，より多くの人を幸せにするほうが自身の役割に近いのではないか，と感じていました.

　そういった想いもあり，理学療法士の従来とは異なる働き方を模索していました．そんな折，厚生労働省保険局保険課での勤務というお話をいただき，自分が行くしかないと直感しました．新たな分野での挑戦に気分の高揚を感じました.

3. 学生へのメッセージ

　長年，医療機関におけるリハビリテーション提供体制の整備という社会的要請があり，理学療法士の数も少なかった当時は，病院に就職して患者へ個別に理学療法を提供し，定年まで勤め上げるというキャリアモデルが一般的でした．こうした単一のキャリアモデルを念頭に，病院というある種外界とは別離した世界のなかで暮らしてきたのは，あくまで社会的要請に従ったからにほかなりませんが，このキャリアモデルが絶対的なものではなくなってきています．近年，理学療法士養成校の増加に伴い，年間1万人もの理学療法士が誕生するようになった結果，病院にもすでに一定数以上の理学療法士が雇用されています．以前ほど希少価値が高い職種ではなくなった結果，求人は減少し，年齢が上がっても給料が上がらないといった声も聞こえてきます．一方で，何か他のキャリアモデルが確立されているかというと，そういうわけではありません．学生の皆さんが今後直面するのは，これまでの絶対的なキャリアモデルが崩れ，自ら暗中模索しなければいけない世の中です．ここから「理学療法士の未来は暗い」とみるのも自由ですが，何か新しいことをすれば，すぐに先駆者になれるということでもあります.

　2017年現在，理学療法士の多くは病院に勤務していますが，この技術や知識を，病院でリハビリテーションを提供するだけに費やしていては非常に惜しいと思います．理学療法学は，患者と一対一の状況のみにて実力を発揮されうる学問では決してなく，さまざまな場面で応用可能な学問です．近年では病院での勤務でも，旧来のリハビリテーション室で20分間の個別リハビリテーションを提供するだけでなく，ADL維持向上等体制加算により，病棟で入院患者の予防に従事するなど，新たな働き方をする理学療法士が少しずつ生まれてきています.

　病院外においても，理学療法士はさまざまな分野で活躍できる可能性を秘めています．しかし運動の専門家として，公的保険外，特に予防・健康づくりの分野で活動している理学療法士はいまだ少なく，よって活躍の場も非常に限られているように感じています．理学療法士の予防・健康づくりの分野における活動の事例やエビデンスの構築は急務だと感じています.

　筆者もまだ試行錯誤を繰り返している途上で，自身が一生かけて行っていきたいことを確立したわけではありません．常に自身の立ち位置を模索している状態ですが，厚生労働省で働いていて，学生時代に習ったこと，多くの理学療法士から学んだことが，今この仕事にも活かされていると感じています．皆さんもぜひ，自分の頭で考え試行錯誤を繰り返し，自分だけのキャリアモデルをつくり上げていってください．そしてそのためにも，学生のうちから理学療法と無関係なことにも積極的に興味をもち，幅広い見識を身につけてください.

（森　周平・厚生労働省 保険局保険課）

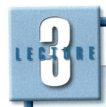

LECTURE 3

理学療法の背景（2）
歴史・法律，職業倫理，日本理学療法士協会

到達目標

- 理学療法の歴史を理解し，発展してきた背景について説明できる．
- 「理学療法士及び作業療法士法」を解釈し，法律を理解することの意義について自分の考えを述べられる．
- 「理学療法士及び作業療法士法」の課題について説明できる．
- 名称独占と業務独占について説明できる．
- 日本理学療法士協会の役割を理解する．
- 理学療法士の職業倫理を理解し，実践できる．

この講義を理解するために

　この講義では，理学療法の歴史を理解し，特に日本において発展してきた経緯を学習します．また，その学習過程で，歴史を知ることの意義を理解することが大切です．感じたことや考えたことなどを整理し，今後の学習に役立てましょう．

　次に，国が定め，国家資格として付与される理学療法士の免許に関する法律を理解し，理学療法士としての責任や社会にどのように貢献するのかなどについて考えることも大切です．法律に規定されていない行為を行うと犯罪になる可能性もあるため，理解を深めましょう．法律や制度を学びながら，理学療法士を取り巻く環境や今後へ向けての課題なども考えながら学習します．

　理学療法士は，理学療法士で組織された日本理学療法士協会へ入会することになります．強制力はありませんが，職能団体として職域の拡大や身分の保証などに重要な役割を果たすため，学生のうちから理解しておくことが必要です．日本理学療法士協会で定めている「理学療法士の職業倫理」を理解し，今後の研鑽を高めましょう．

　この講義を学ぶにあたり，以下の項目をあらかじめ学習しておきましょう．

- □ ヒポクラテスについて調べておく．
- □ 「理学療法士及び作業療法士法」に目をとおしておく．
- □ 日本理学療法士協会について調べておく．
- □ 「理学療法士の職業倫理ガイドライン」に目をとおしておく．

講義を終えて確認すること

- □ 日本社会の高齢化率や疾病構造の変化が理解できた．
- □ 「理学療法士及び作業療法士法」のポイントが理解できた．
- □ 理学療法士を取り巻く現状と課題について理解できた．
- □ 日本理学療法士協会の役割について理解できた．
- □ 理学療法士の倫理や社会的役割について理解できた．

講義

MEMO

ヒポクラテスの考え
①医学を迷信や呪術から切り離し、観察を大切にする。
②病気だけでなく病人としてとらえる。
③予後予測をする。
④環境が病気の発生に影響する。
⑤人間の自然治癒力を重視する。

MEMO

急性灰白髄炎
(acute poliomyelitis)
脊髄性小児麻痺ともいう。ポリオウイルスの感染により四肢に弛緩性の麻痺を生じる。

MEMO

ハワード・ラスク
(Howard Rusk, 1901~89年)
アメリカの医師。「リハビリテーションの父」といわれている。戦傷でベッドに寝ている空軍兵士に対し、天井にいろいろな種類の飛行機の模型を吊るし見極める練習をした。これがリハビリテーション医学の始まりといわれている。

1. 理学療法の歴史 (表1)

1) ヒポクラテス (紀元前460年頃)

古代ギリシャの医者で「医学の父」「医聖」といわれている。医学の倫理や客観的観察の手法などは「ヒポクラテスの誓い」として現代でも引き継がれている。ヒポクラテスの考えは現代の理学療法にも共通するところが多い。

この時代の医療は、日光、温泉、水、熱などの物理的エネルギーを使って行われていた。

2) 近代医学の幕開け

1500年代に入ると、特に解剖学が発展し、現代医学へ大きく貢献した。その後、生理学や病理学なども発展し、18世紀には物理医学に運動療法を取り入れるようになった。

第一次世界大戦が終了した1918年に、アメリカで戦傷者に対するリハビリテーション法が制定され、多くの戦傷者の理学療法（リハビリテーション）が行われるようになった。また、1920年頃のポリオ（急性灰白髄炎）の大流行により、麻痺による障害を有した人が多く出現し、これらの人に対し理学療法が行われた。このように、理学療法（リハビリテーション）の発展は、戦争や病気の流行により発展している。

イギリスにおいては、1931年にそれまで温泉や日光などを利用した治療が統合され、physical medicine（物理医学）が誕生した。

さらに、第二次世界大戦の1940年頃にアメリカにおいて急増した戦傷者に対し、社会復帰に向けた働きかけが行われるようになり、そこに physical medicine が融合し、リハビリテーション医学が確立されていった。

表1 理学療法の歴史 (主な事項)

年代	内容
紀元前 (ギリシャ)	ヒポクラテスの時代 日光、温泉、水などで治療
1500年代~ 1543年 (ベルギー) 1774年 (日本)	解剖学、生理学、病理学の発展 ヴェサリウス (Vesalius A)『人体の構造』 杉田玄白『解体新書』など
1780年~	ティソー (Tissot J) やフレンケル (Frenkel HS) などにより運動療法が導入される
1918年 (アメリカ) 1920年~	戦傷軍人リハビリテーション法成立 ポリオの大流行
1931年 (イギリス)	温泉医学と気候医学を統合して physical medicine が誕生
1940年頃(アメリカ)	physical medicine の技術がリハビリテーション医学として確立
1950年代~	神経生理学理論に基づいた運動療法や、呼吸器疾患、心疾患、糖尿病などの理学療法が発展した
1951年	世界理学療法連盟 (WCPT) 設立

表2 日本の理学療法の歴史

年代	内容
1891 (明治24) 年	東大病院が医療マッサージ師を採用
1906 (明治39) 年	東大整形外科に運動療法室が誕生
1912 (大正元) 年	東大整形外科の医師・高木憲次が術手という技術者を採用
1918 (大正7) 年	東大病院に物療内科が設立 (水治療、温熱、電気療法)
1942 (昭和17) 年	高木憲次が整肢療護園を開設
1947 (昭和22) 年	「保健婦助産婦看護婦学校養成所指定規則」に理学療法の科目ができる
1950 (昭和25) 年	水野正太郎などが欧米のリハビリテーションやセラピストを紹介
1961 (昭和36) 年	『厚生白書』に医学的リハビリテーションの技術者の養成について記述
1963 (昭和38) 年	日本で最初の理学療法士の養成校誕生
1965 (昭和40) 年	「理学療法士及び作業療法士法」公布
1966 (昭和41) 年	日本理学療法士協会設立
1979 (昭和54) 年	金沢大学に文部省管轄の理学療法学科を設置
1983 (昭和58) 年	「老人保健法」施行
1989 (昭和64) 年	ゴールドプラン (高齢者保健福祉推進十ヵ年戦略) 策定
1992 (平成4) 年	広島大学に4年制の理学療法学専攻課程を設置
1994 (平成6) 年	新ゴールドプラン策定
2000 (平成12) 年	「介護保険法」施行

2. 日本における理学療法の歴史と発展の背景

1）日本における理学療法の歴史（表2）

日本における理学療法は、最初はマッサージを中心に行われていた。その後、温熱や電気を使用する物理療法が行われるようになった。疾患の多様性などから、物理療法だけでは対応できないことも多々あり、欧米のリハビリテーション医学の考えが導入された。

1965年に「理学療法士及び作業療法士法」が公布され、日本で理学療法士が誕生した。リハビリテーション医学のなかで、理学療法は「運動機能」の改善を中心にその役割を確立していった。その後、養成校も徐々に増え、厚生労働省管轄の専門学校に加え、1979（昭和54）年に金沢大学に文部省（現 文部科学省）管轄の3年制の理学療法学科が誕生した。

1980年代に入ると、高齢社会が進展するにあたっての対策が打ち出され、理学療法士の活躍の場が拡大され、理学療法士数増加の発端となった（図1）。1992（平成4）年に広島大学に4年制の学科が誕生し、理学療法教育の質の向上が図られた。2000年頃は、医療保険の診療報酬において理学療法料が高く設定され、これらの背景が関係して、理学療法士数が急増し、2017（平成29）年には養成校の総数は260校を超え、1学年の入学定員数も13,000人（このうち文部科学省管轄の養成校では5,634人〈平成28年度〉）、資格保有者は約14万人を超えている。

2）理学療法発展の背景

日本における理学療法の発展の背景として、①高齢社会、②疾病構造の変化、③医学の進歩があげられる。

（1）高齢社会

WHOの定義では、65歳以上の人のことを高齢者としている。65～74歳までを前期高齢者、75歳以上を後期高齢者、85歳以上を末期高齢者という。

高齢社会とは、総人口に占める老年人口（65歳以上）の比率が高い状態になる社会のことをいい、表3のように分類される。日本は世界に類をみない速さで高齢社

MEMO
診療報酬
診療行為の対価として医療機関に支払われる料金。

MEMO
WHO
（World Health Organization；世界保健機関）
1948年に設立された国連の専門機関の一つ。保健衛生向上などの国際協力を目的とする。

試してみよう（グループワーク）
超高齢社会とはどのような社会か考えてみよう。
超高齢社会で理学療法士に求められているものは何か考えてみよう。

MEMO
平均寿命と健康寿命
平均寿命とは、0歳児の平均余命。健康寿命とは、介護などの援助を受けずに、自立した生活ができる生存期間。現在の日本の平均寿命は、男性で80.79歳、女性で87.05歳。健康寿命は、男性で71歳、女性で75歳であり、この差を少なくすることが、今後重要となってくる。

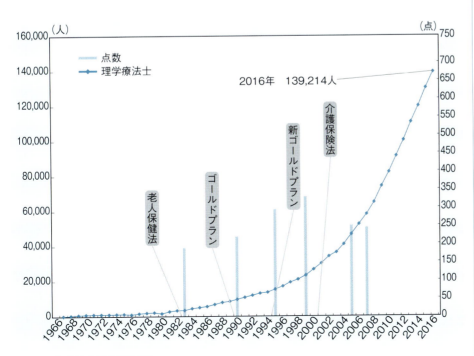

図1 理学療法士数と諸制度

MEMO

老人福祉法
1963年施行．65歳以上の人の健康診断，保健所の老人保健指導など．

老人保健法
1983年施行．老後の健康保持と適切な医療の確保を目的とし，①健康手帳の交付，②健康教育，③健康相談，④健康診査，⑤医療（医療費の支給含む），⑥機能訓練，⑦訪問指導を市町村で実施．

ゴールドプラン（高齢者保健福祉推進10ヵ年戦略）
1989年策定．特別養護老人ホームの整備や在宅福祉対策として，①ホームヘルパー，②デイサービス，③ショートステイの整備．

新ゴールドプラン（高齢者保健福祉5ヵ年計画）
1994年策定．在宅介護の充実を目的に，①ホームヘルパーの確保，②訪問看護ステーションの設置．

介護保険制度
詳細は，Lecture 2を参照．

会が進展している．表4，図2[1])にその経緯と今後の予想を示す．

2055年には日本の総人口は1億2,777万人から8,993万人に，生産人口（15〜64歳）は66.1%から51.1%へ，年少人口（0〜14歳）は13.8%から8.4%になると推定されている[1])．この要因は，一層の出生人口の減少と平均寿命の延長（少子高齢化）による．

1970年に高齢化社会となった日本において，今後の高齢化に対応するため，さまざまな方策がとられてきた．1982年に制定された「老人保健法」では「高齢者の健康の保持と医療の確保」を目的に複数の事業が市町村で展開された．そのなかに「機能訓練事業」や「訪問指導」があり，そこで，当時の理学療法士がかかわり，期待された結果を出した．以降，高齢化の進展に伴い，ゴールドプラン，新ゴールドプラン，介護保険制度など次々と政策が施行され，そのなかで「高齢者の健康維持（予防）」や「いきいきとした生活（QOL）の確保」のためには，理学療法が欠かせないものとなった．

(2) 疾病構造の変化

1940年代（昭和初期）からの主な疾患数の変化を図3[2])に示す．戦前および戦後においては結核や赤痢などの感染症の割合が多く，それにより多くの人が死亡していた．その要因として，①栄養状態の不良，②劣悪な生活環境（上下水道など），③質の低い医療などが考えられる．戦後，こうした要因は改善され感染症は減少した．その後，脳血管疾患の割合が増し，これに対しては食事指導などの保健行政が効果を上

表3　高齢化率による分類

高齢化社会	高齢化率7〜14%
高齢社会	高齢化率14〜21%
超高齢社会	高齢化率21%以上

表4　日本の高齢化の推移

1935（昭和10）年	4.7%
1970（昭和45）年	7.0%（高齢化社会）
1994（平成6）年	14.0%（高齢社会）
2009（平成21）年	22.8%（超高齢社会）
2055年	40%

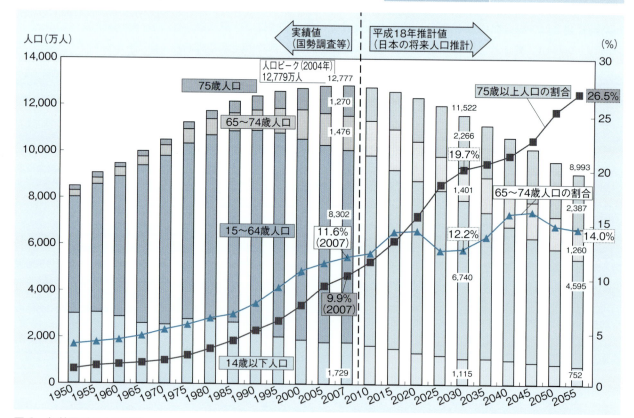

図2　年齢層別の人口推移
（厚生労働省：人口動態統計 平成26年．厚生労働統計協会；2016[1])）

3　理学療法の背景（2）　歴史・法律，職業倫理，日本理学療法士協会

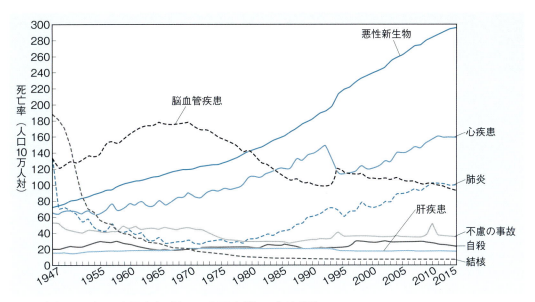

図3　主な死因別にみた死亡率（人口10万人対）の年次推移
（厚生労働省：平成27年人口動態統計月報年計〈概数〉の概況[2]）

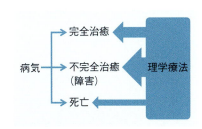

図4　病気の転帰と理学療法

MEMO
疾病構造の変化
国民健康調査などにより，各疾病の占める割合を総合的に把握し，その歴史的変遷を示したもの．

調べてみよう
今後，日本の疾患がどのように変化していくか調べてみよう．

げ減少傾向にある．近年になると，①高齢人口の増加，②医学の進歩，③食生活の変化，④生活環境の変化などにより，生活習慣を基盤とする慢性疾患が増加し，悪性新生物（がん）や心疾患，代謝疾患などが増加した．これにより，病気になったとしてもすぐに生命を脅かすことにはならないが，完治せず疾病や障害を抱えたまま生活する人が増加することになり，その人たちに対する理学療法（リハビリテーション）の必要性が高まった．

また，近年，肺炎による死亡が増加しており，死因第3位となっている．多くは老人性の肺炎で，細菌感染や治療中の医療的処置によるものや，疾患や高齢により嚥下機能の低下から生じる誤嚥性肺炎の増加によるものである．肺炎を生じると，発熱，咳・痰の増加，食事停止による栄養障害，低酸素血症，高二酸化炭素血症などが生じ，全身の機能不全に陥る可能性がある．適切な体位管理（ポジショニング），口腔ケア，嚥下筋ストレッチや筋力強化，呼吸理学療法などで予防から機能改善にかかわることが重要である．

（3）医学の進歩
病気は，完全治癒か不完全治癒か死亡という転帰をとる（**図4**）．医学の進歩により死亡する人の割合は減少したが，そのぶん不完全治癒の割合が増加した．そのため，疾患や障害に対する理学療法の必要性が増した．また，以前の医学は「疾患」そのものを対象にしていたが，近年の医学においては「疾患を有する人」にまで拡大するようになった．こうしたことから，多様なニーズに対応する必要があり，機能から生活までを対象とする理学療法（リハビリテーション）の必要性が高まっている．

3）歴史・経過からの展望
日本に理学療法が誕生し半世紀が経過した．この間，理学療法士数は増加し技術も

調べてみよう
以下の肺炎の分類について調べてみよう．
● 市中肺炎
● 院内肺炎
● 誤嚥性肺炎

MEMO
低酸素血症
身体のなかの酸素の量が正常より減少すること．
高二酸化炭素血症
身体のなかの二酸化炭素の量が正常よりも多くなること．

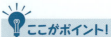

ここがポイント！
今後の理学療法を考えるうえで，理学療法の歴史や経過を知ることは重要である．

情報技術
(information technology : IT)

調べてみよう
「理学療法士及び作業療法士法」を一読してみよう．
憲法，法律，政令，条例の違いについて調べてみよう．

MEMO
医制
1874（明治7）年に明治政府が医療制度や衛生行政に関する各種規定を定めた法令として発布した．

大きく進展した．その背景に何があったのかを知ることにより，今後の理学療法のあるべき姿をとらえることができる．

日本の人口は現在減少に転じ，2055年には9,000万人を切ると推定されている．高齢人口の割合が増加し，2025年には後期高齢者の割合が急増する．再生医療などをはじめとする医療技術や情報技術（IT），人工知能などの発展は，これからの理学療法に大きな影響を及ぼす可能性がある．

社会は常に変化しており，それに対応していくことが大切である．社会のニーズに合った理学療法を提供していくためには，過去を知り，今後に対して中長期的な展望をもって考えを構築していくことが求められる．

3.「理学療法士及び作業療法士法」

1）法律の理解

理学療法士は国が認めた国家資格で，「国民のためになる理学療法を提供する」という責任があり，理学療法士の身分や業務は法的に規制されている．法的位置づけを理解することにより，正しい理学療法が実施できるとともに，理学療法士の社会的役割や課題について理解することができる．法律の文章は慣れない表現が使用されているが，要点をおさえた解釈が重要である．

2）医療に関する法律の歴史（図5）

日本の医療の歴史において，1880年代から，医師，薬品，産婆の3分野で規制する法が整備され（医制），1948（昭和23）年に「医療法」，さらに「医師法」「歯科医師法」「保健師助産師看護師法」が整備された．その後，多くの医療専門職の法律が

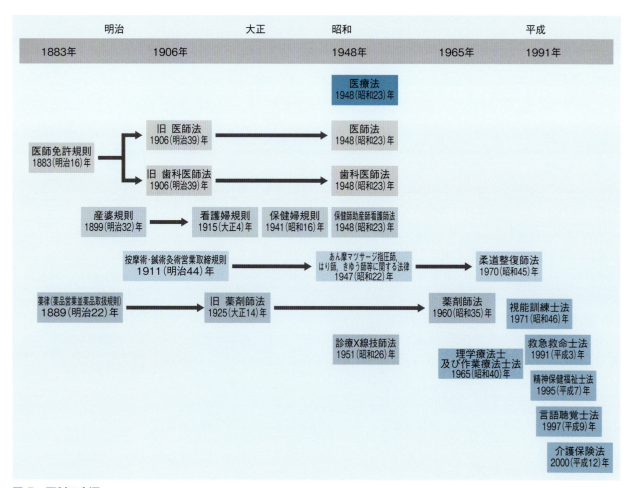

図5 医制の変遷

整備され,「理学療法士及び作業療法士法」が公布されたのは1965（昭和40）年である.

「医療法」の総則において，医療の目的と内容に関し「医療を受ける者の利益の保護及び良質かつ適切な医療を効率的に提供する体制の確保を図り，もって国民の健康の保持に寄与することを目的とする（第1条）」「その内容は，単に治療のみならず，疾病の予防のための措置及びリハビリテーションを含む良質かつ適切なものでなければならない（第1条の2）」と記載されている.

3）「理学療法士及び作業療法士法」の要約

この法律は，6つの章（第1章 総則，第2章 免許，第3章 試験，第4章 業務等，第5章 理学療法士作業療法士試験委員，第6章 罰則）と附則から成る．以下，**表5**の要約に沿って解説する.

(1)「医療の普及及び向上に寄与」

1965（昭和40）年に理学療法は医療を行う職業として制定された．その後，保健分野（予防など）や福祉分野でも理学療法の必要性が高くなった.

(2)「身体に障害のある者に対し」

この法律では，身体に障害のない人には理学療法ができないことになる．2013（平成25）年に厚生労働省医政局から各都道府県宛てに「理学療法士が，介護予防事業等において，身体に障害のない者に対して，転倒防止の指導等の診療の補助に該当しない業務を行うことがあるが，このように理学療法以外の業務を行うときであっても，『理学療法士』という名称を使用することは何ら問題ないこと．また，このような診療の補助に該当しない範囲の業務を行うときは，医師の指示は不要であること」と通達された.

(3)「理学療法士の名称を用いて」

名称独占と業務独占について述べている．名称独占とは，理学療法士以外の者は理

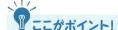

ここがポイント！
理学療法士は国が認めた国家資格である．とても重く価値のあるものであることを忘れてはならない．

MEMO
厚生労働省医政局
厚生労働省内の部局の一つで，医療全般に関することを所管する.

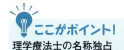

ここがポイント！
理学療法士の名称独占
「業務独占」ではないため，資格のない者が運動療法のようなことを行っても，理学療法士と名乗らなければ法的問題はない．「リハビリテーション」は，名乗ったとしても法的問題はない.

表5 「理学療法士及び作業療法士法」の要約

第1章　総則
（目的）
第1条　理学療法士の資格を定めることにより，<u>医療の普及及び向上に寄与</u>すること
（定義）
第2条　「理学療法」とは，<u>身体に障害のある者に対し</u>，基本的動作能力の回復を図るために，運動や種々の物理的手段を加えること
3　「理学療法士」とは，厚生労働大臣の免許を受けて，<u>理学療法士の名称を用いて</u>，<u>医師の指示のもとに</u>，業務を行う
第2章　免許
（免許）
第3条　理学療法士は国家試験に合格し，厚生労働大臣の免許を受ける
（欠格事由）
第4条　罰金以上の刑罰や不正行為・心身の障害・麻薬の中毒者には免許を与えないことがある
第4章　業務等
第15条　理学療法士は，保健師助産師看護師法第31条第1項及び第32条の規定にかかわらず，<u>診療の補助として理学療法を行う</u>ことを業とすることができる
2　理学療法士が，医師の具体的な指示を受けて，理学療法として行う<u>マッサージについては</u>，あん摩マッサージ指圧師，はり師，きゅう師等に関する法律第1条の規定は，適用しない
（秘密を守る義務）
第16条　理学療法士は，業務上知り得た人の秘密を他に漏らしてはならない
（名称の使用制限）
第17条　理学療法士でない者は，理学療法士という名称またはまぎらわしい名称を使用してはならない
第6章　罰則
第21条　第16条の秘密を守る義務に違反した者は50万円以下の罰金に処する
第22条　理学療法士でない者が，理学療法士の名称を使用した場合30万円以下の罰金に処する

学療法士と名乗ることはできないということで，作業療法士や言語聴覚士なども同様である．業務独占とは，その職種でなければその業をしてはならないということである．医師，歯科医師，薬剤師，看護師などがある．

(4)「医師の指示のもとに」

医師の指示がなければ，理学療法は行えない．理学療法は，医師の診断後に理学療法の「処方」が出されてから行われる．医師の処方は細かい内容まで指定されていないことが多いので，理学療法士にある程度の裁量が任されているため，経過の報告などの密な連携が必要となる．

(5)「診療の補助として」

「保健師助産師看護師法」では，診療の補助行為を看護師，准看護師，医師，歯科医師以外の者が行うことを禁止しているが，「理学療法士及び作業療法士法（第15条）」においては，これらの規定にかかわらず，診療の補助として理学療法を行うことができるとしてあり，抵触することはない．

(6)「マッサージについて」

理学療法の定義のなかにはマッサージが含まれている．あん摩マッサージ師などの法律に抵触しないかについては，診療の補助と同様に，医師の具体的な指示を受けて，理学療法としてマッサージを行うことは問題ない．

4)「理学療法士及び作業療法士法」の課題

約半世紀前に制定された法律のため，社会の情勢が変化した現在にそぐわない点もいくつか出てきている．医療以外の分野でも理学療法の必要性が高まっており，特に高齢者の健康寿命の延伸において理学療法の有効性が認められてきている．理学療法を受ける側の立場からすると，理学療法と思って理学療法に似た行為を受けている現実も多々ある．これは，理学療法が「名称独占」であることに多くの要因がある．また，諸外国では理学療法士の「開業権」が認められているが，日本の理学療法士には認められていない．理学療法が「業務独占」となるためには，高い専門性のある技術を構築しなくてはならない．

「身体に障害のある者に対し」「医師の指示のもとに」に関しては，日本理学療法士協会などの働きにより，前述した2013（平成25）年の厚生労働省医政局の通達で拡大された．

4. 公益社団法人日本理学療法士協会（表6）

日本理学療法士協会は，専門職である理学療法士のみで構成される日本で唯一の組織である．協会の目的は，国民に質の高い理学療法を提供することにより国民をより幸せに導く学術活動と，理学療法士の社会的地位の向上を図る職能活動にある．1966年に設立され，50年あまり経過するなかで，会員数が10万人を超える組織となった．理学療法士の総数に対する会員数の比である組織率が非常に高く，高い意識をもった理学療法士が多いことを意味しており，社会的にも大きな力となっている．2012年に公益社団法人として認可され，社会的役割が求められている．各都道府県には協会（理学療法士会）が組織されており，会員は両者に同時に所属する．日本理学療法士協会と都道府県協会（理学療法士会）は，連携して目的達成のために活動している（Lecture 1のStep up参照）．

5. 理学療法士の倫理

理学療法士は，医療に携わる専門職の一員であり，日本理学療法士協会定款に「人格，倫理及び学術技能を研鑽し，わが国の理学療法の普及向上を図り，以って国民の

MEMO
絶対的医行為
医師でなければ行えない危険を伴う医療行為．
相対的医行為
医師の指示のもとに医師以外が行う医療行為．

ここがポイント！
これらの課題を解決するためには，理学療法士にしかできない専門性を確立することと日本理学療法士協会や日本理学療法士連盟などの政治的活動が必要である．また，理学療法士が官僚などとして活躍することも重要となってくる．

試してみよう
「理学療法士及び作業療法士法」の課題について考え，まとめよう．

日本理学療法士協会
（Japanese Physical Therapy Association：JPTA）

ここがポイント！
理学療法士になったときに，高い目的意識をもって日本理学療法士協会の会員となり，社会貢献のできる理学療法士に成長するという認識をもって今後の学習に臨みたい．

3 理学療法の背景（2） 歴史・法律，職業倫理，日本理学療法士協会

表6 日本理学療法士協会の主な活動

学術活動	職能活動
学会開催など ●日本理学療法学術大会 ●全国学術研修会 ●ブロック学会 ●分科会運営 学術誌発行 ●理学療法学 ●Physical Therapy Research（PTR） 生涯学習システム ●新人教育プログラム ●専門理学療法士 ●認定理学療法士 研修会 ●理学療法士研修会 ●その他 その他 ●世界理学療法連盟加入	保険制度 ●診療報酬改定 ●介護報酬改定 職域拡大 ●予防分野への参入 ●地域包括ケアシステムへの参入 社会的地位の向上 ●厚生労働省への働きかけ ●政治活動の強化 法人活動 ●直接公益事業 ●間接公益事業

表7 日本理学療法士協会 倫理規程

日本理学療法士協会は，本会会員が理学療法士としての使命と職責を自覚し，常に自らを修め，律する基準として，ここに倫理規程を設ける
基本精神
1.理学療法士は，国籍，人種，民族，宗教，文化，思想，信条，門地，社会的地位，年齢，性別などのいかんにかかわらず，平等に接しなければならない
2.理学療法士は，国民の保健・医療・福祉のために，自己の知識，技術，経験を社会のために可能な限り提供しなければならない
3.理学療法士は，専門職として常に研鑽を積み，理学療法の発展に努めなければならない
4.理学療法士は，業務にあたり，誠意と責任をもって接し，自己の最善を尽くさなければならない
5.理学療法士は，後進の育成に努力しなければならない
遵守事項
1.理学療法士は，保健・医療・福祉領域においてその業の目的と責任のうえにたち治療と指導にあたる
2.理学療法士は，治療や指導の内容について十分に説明する必要がある
3.理学療法士は，他の関連職種と誠実に協力してその責任を果たし，チーム全員に対する信頼を維持する
4.理学療法士は，業務上知り得た情報についての秘密を守る
5.理学療法士は，企業の営利目的に関与しない
6.理学療法士は，その定められた正当な報酬以外の要求をしたり収受しない

（日本理学療法士協会：倫理規程[3]）

試してみよう
（グループワーク）

日本理学療法士協会が定めた「倫理規程」（表7）[3]，「理学療法士の職業倫理ガイドライン」（表8）[4]を読んで，理学療法士に求められる倫理的言動について話し合い，自分の考えをまとめよう．

LECTURE 3

医療・保健・福祉の増進に寄与する（第3条）」と記されている．自己を律し自らの責任で理学療法士としての行為をなす必要がある．対象者には公平に接し，責任をもって業務を行い，相手の人権を尊重しつつ高い利益を与えるよう努める必要がある．日本理学療法士協会が定めた「倫理規程」を**表7**[3]に示す．また，「理学療法士の職業倫理ガイドライン」では，①守秘義務，②個人情報保護，③応召義務，④診療（指導）契約，⑤インフォームド・コンセント（説明と同意），⑥処方箋受付義務，⑦診療録への記載と保存の義務，⑧診療情報の開示，⑨守るべきモラルとマナー，⑩診療や相談指導の手技と方法，⑪安全性の確保，⑫セクシュアル・ハラスメントの防止，⑬アカデミック・ハラスメントの防止，⑭日々の研鑽，⑮研究モラル，⑯良好なチームワーク，⑰後進の育成の17項目について定められている．その要約を**表8**[4]に示す．

　人間を対象とする理学療法士は，自らを高め，対象者と互いに尊敬しあえる関係の

31

表 8 「理学療法士の職業倫理ガイドライン」の要約

1. 守秘義務	他人に知られたくない情報に接する立場であり，十分に認識する必要がある
2. 個人情報保護	高度情報社会であり，容易に情報がもれ，拡散することを常に忘れず，プライバシーの保護に努める
3. 応召義務	医師の指示のもとに，対象者が訪れたときは，これを引き受ける義務がある
4. 診療（指導）契約	医療も契約行為であり，相互参加でその契約に従って履行されなければならない
5. インフォームド・コンセント（説明と同意）	対象者とその家族に状況を説明し，同意を得なければならない．説明においては，チームの一員としての関係をつくる
6. 処方箋受付義務	医療行為においては，医師の処方箋をもって患者の診療にあたる．内容の変更があった場合には，処方箋の内容も変更される
7. 診療録への記載と保存の義務	診療を行ったときには，診療録へ日時と内容などを記録しなくてはならない．また，診療録は 5 年間は保存しなくてはならない
8. 診療情報の開示	診療情報の開示の請求があった場合は，責任者を通じて公開する
9. 守るべきモラルとマナー	社会人，医療人としてのモラルを遵守するよう努める
10. 診療や相談指導の手技と方法	科学的根拠に基づいた手技，常に同意を得るなどの対応や言葉づかいなどに注意する
11. 安全性の確保	医療事故防止のための注意を怠ってはならない
12. セクシュアル・ハラスメントの防止	対象者にとって不快な性的言動をしてはならない
13. アカデミック・ハラスメントの防止	権力を利用した嫌がらせを行ってはならない
14. 日々の研鑽	高い専門知識と技能および倫理をもつよう，生涯にわたり研鑽しなければならない．研究心と研修への関心をもち続ける
15. 研究モラル	研究にあたっては，「ヘルシンキ宣言」や厚生労働省告示の「臨床研究に関する倫理指針」に則り行う
16. 良好なチームワーク	かかわるすべての人と連携を保ち，相互の協力を図る
17. 後進の育成	経験のある理学療法士は，理学療法士になろうとする学生や新人への指導や模範となる言動をとる

（日本理学療法士協会 倫理委員会：理学療法士の職業倫理ガイドライン．2006[4]）

MEMO

ヘルシンキ宣言
1964 年，フィンランドのヘルシンキにおいて開催された第 18 回世界医師会（World Medical Association：WMA）総会で採択された，医学研究に関しての義務づけを規定した倫理綱領．説明と同意，プライバシーの保護，審査委員会，研究計画の開示などについて述べられている．

構築ができてこそ，より良い結果を生み出せる．そのために，職業倫理について理解を深め，日頃の言動をとおして，身につけていくことが大切である．

■引用文献
1) 厚生労働省：人口動態統計 平成 26 年．厚生労働統計協会；2016.
2) 厚生労働省：平成 27 年人口動態統計月報年計（概数）の況況.
　http://www.mhlw.go.jp/toukei/saikin/hw/jinkou/geppo/nengai15/dl/gaikyou27.pdf
3) 日本理学療法士協会．倫理規程.
　http://www.japanpt.or.jp/upload/japanpt/obj/files/about/0432.pdf
4) 日本理学療法士協会 倫理委員会：理学療法士の職業倫理ガイドライン．2006.
　http://www.japanpt.or.jp/upload/japanpt/obj/files/about/02-gyomu-03rinrigude2.pdf

■参考文献
1) 細田多穂監：シンプル理学療法学シリーズ　理学療法入門テキスト．南江堂；2007.
2) 内山　靖編：標準理学療法学　理学療法学概説．医学書院；2014.

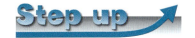

国際協力機構（JICA）で活躍する理学療法士

1. 仕事の内容

　筆者は，政府の開発援助を担う国際協力機構（Japan International Cooperation Agency：JICA）で国際協力専門員をしています．JICA は，途上国で行うプロジェクトや日本での研修の実施などの技術協力，道路や病院などの社会インフラを整備するための資金協力などをしています．青年海外協力隊も JICA の事業です．

　国際協力専門員は専門分野のアドバイザーであり，JICA には農業や医療，教育や平和構築など，さまざまな分野の専門員が 90 人ほどいます．筆者は障害分野を担当していますが，この分野の専門員は筆者一人です．専門員は JICA の職員とは違い部署の異動や転勤などはなく，専門分野の課題アドバイザーという仕事を続けていきます．

　国際協力専門員の重要な仕事は，JICA の事業全体について専門分野の視点から計画し，実施・評価をしていくことです．例えば，JICA には分野ごとに事業をどう進めていくかを示す課題別指針がありますが，この指針を職員とともにつくっていきます．

　次に重要なのは各国で行うプロジェクトです．このプロジェクトの計画から実施・評価を担います．自分がプロジェクトの専門家として現地に長期赴任することもありますし，長期赴任は外部の人材に委ねて本部から短期の出張を繰り返すこともあります．筆者もマレーシアのプロジェクトに 10 年ほど赴任しました（図 1）．障害分野のプロジェクトは，アジアはもとよりアフリカや中南米にもあります（図 2，3）．専門員はこの他にも国連などが実施

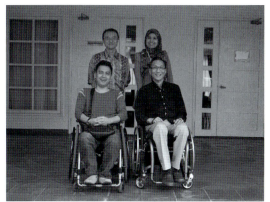

図 1　マレーシアにて，プロジェクトで育成した障害平等研修ファシリテーターと筆者
後列左が筆者．彼らは指導者となり，ヨルダンやエジプトでさらに新しいファシリテーターを養成しています．

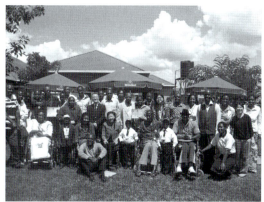

図 2　ルワンダにて，障害平等研修ファシリテーター養成講座の修了者
アフリカでは初の実施でした．

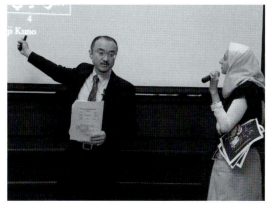

図 3　エジプトにて，障害平等研修ファシリテーター養成講座の風景
現在までに 37 か国で 400 人以上のファシリテーターが育成され活躍しています．

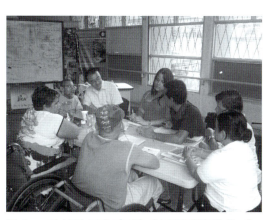

図 4　コスタリカにて，プロジェクトでの障害者メンバーへの研修風景
その後，自立生活センターの設立などにつながっています．

する国際会議への出席や研修会の講師などがあり，月に1回程度は海外出張をしています．

JICAが行うリハビリテーションに関するプロジェクトでは，ミャンマー唯一の国立リハビリテーション専門病院の機能強化，コスタリカでの総合リハビリテーションの推進（図4），コロンビアでの紛争被害者のソーシャルインクルージョン（多様性を基礎にした共生社会）などを実施してきました．また，その他にも，タイでのアジア太平洋障害者センターの設立やミャンマーでの手話支援者の育成など多岐にわたる取り組みをしています．

筆者が長期赴任していたマレーシアのプロジェクトは，障害者の社会参加の推進を目的とし，日本の「障害者基本法」にあたる「障害者法」の作成をマレーシア政府と協力して行い，それをもとに障害分野の政策と5か年計画をつくり，援助付き雇用という就労支援の事業と障害平等研修という障害啓発の事業を新規に立ち上げるプロジェクトです．

2004年からは，日本福祉大学大学院で「障害と開発」の授業を担当し，現在は客員教授としてゼミも担当しています．

2．今の職業をめざした理由

きっかけは1991年に参加した青年海外協力隊です．東京の大学病院で3年勤務した後にマレーシアに赴任しました（図5）．そこでかかわったのが地域社会に根ざしたリハビリテーション（community-based rehabilitation：CBR）です．このCBRとの出会いが国際協力を仕事とすることへのきっかけとなりました．CBRで活動をするなかで，障害のことはわかっていると思っていた自分が，本当は狭い視野でしか問題を見ていなかったこと，人だけを見て社会を見ていなかったこと，見えていないことがたくさんあることに気づかされました．もっと社会や人を広く見てかかわれるようになりたいと思い，協力隊の後，当時社会づくり型のCBRの実践で有名だったインドネシアのNGO（非政府組織）で2年半働きました．このNGOで社会開発や参加型開発という考え方や取り組みに触れ，これを一生の仕事としていきたいと思い，貧困や社会を見抜く視点と国際協力という行動を考える開発学を学ぶためにイギリスの大学院に行き，博士論文もCBRについて書きました．国際協力は自分にとっては仕事以上のもの，大げさにいうと人生かもしれません．

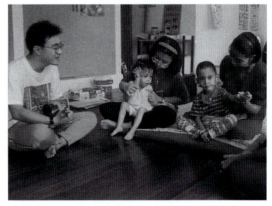

図5　青年海外協力隊でマレーシアへ
早期療育プログラムでの活動の一場面．

3．学生へのメッセージ

皆さんはこれまで，問題を解決する方法について学んできたかもしれません．でも，大事なのは問題を見つけることではないでしょうか．あなたや誰かが今「問題だ」と思っていることは，実は本当の問題ではないのかもしれません．

理学療法士の可能性はたくさんあります．専門性を高めていくのも一つですが，もう一つの可能性として，理学療法という知識と経験を基礎に自分の可能性を広げ，いろいろなことに挑戦していくこともあると思います．

地球上には現在190を超える国がありますが，そのうち約150の国が途上国です．そこに世界の人口の8割にあたる57億人が住み，貧困や紛争など苦しい現実に直面しています．理学療法士の養成機関がない国もたくさんあります．さあ皆さん，どうしたらよいか考えてみませんか．

（久野研二・独立行政法人 国際協力機構〈JICA〉国際協力専門員：社会保障）

■参考文献
1) 国際協力機構：すべての人々が恩恵を受ける世界を目指して-「障害と開発」への取り組み．2015.
http://gwweb.jica.go.jp/km/FSubject0601.nsf/3b8a2d403517ae4549256f2d002e1dcc/39b4b47bdddbec5a49257bd0000b7d46/$FILE/JICA障害と開発パンフレット(和文).pdf

LECTURE 4 理学療法の構成

到達目標

- 運動療法と物理療法の概要を理解する．
- 国際生活機能分類（ICF）による障害分類を理解する．
- 理学療法の流れを理解する．
- 理学療法の主対象を理解する．
- 病期別の理学療法の概要を理解する．
- 専門分野・職域別の理学療法の概要を理解する．

この講義を理解するために

「理学療法士及び作業療法士法」が制定され，すでに50年以上が経過し，この間に人口動態の変化，医学・医療の進歩・改革，社会保障制度の変革などが進み，理学療法の対象や目的，手段にも変化がみられつつあります．

主な変化として，理学療法が障害者だけでなく，疾患や障害の予防までも対象とするようになり，その根幹は運動療法で，以前と比べ物理療法は補助的に用いられることが多くなりました．また，これまでは医療機関で行われる理学療法が中心であったものが，地域や在宅へと移行し始めています．

そこで，この講義では理学療法の構成を，①運動療法と物理療法，②障害分類，③理学療法の流れ，④理学療法の主対象，⑤病期別の理学療法，⑥専門分野・職域別の理学療法に分けて学習します．

この講義の前に，以下の項目をあらかじめ学習しておきましょう．

□「理学療法士及び作業療法士法」について復習しておく．
□ この50年間における，人口動態の変化，医学・医療の進歩・改革，社会保障制度の変革についてまとめておく．

講義を終えて確認すること

□ 運動療法と物理療法の概要を理解できた．
□ ICFによる障害分類を理解できた．
□ 理学療法の流れを理解できた．
□ 理学療法の主対象を理解できた．
□ 病期別の理学療法の概要を理解できた．
□ 専門分野・職域別の理学療法の概要を理解できた．

講義

1. 理学療法の構成

　1965（昭和40）年に制定された「理学療法士及び作業療法士法」に明記されている理学療法の定義では，「身体に障害のある者に対し，主としてその基本的動作能力の回復を図るため，治療体操その他の運動を行なわせ，及び電気刺激，マッサージ，温熱その他の物理的手段を加えることをいう（第2条）」とされている．すなわち，理学療法とは，身体に障害のある人を対象に，基本的動作能力の回復を目的として，運動療法や物理療法を行うことである．

　「理学療法士及び作業療法士法」が制定され，すでに50年以上が経過した．この間に，人口動態の変化，医学・医療の進歩，社会保障制度の変革などが進み，理学療法の対象や目的，手段にも変化がみられつつある．対象は障害者だけでなく，その目的や内容は集中治療における急性期疾患の早期離床や合併症の予防，また高齢者の転倒予防や介護予防，メタボリックシンドロームの予防，スポーツ分野でのパフォーマンス向上などの健康増進分野から，さらに障害者スポーツのサポートなどにも広がりつつある．また，基本的動作能力の回復が直接的な目的であるが，これによってADL（日常生活活動）の改善を図り，最終的にはQOL（生活の質）の向上をめざしている．手段については，現在，理学療法の根幹は運動療法であり，以前と比べ物理療法は補助的に用いられることが多くなってきている．

　また，当初は理学療法の多くは医療機関で行われていた．この背景には日本の医療体系が病院完結的であったことがあげられる．しかし近年は，医療費の高騰や高齢者人口の急速な増加などによって医療体制の変革が求められており，地域や在宅での理学療法の役割が非常に高まっている．

　本講義では，理学療法の理解を進めるため，①運動療法と物理療法，②障害分類，③理学療法の流れ，④理学療法の主対象，⑤病期別の理学療法，⑥専門分野・職域別の理学療法に分けて解説する．

2. 運動療法と物理療法

1）運動療法

　運動療法とは，運動を治療の手段として用いる治療方法の総称である．身体全体または一部を，能動的または他動的に動かすことにより，症状の改善や機能の回復を促進させるなど，医学的な根拠に基づいて身体の運動を行う治療法である．従来の運動療法は，疾病や外傷などによって生じた障害の回復や機能維持のために導入されてきたが，近年では疾病や障害の予防，また健康増進のために積極的に用いられている．

　主な目的は，制限のある関節可動域の拡大，筋力や持久力の改善，異常な筋活動や反射の抑制と協調運動の習得，歩行などの基本動作能力の改善，加えて呼吸・循環・代謝機能の改善であり，最終的には体力の向上により全身状態を改善することである．

　運動は，随意的なものかどうかによって，自動運動，他動運動，自動介助運動に大別される．また，運動における筋収縮の長さの変化によって，等尺性収縮，等張性収縮（求心性〈短縮性〉収縮，遠心性〈伸張性〉収縮），等速性収縮に分類される．

2）物理療法

　物理療法とは，物理的手段を用いた治療方法の総称である．手段として，重力，水，熱，音波，電気，電磁波（光線），マッサージなどの物理的エネルギーが用いられ，太陽光などの自然エネルギーと電気などの人工的エネルギーがある．それぞれの

LECTURE 4

ADL（activities of daily living；日常生活活動）
QOL（quality of life；生活の質）

運動療法
（therapeutic exercise）

自動運動（active exercise）
他動運動（passive exercise）
自動介助運動
（active-assistive exercise）
等尺性収縮
（isometric contraction）
等張性収縮
（isotonic contraction）
求心性（短縮性）収縮
（concentric contraction）
遠心性（伸張性）収縮
（eccentric contraction）
等速性収縮
（isokinetic contraction）

物理療法（physical therapy, physiotherapy）

エネルギーの特性によって治療対象組織や治療目的が異なる．物理療法は，組織に直接刺激を加えることが可能であり，生体が有する自然治癒力を賦活させる．

物理療法は，どのような物理的エネルギーを用いるかによって，温熱療法，寒冷療法，光線療法，水治療法，電気刺激療法，力学的刺激療法に分類される．温熱療法では，ホットパックやパラフィン浴などの伝導熱，赤外線などの輻射熱，超短波や超音波などのエネルギー変換熱を用いる．寒冷療法では，アイスマッサージなどの伝導冷却，コールドスプレーなどの気化冷却，冷水浴などの対流冷却などを用いる．光線療法では，紫外線とレーザーが主に用いられる．水治療法では，渦流浴，プール，運動浴，ハバート浴などが用いられる．電気刺激療法では，経皮的神経電気刺激や筋電図バイオフィードバック療法などがある．力学的刺激療法には，牽引療法やマッサージ療法がある．

主な目的は，疼痛管理，脱神経筋や廃用性筋萎縮の予防などの神経筋制御，創傷治療に大別される．

3. 障害分類

理学療法を学ぶうえで，障害をどのようにとらえるかが重要となる．障害分類では，国際生活機能分類（ICF）が基本となる（Lecture 2 参照）．前述したように，理学療法の対象は障害をもつ人だけではない．ICF はすべての人を対象としており，あらゆる健康（関連）状況を記述することが可能である．

本講義では，特に理学療法において日常的に接することが多い因子を ICF から抜粋し，障害のとらえ方を説明する．

1）関節と骨の機能

なんらかの理由によって関節の可動域が障害されたものを関節可動域制限という．関節可動域制限の主な原因は，関節や筋，腱自体が原因となるものに加え，疼痛によるものや，皮膚の癒着や可動性（伸張性）が低下した場合に生じるものがある．関節や筋，腱に起因する関節可動域制限では，関節包の癒着や短縮，筋や腱の短縮，筋膜の癒着，筋緊張の増加（筋スパズム），関節内運動の障害，関節や周囲の腫脹や浮腫，関節内での骨同士の衝突などがある．

関節可動域制限は，後述する基本動作能力や ADL の制限の原因となるため，理学療法において関節可動域制限の改善が優先されることが多い．

2）筋の機能

筋の機能には，骨格筋の収縮により発生する張力を表す筋力と，骨格筋の長時間運動の継続性を表す筋持久力がある．筋萎縮や疼痛などによって骨格筋の収縮力が低下している状態を筋力低下という．

筋萎縮は，神経原性，筋原性，廃用性に大別される．神経原性筋萎縮は，脳や脊髄障害による一次運動ニューロン障害と，脊髄前角細胞や末梢神経の病変による二次運動ニューロン障害によるものがある．筋原性筋萎縮は筋自体に原因があり，進行性筋ジストロフィーや多発性筋炎でみられる．廃用性筋萎縮は，長期臥床，疼痛，骨折治療目的のギプス固定，加齢など，長期の不動による骨格筋の不十分な収縮で生じる．

筋力低下も，基本動作能力や ADL の制限の原因となるため，理学療法において筋力低下の改善は非常に重要である．

3）痛み

国際疼痛学会による痛みの定義は，「実際の，または潜在的な組織損傷を伴う不快な感覚的，精神的な経験」である．したがって，痛みは，身体がなんらかの障害を受けたときに生じる単純な反射的感覚だけでなく，心の動きや情動を伴っていると考え

温熱療法（thermotherapy）
寒冷療法
（cold therapy, psychrotherapy）
光線療法（light therapy）
水治療法（hydrotherapy）
電気刺激療法
（electrical stimulation therapy）
力学的刺激療法
（mechanical stimulation therapy）

MEMO
脱神経筋
神経の支配を受けていない筋．

国際生活機能分類
（International Classification of Functioning, Disability and Health：ICF）

MEMO
ICF の表記方法
ICF は，アルファベットと数字で表される．頭文字の b, s, d, e はそれぞれ心身機能，身体構造，活動と参加，環境因子を意味する．この後には，数字のコードが章番号，第2レベル，第3レベル，第4レベルと続く．

関節と骨の機能
（functions of the joints and bones）：ICF 分類 b710-b729

筋の機能
（muscle functions）：ICF 分類 b730-b749

痛み（pain）：ICF 分類 b280-b289
国際疼痛学会（International Association for the Study of Pain：IASP）

られている．痛みは侵害受容性疼痛，神経障害性疼痛，心因性疼痛に分類され，複数の原因が関与していることが少なくない．侵害受容性疼痛は，外傷などにより組織が侵害され，炎症が生じて発生した痛みである．神経障害性疼痛は，神経が障害されて生じた痛みであり，脳卒中や脊髄損傷などでみられる．心因性疼痛は，器質的原因に乏しい痛みを総称している．

痛みは，関節可動域制限や筋力低下の直接的原因にもなり，基本動作能力やADLの制限に関与するため，理学療法において痛みの軽減は重要となる．

4）心血管系と呼吸器系の付加的機能と感覚

身体が運動負荷に耐えるために必要な呼吸機能や心血管系機能に関連する能力を運動耐容能といい，これらの機能が低下した状態を運動耐容能の低下という．詳細な評価には，心肺運動負荷試験を行い，最高酸素摂取量（peak $\dot{V}O_2$）を測定する．

$$最高酸素摂取量＝1回拍出量×心拍数×（動脈血酸素含有量－静脈血酸素含有量）$$

この式から，運動耐容能には呼吸と心血管系機能が密接に関与していることがわかる．運動耐容能の低下は，単に呼吸や循環器疾患によって生じるだけでなく，多くの場合，二次的な合併症としてみられる．そのため，理学療法では運動耐容能の改善に加え，運動耐容能低下の予防が重要である．

5）運動機能，姿勢の変換と保持

座位や立位などの姿勢の保持，臥位からの起き上がりや座位からの立ち上がり，移乗などの動作に制限が生じている状態を基本動作障害といい，その原因は多様である．中枢神経障害による随意運動の制御機能の低下や協調運動障害に加え，前述の関節可動域制限や筋力低下，痛みも原因となり，また運動耐容能の低下も一因となる．

基本動作障害への介入は，理学療法の根幹をなす．基本動作障害の原因を十分に検討し，的確な理学療法手技を選択する．

6）歩行と移動

歩行自体が困難，長距離歩行が困難，歩行速度が遅い，歩行に杖や歩行器，装具などを使用する，歩容が悪い，疾患特有の異常歩行を呈しているなどの状態を，総じて歩行障害という．

歩行障害の原因も基本動作障害と同様であり，中枢神経障害による随意運動の制御機能の低下や協調運動障害，関節可動域制限や筋力低下，痛み，運動耐容能の低下の場合に生じる．疾患特異的な異常歩行には，脳血管障害でみられる痙性片麻痺歩行，脊髄や小脳疾患での運動失調性歩行，パーキンソン病での小刻み歩行やすくみ足歩行，デュシェンヌ型筋ジストロフィーで中殿筋などの股関節外転筋筋力低下によって生じるトレンデレンブルグ歩行などがある．

歩行障害への介入も，理学療法の根幹をなすといえる．疾患の特異性を理解し，異常歩行の原因を十分に検討し，的確な理学療法介入を選択する．

7）物の運搬・移動・操作，セルフケア

ICFにおいてセルフケアとは，自分の身体を洗うこと，身体各部の手入れ，排泄，更衣，食べること，飲むこと，健康に注意することなどに分類される．こうした毎日の生活で行う基本的で繰り返される一連の身体動作を，ADL（日常生活活動，日常生活動作）という．したがって，ADLは，食事，整容，入浴，更衣，トイレ動作などの身の回りの動作に加え，歩行や車椅子での移動を含めた移動動作，口頭や筆記などによるコミュニケーション，さらに家事，育児，裁縫，買い物，庭の手入れなどの生活関連動作なども含まれる．これらのADLが関節可動域制限などの機能障害によって制限されている状態を，ADL障害（制限）という．前述の基本動作障害と歩行障害も，広義にはADL障害（制限）に含まれる．

理学療法の最終的な目的の一つはADL能力の改善である．介入時は，最初にどの動作がどのくらいできるのか，どの部分がなぜできないのかなどの評価が重要である．実際の介入においては，制限因子となっている機能障害への直接的な介入と動作自体への介入がある．動作自体への介入では，状況に応じて代償機能の活用，義肢，装具，生活用具などの導入も検討する．ADL能力の改善は患者のQOLの向上にも密接に関係している．

4. 理学療法の流れ

理学療法は，評価に始まり評価に終わるといわれている．処方を受け取った時点で，初期評価に必要な検査・測定項目を選択し，病態を大まかに確認する．

患者に対面し自己紹介をしてから，これから行う理学療法を説明し，その理解のもと検査・測定の同意を得る．

次に，初期評価に必要な検査・測定を実施し，具体的に情報収集を進める．このとき，それぞれの評価項目の意味するところを理解して実施することが重要である．

こうして得られた情報と検査・測定結果をまとめる過程が統合と解釈であり，この統合と解釈が評価にとって最も重要な点である．さらに統合と解釈からICFに沿って主な課題と目標を設定し，具体的な介入プログラムを作成し，実施する．問題点の解決やゴールに導くための理学療法プログラムの実施は，常に評価の視点をもって行う．

その後，状況に応じて再評価し，効果やプログラムの妥当性を検証する．そして再度問題点やゴールを設定し，適切なプログラムの作成を繰り返し行う．生活期（維持期）の理学療法を除き，機能の回復が穏やかになり（plateau），最大限の機能にまで達したと判断されたときに終了となることが多い．

これら一連の理学療法の基本的な考え方と介入を臨床思考過程という（**図1**)[1]．

統合と解釈
(interpretation and integration)

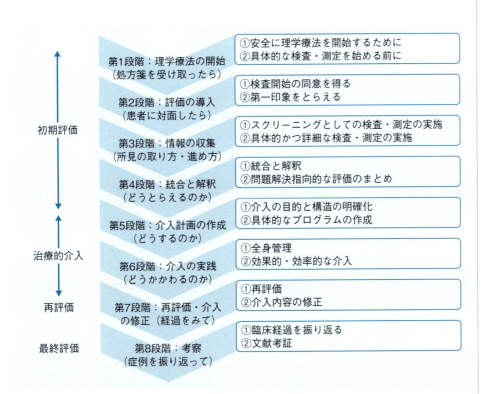

図1 臨床思考過程の基本的な流れ
（石川 朗：15レクチャーシリーズ 理学療法テキスト―理学療法評価学Ⅰ．中山書店；2013．p.13[1]）

MEMO

中枢神経系の代表的疾患
- 脳血管疾患：脳梗塞，脳出血，くも膜下出血，脳動静脈奇形
- その他の脳損傷：頭部外傷，低酸素脳症，脳腫瘍
- 神経難病：パーキンソン病，脊髄小脳変性症，多発性硬化症，筋萎縮性側索硬化症
- 脊髄損傷：四肢麻痺，対麻痺
- 小児疾患：脳性麻痺，二分脊椎　など

運動器の代表的疾患
- 骨折：大腿骨頸部骨折，脊椎圧迫骨折，橈骨遠位端骨折
- 関節リウマチとその関連疾患：関節リウマチ，若年性特発性関節炎，悪性関節リウマチ
- 関節疾患：変形性関節症，骨壊死，発育性股関節形成不全
- 末梢神経損傷：橈骨神経麻痺，正中神経麻痺，尺骨神経麻痺，腕神経叢麻痺，腓骨神経麻痺
- 脊椎疾患：変形性脊椎症，変形性頸椎症（頸椎症），腰痛症，腰椎椎間板ヘルニア，後縦靱帯骨化症
- スポーツ障害，スポーツ外傷など

MEMO

ロコモティブシンドローム
運動器の障害により移動機能の低下をきたしている状態．

MEMO

内部障害系の代表的疾患
- 呼吸器疾患：慢性呼吸不全（COPD，間質性肺炎，肺結核後遺症，気管支喘息），急性呼吸不全（肺炎，急性呼吸促迫症候群，無気肺）
- 循環器疾患：虚血性心疾患（狭心症，心筋梗塞），心臓弁膜症，心筋症，血管系（大動脈瘤，大動脈解離，末梢動脈疾患），心不全
- 代謝疾患：糖尿病，CKD など

がんリハビリテーションの主対象
- 術後合併症（無気肺，肺活量の低下）
- 廃用症候群
- 疼痛
- リンパ浮腫
- 脳腫瘍（脳転移）に伴う片麻痺，失語症
- 脊髄・脊椎腫瘍（脊髄・脊椎転移）に伴う四肢麻痺，対麻痺
- 腫瘍の直接浸潤による神経障害
- がん末梢神経炎
- 悪性腫瘍随伴症候群　など

---

5. 理学療法の主対象

1) 中枢神経系（詳細は Lecture 6 参照）

　脳，脊髄などの中枢神経系を損傷する原因としては，血管障害や変性疾患，腫瘍，外傷などさまざまであり，それによって生じる運動障害は，障害された構造の役割に依存する．そのため，運動障害がどのような疾患や外傷によって生じているかということより，どの脳領域が損傷を受けているかが重要である．

　運動制御の障害をきたす中枢神経系疾患の病態は，人の運動がどのように組み立てられているかを示している．特に理学療法の代表的な対象である脳卒中患者においては，単に神経系の問題だけでなく，急性期には循環器疾患との関係，生活期（維持期）には運動器疾患との関係も理解することが重要である．

2) 運動器系（詳細は Lecture 7 参照）

　運動器とは，身体を支持し，移動や運動を行う器官のことで，骨，関節，筋肉，靱帯，腱，神経などを指す．理学療法の対象者の中心となる運動器の障害は，種々の骨折や関節リウマチなど特定の疾患に罹患したことで生じることもあるが，多くは運動量や負荷が過剰になったり（過用），逆に不足していたり（廃用），あるいは運動方法が誤っていること（誤用）によって生じる．このような運動器症候群を，ロコモティブシンドロームとよぶ．

3) 内部障害系（詳細は Lecture 8 参照）

　内部障害とは，疾患などによって生じる肢体不自由以外の身体の内部の障害である．「身体障害者福祉法」では，心臓機能障害，呼吸器機能障害，腎臓機能障害，膀胱・直腸機能障害，小腸機能障害，ヒト免疫不全ウイルスによる免疫機能障害，肝臓機能障害の7つを指す．理学療法の主対象は，呼吸器疾患，循環器疾患，代謝疾患に大別されることが多い．

　内部障害系疾患は疾患自体による運動機能の低下があることが多く，さらに長期の安静や臥床などにより身体活動に制限が生じ，その非活動性が廃用症候群を増強させ，一層内部障害や運動機能障害を悪化させるという悪循環に陥りやすい．

4) がん（詳細は Lecture 9 参照）

　種々のがんに罹患すると，がんそのものによる痛みや食欲低下，息苦しさ，だるさによって寝たきりになる場合や，手術や化学療法，放射線療法を受けることによって身体機能の低下や不全が生じる．がんのリハビリテーションは，がん患者の生活機能と QOL の改善を目的とした医療ケアであり，がんとその治療による制限を受けるなかで，患者に最大の身体的，社会的，心理的，職業的活動を実現させることと定義されており，がん患者に対する理学療法は，その重要な役割を担っている．

5) 介護予防（詳細は Lecture 9 参照）

　2000 年に介護保険法が施行され，2006 年の改正によって介護認定区分は，要支援1，2，要介護1～5の7段階となった．このうち，軽度な介護認定者では，骨折や高齢による衰弱が多くみられる．骨折は，転倒によって生じることが多いため，転倒予防を行うことで対策が可能である．また，高齢による衰弱は，栄養不足や不活動など加齢に伴う筋量や筋力の低下が中心であるため，予防が重要である．この介入が，介護予防であり理学療法の役割が急速に高まっている．

6. 病期別の理学療法

1) 急性期（詳細は Lecture 10 参照）

　急性期とは，病気やけがの発症から亜急性期や回復期に移行するまでの期間を指

す．症状や徴候の発現が急激で，多くは生命の危機的状態にあり，経過が短い．また，急性期疾患の多くは，集中治療室（ICU）において集中治療を受けていることが多い．日本麻酔学会による集中治療の定義は「内科系，外科系を問わず，呼吸，循環，代謝そのほかの重篤な急性機能不全患者を収容し，強力かつ集中的に治療看護を行うことにより，その効果を期待する部門」とされている．

ICU において治療を受けている患者は多岐にわたり，その多くは人工呼吸器などの生命維持装置が装着され，さらに点滴や各種モニターにつながれている．集中治療領域において，近年，早期リハビリテーションが注目されている．人工呼吸器装着患者の管理指針として報告されている ABCDE バンドルでも，早期離床が含まれている．早期リハビリテーションの中心は理学療法であり，その内容は早期離床に加えてベッドサイドにおける積極的な運動療法の導入である．

2）回復期（詳細は Lecture 11 参照）

回復期とは，病気やけがが治癒に向かっている時期であり，状態が安定してきているため，理学療法を積極的に行える時期である．

回復期リハビリテーションは，医師，看護師，理学療法士，作業療法士，言語聴覚士などが情報を共有し，包括的に実施するものである．回復期における理学療法は医療保険制度上，回復期リハビリテーション病棟の一機能と位置づけられており，理学療法の役割は大きい．

回復期における理学療法の対象者は，脳血管障害や大腿骨頸部骨折後などの高齢者が多く，その主な目的は，離床の促進，ADL の改善，自宅復帰などである．具体的には，歩行を含めた基本動作能力の改善のために運動療法を行い，状況に応じては装具なども検討し，導入する．また，自宅復帰のために，家屋評価などを実施し，必要な動作の確認と家屋環境を調整する．

3）生活期（維持期），在宅（詳細は Lecture 12，13 参照）

生活期における理学療法の主な対象者は，回復期リハビリテーション後の人や，病気やけがはないが，加齢により徐々に運動機能の低下が生じてきた高齢者などである．そのため，生活期における理学療法はリハビリテーションの一部であり，両者を明確に分けることは困難である．

生活期リハビリテーションは，介護保険制度のもとで提供されることが一般的であり，介護老人保健施設や介護老人福祉施設などの入所系，訪問看護，訪問リハビリテーションなどの訪問系，通所リハビリテーションやデイサービスなどの通所系，ショートステイなどの短期滞在系，有料老人ホームなどの居住系に大別される．

生活期における理学療法は，身体機能の維持，改善に加えて，その人らしい活動や社会参加の促進につながるための介入が求められ，多職種および関連機関との協働が必要である．

7．専門分野・職域別の理学療法

日本理学療法士協会（JPTA）では，専門理学療法士制度や認定理学療法士制度を制定している．

1）専門理学療法士制度

専門理学療法士制度は，自らの専門性を高め，良質なサービスを提供する臨床能力を備え，理学療法の学問的発展に寄与する研究能力を高めていくことを目的としており，①基礎理学療法，②神経理学療法，③運動器理学療法，④内部障害理学療法，⑤生活環境支援理学療法，⑥物理療法，⑦教育・管理理学療法の 7 つの専門分野に分類されている．

MEMO
介護予防における主疾患・対象
● フレイル
● サルコペニア
● 認知症
● 転倒　など

集中治療室
(intensive care unit：ICU)

早期離床
(early mobility and exercise)

MEMO
関連機関とは，福祉行政や地域包括支援センター，在宅酸素療法のプロバイダーなどである．

日本理学療法士協会
(Japanese Physical Therapy Association：JPTA)

MEMO

専門理学療法士の取得者数
- 基礎理学療法　312人
- 神経理学療法　461人
- 運動器理学療法　604人
- 内部障害理学療法　363人
- 生活環境支援理学療法　371人
- 物理療法　63人
- 教育・管理理学療法　186人
（2016年4月）

（1）基礎理学療法

理学療法を実施するうえで，その根拠となる知見を得ることを目的としている．対象は人に限らず，動物や培養細胞を対象とした基礎的な研究まで広域であり，主に実験などによって知見を得ることで理学療法の発展に寄与する分野である．

（2）神経理学療法

脳卒中，頭部外傷，神経筋疾患，脊髄損傷，心身の発達障害などを対象に，神経障害の理学療法に関する基礎から臨床に至る知識と技能を習得し，理学療法の実践と研究を行う分野である．

（3）運動器理学療法

骨関節疾患，四肢切断，スポーツ外傷などを対象に，運動器障害の理学療法に関する基礎から臨床に至る知識と技能を習得し，理学療法の実践と研究を行う分野である．

（4）内部障害理学療法

心大血管疾患などの循環障害，慢性閉塞性肺疾患（COPD）などの呼吸障害，糖尿病などの代謝障害を対象に，内部障害の理学療法に関する基礎から臨床に至る知識と技能を習得し，理学療法の実践と研究を行う分野である．

（5）生活環境支援理学療法

高齢者や障害者，その家族が住み慣れた地域や在宅で生活できるように，健康増進，介護予防，障害予防，また義肢，装具，福祉機器，用具のアドバイスなど，生活支援の視点で学術的・実践的活動を行う分野である．

（6）物理療法

温熱，寒冷，光線，水，電気刺激などの物理療法における基礎を研究し，褥瘡・創傷ケアや疼痛管理の実践と研究を行う分野である．

（7）教育・管理理学療法

理学療法士の資質や技能の向上をめざし，臨床教育，職場の管理・運営，理学療法士養成教育に関する研究，実践を行う分野である．大学，専門学校，病院管理部門などに勤務している．

2）認定理学療法士制度

認定理学療法士制度は，新人教育プログラム修了者を対象に，自らの専門性を高め，高い専門的臨床技能の維持，社会・職能面における理学療法の専門性（技術・スキル）を高めていくことを目的としている．

日本理学療法士協会に登録後，新人教育プログラムを終了し，その後，①基礎理学療法，②神経理学療法，③運動器理学療法，④内部障害理学療法，⑤生活環境支援理学療法，⑥物理療法，⑦教育・管理理学療法の7つの専門分野のいずれか一つ以上に登録する．さらに，協会指定研修，認定必須研修会などの受講，事例・症例報告，レビューレポートの提出，そして試験によって認定される．

■引用文献

1) 石川　朗：総論(2)―統合と解釈．石川　朗総編集，森山英樹責任編集：15レクチャーシリーズ理学療法テキスト―理学療法評価学I．中山書店：2013．p.13.

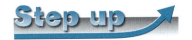

パラリンピックで活躍する理学療法士

1. 仕事の内容

　現在，筆者は，公益財団法人日本障がい者スポーツ協会内の日本パラリンピック委員会（Japanese Paralympic Committee：JPC）運営委員並びに強化委員を委嘱されています．これに併せてJPC内にある「医・科学・情報サポート事業」のコンディショニング部門を担当しています．

1）日本パラリンピック委員会（JPC）とは

　JPCとは，公益財団法人日本障がい者スポーツ協会の内部組織として，1999年に厚生省（現 厚生労働省）の認可を受けて発足しました．長野パラリンピック以降，遅れがちであった競技スポーツの分野を促進するため，「日本パラリンピック委員会」を発足し，国際競技団体に参画し，競技大会への派遣や選手強化を担当し，公益財団法人日本障がい者スポーツ協会の特別な事業として位置づけをしました[1]．筆者も委員会の運営委員メンバーでした．

　「医・科学・情報サポート事業」は，各競技の日本代表選手の競技力強化のために，医・科学面の支援および体制構築を行う分野で，主に4つの事業を展開しています．
1) 対象選手に対するアスリートチェック（基礎的な身体測定と健康診断）
2) 対象選手の測定分析（フィットネスチェック〈体力測定〉，栄養調査，心理調査，バイオメカニクス分析）
3) 強化活動への医・科学支援（心理サポート，栄養指導，映像技術支援，トレーナー支援〈前年度まではコンディショニング部門〉）
4) 医・科学分野の理解向上のための研修会（競技団体スタッフ・選手対象）

　身体障害者のスポーツ大会であるパラリンピックは，2008年の北京大会から国際オリンピック委員会（International Olympic Committee：IOC）と国際パラリンピック委員会（International Paralympic Committee：IPC）の提携が始まり，共同開催として多くのシステムが変化してきています．勝利至上主義や商業ベースの風潮がパラリンピックの業界にも押し寄せ，競技力向上や障害予防のコンセプトが必要不可欠になってきています．おりしも，2020年に東京でオリンピック・パラリンピックが開催されることが決定し，2014年に障害者スポーツの管轄が厚生労働省から文部科学省に移管され，現在はスポーツ庁の所管で障害者スポーツの分野も大きく変化し始めています．つまり，オリンピック競技強化システムと同様なシステムがパラリンピック競技にも推進され始めているのです．

2）トレーナー支援部門の活動内容

　上述した背景のなか，筆者は，トレーナー支援部門長として，各競技団体を支援しています．以前は主にトレーナー帯同が主な役割でしたが，現在は競技団体在席トレーナーへレクチャーや組織化支援を中心に活動しています（図1）．もちろん，国際大会のときは，本部トレーナーとして，実際に選手のコンディショニングを行っています．テーピングやマッサージ，トレーニング指導など多岐にわたります（図2，3）．

　現在，パラリンピック委員会に属する競技団体が冬季・夏季あわせて約50近くあります．アテネパラリンピッ

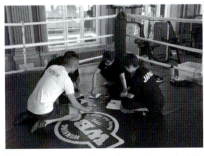

図1　競技団体トレーナーへの海外合宿でのレクチャー実施風景
国際大会の遠征期間中のスケジュール作成や複数トレーナーでのサポート体制の確認とデータ収集の提案（白いTシャツが筆者）．

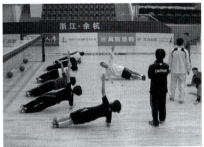

図2　視覚障害者競技のゴールボール女子代表の海外遠征でのウォーミングアップを中国選抜チームと合同で実施

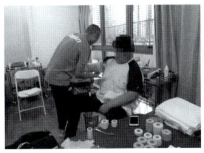

図3　リオパラリンピック大会本部トレーナー室でのテーピング

ク大会が開催された2004年当初は，トレーナーが所属することはほとんどなく，大会帯同のみの競技団体が数団体いた程度でした．現在では，各競技団体の約80%以上に専属トレーナーが配置され，大きい競技団体では10名近いトレーナーを登録し，国内外の大会帯同や合宿遠征に派遣することができるようになりました．しかしながら，すべての競技団体には及ばないため，JPC専任トレーナーとして競技団体へのトレーナーマッチング（紹介）事業やマッチング後のサポートも業務として行っています．その際，多くの場合が医療従事者として理学療法士や柔道整復師などを基本にトレーナー活動に入る場合が多いですが，現場ではフィジカル強化やより具体的な体力面の向上などの要望に応えたり，チームマネジメントの一部を担うことも多くあります．競技特性を踏まえたうえでのフィールド測定の項目の検討やヘッドコーチからの要望に応えたトレーニングメニューの作成など，医療の範疇では対応できない事項もあるため，そのレクチャーやアドバイスをしながらサポートをすることもあります．

2. 今の職業をめざした理由

理学療法士になってから，スポーツにかかわることに興味をもつようになり，当初は健常者の陸上部（実業団，学校）のサポートをしていました．その頃，自分が初めて担当した脊髄損傷の人が車いすテニスを始めたことで，学校では教わらなかった障がい者スポーツを知りました．

その後，地元の国民体育大会（国体）や全国障害者スポーツ大会，またアジア大会の開催など国際大会をサポートする機会があり，障がい者スポーツのサポートも少しずつ増えてきました．そのなかで，地元で今も開催されている車いすテニス大会の「フィジオサービス」をボランティアレベルで始めました．フィジオサービスとは，競技に参加する選手がより良いパフォーマンスを発揮できるように，理学療法士がコンディショニングをサポートするサービスです．その後，縁があって，2004年のアテネパラリンピック大会から本部トレーナーとしての活動が始まり，今に至ります．

振り返ると，担当した人が障がい者スポーツをしていなかったら，その存在を知ることはなかったかもしれません．今は，アテネ大会での経験を活かし，JPCでより良い競技者活動を支援するシステムの構築をサポートしています．

3. 学生へのメッセージ

「理学療法士及び作業療法士法」には，「身体に障害のある者に対し，主としてその基本的動作能力の回復を図るため，治療体操その他の運動を行なわせ，及び電気刺激，マッサージ，温熱その他の物理的手段を加えることをいう（第2条）」と記載されています．つまり，障がい者スポーツの分野こそが理学療法士が推進すべき職務であると思います．障がい者スポーツをサポートするには，障がいや疾患の理解がとても重要です．テーピングやその他のテクニカルなことも重要ですが，通常のトレーナーはその分野の教育を受けていないからです．

また，理学療法士として多くの障がいをもった方との接点のなかで，今の診療報酬や介護報酬体系では，なかなかスポーツとの直接的なかかわりをもつことはできないと思いますが，社会参加の一環としてスポーツを紹介してあげることが，大きな意味をもつことがあります．まずは自分自身がそのスポーツを体験し楽しむこと，そしてクライアントとともに楽しむことがとても大切です．そのなかで発見できるものは多くあります．また，医療機関では獲得できなかった機能が，スポーツをとおして，車いす上でのバランス能力や環境適応能力が数段向上することなどが経験できます．そのためには時間を惜しまずに体育館やグランドに足を運んでください．きっとよい経験ができ，それが臨床に活かされることは間違いありません．そして手技や特定のトレーニングにこだわらず，クライアントが何を求めているかをしっかりと見つめることが重要です．

今後，国民すべてが平等にスポーツをする権利をもち，それを推進していくなか，障がいをもった人をサポートすることは，理学療法士の職責として，また専門職として必要不可欠です．障がいをもった人が安心してスポーツができるようサポートし，競技力向上の支援，生涯スポーツの支援ができる専門家を，ぜひめざしてください．

(門田正久・飛翔会グループ 株式会社ケアウイング)

■引用文献
1) 公益財団法人日本障がい者スポーツ協会：障がい者スポーツの歴史と現状．
http://www.jsad.or.jp/about/pdf/jsad_ss_2017_web_170609.pdf

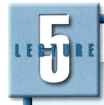

理学療法に必要な知識と実習

到達目標

- 理学療法士作業療法士学校養成施設指定規則の概要を理解する．
- 科目の概要を理解する．
- 科目について，理学療法における関連と役割を理解する．
- 履修ガイドとシラバスについて確認する．
- 理学療法教育における，科目の関連性について理解する．

この講義を理解するために

　理学療法の教育機関は，理学療法士作業療法士学校養成施設指定規則に応じて，おのおのの科目を開講しています．これらの科目は，教育機関によって若干の違いがある場合もあります．

　本講義では，標準的な科目を，基礎分野，専門基礎分野，専門分野に分類し，代表的な科目の概要を説明します．それらの科目が理学療法においてどのように関連し，いかなる役割をもっているかを理解することが重要です．

　また，所属する養成校の履修ガイドによって，どのような学習をするのか，各学期の履修科目を確認します．学期ごとに到達目標を立て，学習の流れを把握し，各科目の関連性を考えて学習に臨むことが重要です．さらに，シラバスも確認し，理学療法を「なぜ学ぶのか」「どう学ぶのか」を考え，各科目の到達目標などを理解し，予習したうえで受講するよう心がけましょう．

　そのうえで，解剖学，生理学，病理学，臨床医学（整形外科学など），運動学，理学療法評価学，治療学など，科目の関連性を考えられるようになることが重要です．

　この講義の前に，以下の項目をあらかじめ学習しておきましょう．

- □ 所属する養成校の履修ガイド，シラバスを確認しておく．
- □ 科目を，基礎分野，専門基礎分野，専門分野に分類しておく．

講義を終えて確認すること

- □ 理学療法士作業療法士学校養成施設指定規則の概要を理解できた．
- □ 科目の概要を理解できた．
- □ 科目について，理学療法における関連と役割を理解できた．
- □ 履修ガイドとシラバスについて確認できた．
- □ 理学療法教育における，科目の関連性について理解できた．

講義

1. 理学療法士作業療法士学校養成施設指定規則

1965（昭和40）年に公布された「理学療法士及び作業療法士法」に基づき，文部省・厚生省令として公布された理学療法士作業療法士学校養成施設指定規則（以下，指定規則）には，養成施設の教育内容が規定されている（**表1**）[1].

2. 標準的な科目

教育機関は，指定規則に則しておのおのの科目を開講しているが，教育機関によって科目に若干の違いがある．本講義では，代表的な科目の概要を基礎分野，専門基礎分野，専門分野に分類し，理学療法における関連と役割に視点をおいて説明する．

1）基礎分野

(1) 語学（英語，他）

語学のなかで英語は，論文抄読，海外での学会発表などにおいて必須の語学となるため，日常的に勉強することが重要である．

(2) 物理学

物理学は物理療法学の基礎となる重要な科目であり，理学療法の原点である運動学の理解のために不可欠な科目である．特に，力の作用については，義肢および装具の理解のためにも重要である．

(3) 化学

化学は，臨床において血液などの生化学データの理解に必須である．特に，動脈血液ガス値を理解するには，酸塩基平衡の知識が必要である．

(4) 統計学

医学全般，また理学療法において，必要な情報を収集しそれを整理するには，統計的手法の基礎となる推定や検定を用い，データを読み解くことが必要となる．論文や実験レポートに掲載されるデータを理解するには，統計学の知識が基礎となる．

(5) 生命倫理学

理学療法士は，生命や医療に関する基本的な倫理を身につけておかなければならない．臓器移植，生殖医療，再生医療など医療に関する社会問題について自分の考えをもち，加えて患者に対する倫理的な態度の習得が望まれる．

(6) 公衆衛生学

理学療法士には，患者個人だけでなく，国民全体の健康の保持・増進，疾病予防などの視点をもつことが求められる．特に人

ここがポイント！

学校によっては医学英語の科目がある．日頃から英語論文に接していることが望まれる．

表1 各教育分野

	教育内容	単位数	教育の目標
基礎分野	科学的思考の基盤 人間と生活	14	●科学的・論理的思考力を育て，人間性を磨き，自由で主体的な判断と行動を培う内容とする．生命倫理，人の尊厳を幅広く理解できるようにする ●国際化及び情報化社会に対応できる能力を育成する
	（小計）	(14)	
専門基礎分野	人体の構造と機能及び心身の発達	12	●人体の構造と機能及び心身の発達を系統だてて理解できるようにする
	疾病と傷害の成り立ち及び回復過程の促進	12	●健康，疾病及び障害について，その予防と回復過程に関する知識を習得し，理解力，観察力，判断力を培う
	保健医療福祉とリハビリテーションの理念	2	●国民の保健医療福祉の推進のために理学療法士が果たすべき役割について学ぶ ●地域における関係諸機関との調整及び教育的役割を担う能力を育成する
	（小計）	(26)	
専門分野	基礎理学療法学	6	●理学療法の枠組みと理論を理解し，系統的な理学療法を構築できる能力とともに，職業倫理を高める態度を養う
	理学療法評価学	5	●理学療法における評価の枠組みを理解し，心身機能と構造の評価に関する知識と技術を習得する
	理学療法治療学	20	●障害の予防と治療の観点から，種々の障害に必要な知識と技術を習得する
	地域理学療法学	4	●患者及び障害者の地域における生活を支援していくために必要な知識や技術を習得し，問題可決能力を養う
	臨床実習	18	●社会的ニーズの多様化に対応した臨床的観察力・分析力を養うとともに，治療計画立案能力・実践能力を身につける．学内における臨床演習を行った後に，各障害，各病期，各年齢層を偏りなく行う
	（小計）	(53)	
	合計	93	

（厚生労働省：理学療法士作業療法士養成施設指導ガイドラインについて．医政発0331第28号．平成27年3月31日[1]）

口動態や予防医学の知識が必要となる．

(7) 社会福祉学
ノーマライゼーションなどの社会福祉の理念を学ぶ．また，老人福祉や身体障害者福祉などの社会福祉制度，医療制度や保険制度の基本的知識を習得する．

(8) 栄養学
患者の栄養状態が不良であれば，運動療法を積極的に実施しても，効果は期待できない．健康増進や疾病予防に寄与する栄養のはたらきを理解することが重要である．近年は，サルコペニアやフレイルに対する栄養と運動の重要性が強調されている．

2) 専門基礎分野

(1) 医学概論
医学とは何かを学ぶ学問であり，理学療法士を志す人にとって入り口となる学問である．医療全般の基本的事項，医療と経済，倫理，社会福祉などの概要を学習する．

(2) リハビリテーション医学
リハビリテーションの理念と考え方，医学的・教育的・職業的・社会的リハビリテーションについて学ぶ．障害の受容（Lecture 2参照），人としての活動，対象者それぞれのQOLのあり方などを学ぶことをとおし，さまざまな障害に対するリハビリテーション医学の基本原則を学習する．

(3) 解剖学・実習
解剖学は，医学を志すうえで重要な基礎科目であり，特に理学療法においてその根幹を成す学問である．人体の構造などの解剖学的知識は不可欠であるため，骨，関節，靱帯，筋，神経系，内臓，脈管系（血液，リンパ液など），感覚器などについて，その構造を学習する．

(4) 生理学・実習
生理学は，身体の正常なはたらきにおける個体・器官・組織・細胞の機能と調節機構に関する学問である．理学療法のみならず，すべての臨床医学にとって重要な基礎科目であり，筋，神経，感覚器，循環，内分泌など，人体の各生理機能の理解が重要である．実習においては，血圧，心電図，呼吸機能，感覚，筋電図などを測定し，循環・呼吸・感覚・運動機能の特徴や仕組みを，体験をとおして理解する．

(5) 運動学・実習
運動学では，人体の動きを運動学的にとらえ，その制御メカニズムについて学習する．関節の構造や動作，姿勢保持に作用する筋や筋力，中枢神経制御機構，呼吸循環応答などを理解する．実習においては，基本動作や歩行動作などの身体活動を運動学的分析手法で学ぶ．

(6) 臨床運動学
運動学での学習を発展させ，主に障害を有する対象者の姿勢や動作の仕組みを学習する．臨床における動作の分析は，理学療法評価の核となる部分であり，疾患や障害を有する対象者の特徴的な姿勢，動作の分析法を理解することが必要である．

(7) 人間発達学
胎児，新生児，乳児，幼児，学童，青年，成人，高齢者と，ヒトの各段階における身体・運動機能の発達，知的・心理的・社会的な発達を学習する．人間の発達をさまざまな観点からとらえることは，理学療法にとって重要なことである．

(8) 老年学
高齢者を医学的な側面だけにとどまらず，心理学，社会学など多様な観点からとらえ，加齢変化や社会に内在する問題を学習する．

 MEMO
酸塩基平衡
身体の中の酸と塩基のバランスのことで，このバランスが保持されることにより生命活動が維持できる．

 MEMO
ノーマライゼーション（normalization）
障害者や高齢者が健常者と区別されることなく社会生活を営むことが普通であり，望ましいとする考え方．

 MEMO
サルコペニア（sarcopenia）
筋肉量が減少し，筋力や身体機能の低下が生じている状態．
フレイル（frailty）
加齢に伴い身体の予備能力が低下し，健康障害を起こしやすくなった状態．

QOL（quality of life；生活の質）

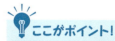 **ここがポイント！**
解剖学において歩行などの動作分析をする場合，どの骨により構成されている関節が，どの筋の収縮により動き，そのときにどの神経が作用しているのかなどを学ぶ．

 ここがポイント！
運動学は，解剖学，生理学とともに，理学療法における三大専門基礎科目である．

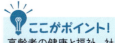 **ここがポイント！**
高齢者の健康と福祉，社会参加，QOLなどに関し，身体的・精神的・社会的側面から理解することが必要である．

(9) 神経生理学

神経生理学は，中枢および末梢神経の機能を対象とする生理学の一分野で，リハビリテーション医学の中心となっている．中枢および末梢神経の機能を種々の方法で診断・評価し，治療に役立てる．

(10) 生化学

生化学とは，化学的方法を用いて生物体の構成成分を特定し，成分の状態や相互間の化学反応を解明する学問である．生化学データは，呼吸・循環・代謝疾患など内臓系疾患患者の評価や運動処方において特に重要である．

(11) 病理学

疾病の病因，発生機序，経過，予後などの基礎を学習する．また，疾病への罹患によって生じる細胞や組織，臓器の変化，さらに血行障害，進行性・退行性病変，炎症，感染，免疫，腫瘍，新生物，奇形，遺伝，代謝障害，老化（加齢）などについて学ぶ．

(12) 薬理学

薬物の生体内反応，作用機序，相互作用など薬物療法の基礎を学習する．

(13) 内科学

臨床医学の中心である内科学は，リハビリテーション医学においても基礎となる医学分野である．内科の代表的疾患として，循環器系では狭心症，心筋梗塞，心不全，不整脈，消化器系では胃・十二指腸潰瘍，急性・慢性肝炎，呼吸器系では肺炎，気管支喘息，慢性閉塞性肺疾患（COPD），他に種々のがんなどについて基礎的な事項を学び，病因，病態生理，症状，診断，治療について学習する．

(14) 小児科学

新生児から思春期を対象とし，成長，発達，小児期における疾患を学習する．理学療法の対象には脳性麻痺など小児期発症のものが多く，発症原因や病態生理について理解することが重要である．

(15) 老年医学

理学療法の対象者は高齢者が多いため，特徴的な疾患や障害の病態，治療，予防に関して学習する．高齢者の疾患は，成人とは異なった発症の仕方や病態をとることが多く，認知症や肺炎などの感染症を合併しやすいなどの知識は不可欠である．

(16) 外科学

手術などの外科的処置によって疾病や創傷，障害を治療する医学分野であり，整形外科学，脳神経外科学，胸部外科学，消化器外科学に細分される．

a. 整形外科学

理学療法の主対象となる骨，関節，筋肉などの運動器系疾患や外傷について，病態生理，原因，症状，診断，治療を学ぶ．理学療法は，骨折，変形性関節疾患，スポーツ障害などと密接に関連しているため，整形外科の一部ととらえられることもある．

b. 脳神経外科学

脳，脊髄，末梢神経系など神経系全般の疾患で，外科的治療の対象となる疾患を診断・治療する．主な疾患は，脳腫瘍，脊髄腫瘍，頭部外傷，脳内血腫などで，多くの場合，周術期に理学療法が行われるため，基本的な術後管理の知識を養う．

(17) 神経内科学

脳や脊髄，神経，筋肉など，神経系に発症した疾患を対象とする．特に脳梗塞などの脳血管障害は，理学療法の対象として非常に多い．神経疾患において特徴的な意識障害，知能障害，記憶障害，運動麻痺，感覚障害，脳神経症状，失調，高次脳機能障害，自律神経症状などの理解は，理学療法にとって必須である．

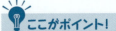

ここがポイント！
病理学は，理学療法プログラムを進める基準やリスク管理に重要である．

ここがポイント！
薬物治療は有効であるが，副作用や中毒の危険性もある．理学療法において使用頻度の高い薬物の適応，主作用，副作用，使用上の注意事項などの理解が重要である．

失調（ataxia）
随意運動中や姿勢保持のための筋活動の協調性が失われた状態．小脳障害による失調などがある．

5 理学療法に必要な知識と実習

（18）精神医学
統合失調症やてんかん，躁，うつ病，老年期精神障害などの症状，経過，治療の基礎知識を学習する．

（19）救急医学
救急医療および災害医療に関して，バイタルサインの測定，心肺蘇生法，多発外傷，脳死と臓器提供，災害時トリアージなどの概要を学習する．実習においては，心肺蘇生法を習得する．

3）専門分野

（1）基礎理学療法学

a．理学療法概論

理学療法の全体像を把握するために，定義，社会的背景，理学療法に関連する法規，歴史，障害分類，主な対象疾患などを総合的・系統的に学習する．これから専門分野を学習するうえで，最初の教科となる．

b．理学療法研究法

理学療法における研究の意義，手順や倫理，注意事項など研究活動の基礎を学習する（Lecture 15 参照）．理学療法の学術性を高めるため，これらの知識は重要である．

c．病態運動学

運動学，臨床運動学の知識をもとに，理学療法において対象となる疾患の病態に即した運動分析能力を養う．疾患と運動機能を関連させることが必要である．

（2）理学療法評価学・実習

理学療法評価学は，単に関節可動域テスト（ROM-T）や徒手筋力テスト（MMT）などの測定技術を習得するものではない．理学療法は「評価に始まり，評価に終わる」といわれるが，その言葉の意図することは，以下に示すとおりである．

理学療法評価は，患者の病状，病態，障害などの特徴や重症度などを調べる過程の総称である．すなわち，障害モデルを理解したうえで問題点を抽出し，目標を設定し，実際の治療方針や計画を立案するまでの過程を含んでいる．理学療法は，初期評価から再評価，最終評価と，何度も評価を行いながら進めていくため，評価は理学療法介入の第一歩であり，かつ今後の展開を左右する指標であるといえる．評価の目的，構成要素を理解し，問題点を抽出し，目標を設定する一連の展開を理解することが不可欠となる．理学療法評価を進めるうえで障害モデルを理解しておくことは前提となるため，国際障害分類（ICIDH）と国際生活機能分類（ICF）を学習する．

評価を進めるための基本的な検査や測定技術（ROM-T，MMT，形態測定，感覚検査，反射検査，筋緊張検査，脳神経検査，姿勢反射，バランスの評価，協調性検査，姿勢評価，動作分析，片麻痺運動機能検査）については，学生相互の実技実習によって習得する．

（3）理学療法治療学

a．運動療法学・実習

理学療法の中心である運動療法に関し，概要，基礎知識と技術を習得する．専門基礎分野である解剖学，生理学，運動学の知識をもとに，関節可動域運動，筋力増強運動，持久力増強運動，バランス練習，全身調整練習，動作練習，神経筋再教育などの理論と方法について，講義と実習をとおして学習する．さらに，身体の機能回復とADLの再獲得のために，各疾患や障害に適応した運動療法について学ぶ．

b．物理療法学・実習

物理療法は，温熱療法，寒冷療法，光線療法，水治療法，電気刺激療法，力学的刺激療法などに分類される．これら各療法について，定義，目的，効果と適応，手技，

MEMO
理学療法として直接的に統合失調症などに介入することはまれであるが，合併症として精神疾患を有している患者は多いため，これらの知識は重要である．

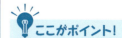
ここがポイント！
医療機関において「救急医療は入口，リハビリテーションは出口」ともいわれ，救命と障害の予防は密接に関連している．

関節可動域テスト
(range of motion test：ROM-T)
徒手筋力テスト
(manual muscle test：MMT)

国際障害分類
(International Classification of Impairments, Disabilities and Handicaps：ICIDH)
国際生活機能分類
(International Classification of Functioning, Disability and Health：ICF)

ADL（activities of daily living；日常生活活動）

リスク管理などを学習する．実習をとおして各療法を体験し，物理療法の重要性を学ぶ．物理療法で使用される機器についても，概要と操作方法を習得する．

c. 義肢装具学・実習
義肢は，切断により欠損した四肢の形態や機能を復元するために装着・使用するもので，上肢のものが義手，下肢のものが義足とよばれる．装具は，四肢や体幹の機能障害の軽減を目的として使用する補助器具であり，これらに関する基本的な知識を学習する．実習においては，義肢および装具の適合技術を習得し，義足歩行の評価と異常歩行への対応などを学ぶ．

d. 日常生活活動学・実習
ADLの概念を理解し，ADLに関する適切な評価および動作指導を行うための基本的事項を学習する．評価においては，バーセルインデックスや機能的自立度評価法などの標準的な評価法を学ぶ．学生相互による実技実習においては，代表的な疾患別ADL障害を模擬体験し，運動学的な観察と分析能力を身につける．日常生活用具と自助具の使用方法についても学習する．

バーセルインデックス
(Barthel index)
機能的自立度評価法
(functional independence measure: FIM)

e. 運動器系理学療法学・実習
運動器系理学療法における主な対象者は，骨折や脱臼，変形性関節症，関節リウマチ，末梢神経損傷，脊椎疾患，肩関節疾患，膝靱帯・半月板損傷患者である．これらの疾患に対し，手術を含めた治療方法や治癒過程，適応となる運動療法や物理療法を学習する．

f. 神経系理学療法学・実習
神経系理学療法における主な対象者は，脳出血や脳梗塞，くも膜下出血などの脳血管障害，頭部外傷，脳腫瘍，失調症，パーキンソン病，多発性硬化症，筋萎縮性側索硬化症患者である．それぞれの病態を理解し，症状や障害に適応した評価方法や運動療法を学ぶ．

パーキンソン (Parkinson) 病

g. 内部障害系理学療法学・実習
内部障害系理学療法学は，呼吸，循環，代謝に大別されることが多いが，これらは密接に関連している．対象となる疾患は，呼吸器疾患では慢性閉塞性肺疾患 (COPD)，間質性肺炎などの慢性呼吸不全，胸部や消化器外科などの周術期，循環器疾患では心筋梗塞，狭心症などの虚血性心疾患や大動脈疾患，代謝疾患では糖尿病などである．それぞれの病態を理解し，症状や障害に適応した評価方法や運動療法を学ぶ．

h. 老年期理学療法学
老年期は，呼吸，循環，代謝，消化器，腎，嚥下などの身体機能の低下に加え，意欲や記銘力（精神機能）の低下など，高齢者特有の特徴がある．老年期にみられる病態を理解し，症状や障害に適応した理学療法を学ぶ．また，高齢者の健康増進や介護予防についても学習する．

MEMO
高齢者に多い疾患
脊椎圧迫骨折や大腿骨頸部骨折などの整形外科疾患や，誤嚥性肺炎などの呼吸器疾患が多く，廃用症候群やフレイル，認知症などを合併しやすい．

i. 小児理学療法学
小児期の障害に対する理学療法では，正常な運動発達や姿勢反射の推移の理解が基礎となる．主な対象である脳性麻痺，二分脊椎，筋ジストロフィーなどの病態を理解し，症状や障害に適応した評価方法や運動療法を学ぶ．

j. 急性期理学療法学
急性期理学療法は，重篤な急性機能不全患者を対象とする．急性期理学療法の目的は，呼吸器合併症や廃用症候群の予防が第一であり，早期離床をめざすために必要な呼吸，循環，代謝などのリスク管理について重点的に学習する．

MEMO
重篤な急性機能不全患者
開心術などの手術後，多発外傷などの救急患者，病棟で重篤な病態となった場合など．

k. スポーツ理学療法学
スポーツ外傷およびスポーツ障害の発生機序や傷害の部位などについて学習し，ス

ポーツ活動に制限を受けている対象者への理学療法を学ぶ．障害をもってから ADL が確立するまでの期間，スポーツ活動復帰までの期間，再発を予防しながらのスポーツ活動期間といった各時期の知識を習得する．

（4）地域理学療法学

a．生活環境学

段差や階段など家屋構造の問題によって，高齢者や障害者・児の生活に制限が生じることがある．こうした環境面の問題に対して，家屋評価や改造に関する基礎知識を学習し，ユニバーサルデザインの概念に対応した環境整備の理論と実践を学ぶ．自助具や介護用具などの生活支援機器についても学習する．

ユニバーサルデザイン
（universal design）

b．地域理学療法学

高齢者や障害者・児が，地域（在宅）において可能な限り自立した生活ができるように，理学療法士の立場から支援するための知識と技能を学習する．施設における入所や通所サービス，訪問リハビリテーションにおいて必要な知識を習得し，具体的な業務内容を把握する．

ここがポイント！
地域（在宅）での生活に不可欠な介護保険制度を理解し，ケアマネジメントの理念を学習することが重要である．

（5）臨床実習

a．見学実習

病院や施設の見学をとおして，医療機関・施設の概要と役割，理学療法士の役割と主な業務，医療に携わる各職種の役割を学習し，理学療法士と他職種との関係を理解する．

b．評価実習

医療機関・施設において，実習指導者のもとで患者の理学療法評価を行う．最初に情報を収集し，疾患や障害から必要と思われる検査・測定項目を検討する．次に，患者への挨拶と，評価について同意を得てから学内で学習した検査・測定を実施する．その結果の統合と解釈により，理学療法評価として問題点や目標などを考察し，症例報告書（レポート）やレジュメなどにまとめる．実習終了後は，学内の報告会などをとおして評価の理解を深める．

c．総合臨床実習

医療機関・施設において，実習指導者のもとで患者の理学療法評価を行い，治療計画を立案し，実際に治療の一部を体験することにより適切な理学療法を実施する．総合臨床実習では，評価から抽出された問題点に関し，的確な治療計画を立案し，実施できることが第一の目標である．さらに，理学療法介入の経過とともに，再評価，最終評価などを行い，問題点の抽出，治療計画，実施内容などが的確であったのかを検討し，症例報告書（レポート）やレジュメなどにまとめる．実習終了後は，学内の報告会などをとおして一連の理学療法介入の理解を深める．

（6）卒業研究

すでに学習した理学療法研究法，専門分野の知識，臨床実習の経験などをもとに，担当教員の指導を受けながら研究を進める．卒業研究では，テーマの決定，文献の検索，研究計画の立案，実験や調査，結果の解析，考察と結論の導出まで一連の過程を経験する．さらに，論文の作成，プレゼンテーションについての基本的な知識と技術を身につける．

3．学習への取り組み

1）科目と単位

理学療法士になるには，前述した多くの科目を学ぶ必要がある．指定規則では，基礎分野 14 単位，専門基礎分野 26 単位，専門分野 53 単位の計 93 単位が最低単位とし

MEMO
履修ガイド
学科としての教育目標や教育課程などが詳しく記載されている.
シラバス（syllabus）
科目の実施要綱.目的や目標,採点基準,参考文献などが記載されている.

て規定されており，各養成校はこれをもとにした単位数を設定している．

2) 履修ガイドとシラバスの確認

所属する養成校の履修ガイドを見て，どのような学習をするのか，各学期（semester）の履修科目を確認する．学期ごとに到達目標を立て，学習の流れを把握し，各科目の関連性を考えて学習に臨む．

また，シラバスも確認し，理学療法を「なぜ学ぶのか」「どう学ぶのか」を考え，到達目標などを理解するとともに，予習したうえで受講する．

3) 科目の関連性

理学療法教育は，基礎分野，専門基礎分野，専門分野とそれぞれの科目が関連し，継続的・発展的に構成されている．例えば，関節の構造と各科目との関連性については図1と表2のように，気管の構造と各科目との関連性については図2と表3のように，基礎知識から理学療法学まで関連づけて理解する．

このように，解剖学や生理学などの専門基礎分野の知識を，理学療法評価学や理学療法治療学に関連させて学ぶことが，効率のよい学習につながる．各科目を履修する際には，この点を意識して学習に臨むことが大切である．

■引用文献
1) 厚生労働省：理学療法士作業療法士養成施設指導ガイドラインについて．医政発 0331 第 28 号．平成 27 年 3 月 31 日．
http://www.fukushihoken.metro.tokyo.jp/iryo/shikaku/yoseijoyoko-yoryo.files/rigakusagyo-gaidorain.pdf

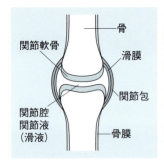

図1 関節の構造

表2 関節の構造と各科目との関連性

	解剖学	生理学	病理・臨床医学	理学療法評価学・治療学
関節包 滑膜	●骨膜の続きが関節包になる ●関節内には骨膜は存在しない ●関節包の最内層が滑膜である	●滑膜は関節包の最内層にあり，関節液（滑液）を生成・吸収している	●滑膜の炎症（関節リウマチ，関節炎など）や治療のための安静や固定によって，生成される関節液（滑液）の量や性状が変化する	●関節包への刺激（関節運動による伸張や温熱など）によって関節液（滑液）の生成・性状の正常化が図れる
関節軟骨	●関節軟骨には血管や神経は分布していない ●スポンジ状の構造をしている	●関節軟骨は関節液（滑液）から栄養を受けている ●圧縮と開放によって循環している	●関節液（滑液）の性状の変化や安静による循環不全などで，軟骨の損傷や壊死が生じる	●刺激（圧縮，開放，筋収縮など）を与えることにより，関節軟骨の循環の促進，損傷・壊死防止が図れる

(作成：浅香 満)

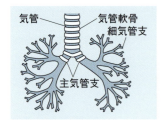

図2 気管の構造

表3 気管の構造と各科目との関連性

	解剖学	生理学	病理・臨床医学	理学療法評価学・治療学
	●気管は木の枝のように分岐していく（1本が2～3本に分岐する） ●分岐する前の気管のほうが太い（末梢にいくほど細くなる） ●分岐する前の太さと分岐後の合計の太さは，分岐後のほうが大きい（末梢へいくほど総和は大きい）	●気道の中を通る空気の抵抗（気道抵抗）は，気道の太さに大きく影響される（細いほうが高くなる） ●正常では，末梢へいくほど気道の太さの総和は大きくなり，気道抵抗は減少する（末梢ほど空気が入りやすい）	●分泌物などにより分岐後の片方の気管が狭窄・閉塞すると，末梢の気道抵抗が高くなり，空気が入りにくくなる	●呼吸理学療法の排痰手技によって気道が開放されれば，気道抵抗が減少する（換気の改善，酸素化の改善）

(作成：浅香 満)

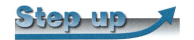

起業（介護施設を開業）した理学療法士

1. 仕事の内容

　筆者は，訪問看護ステーション開所時から通所施設を展開するまでの 12 年間，理学療法士として訪問や通所で現場職員として働いていました．現場職でありながら事業展開（事業の多角化）ができたのは，参謀として支えてくれたスタッフがいるからであり，事業展開のための資金調達を可能にするために利益を生む努力をしてきたからといえます．利益を生むとは，一方ではタブー視されやすい言葉かもしれませんが，社会にとっても職員にとっても双方に必須な大切なことなのです．そのためには，①事業展開のためのマーケティング，②地域の一番店になるための社員育成，③マネジメントの仕組みづくりが重要課題になります．起業してからの現場職時代は，2 番目の社員育成にほぼ時間を費やしてきました．現場を離れてからは，3 つのウエイトがほぼ同一になり，展開のスピードが増したと実感します．

　具体的には，数年に一度改正される診療報酬や「介護保険法」の情報をキャッチすること，事業コンセプトの確立，地域特性の分析，営業方法を考え判断し実行の指揮をとります．また，即戦力となるスタッフの育成のために，教育制度を確立し実践していきます．新人，中堅，幹部層に分けた教育，職種ごとの教育など，自らが話をすることも多く，また，職員一人ひとりが企業としての統一した目標をもつためのマネジメント戦略を常に考えています（図 1 ～ 3）．例えば，指示系統，リスク管理，事故処理機能，教育理念や育成計画，人事考課，情報処理など，さまざまです．運営管理は多様な面から創造しなければいけません．

　社長というと，さまざまなタイプと方法論がありますが，本施設においては業務のすべてを掌握し，金融機関との交渉なども含め，最終的な判断はすべて社長である筆者（代表）が行います．病院や施設のリハビリテーション科の代表ではなく，組織の代表とはそういうことなのです．冒頭の 3 つの仕事をわかりやすい言葉に修正すると，「職員がいきいきと業務にあたり，良好な結果（お客さまの満足）を生み出し，会社利益が生まれ，職員も潤い，最終的に国益につながるように働きかけること」だと思います．

　理学療法士が介護事業において非常に強みがあると感じるのは，利用者を評価・分析し，問題を掌握し，計画を立案・施行し，結果を生む仕事であることです．すなわち，マネジメントの仕事なのです．これまでの介護事業は，預かるなどのレスパイト機能が重視されてきましたが，これからの介護事業では獲得した機能をいかにより良く，重症化させずに生活機能に活かしていくかを国の方針として強く打ち出しています．まさに理学療法士の得意分野ではないでしょうか．さらに，この能力を他職種へ反映し，効果をより拡大できる資質のある職種といえるのではないでしょうか．医療介護領域のみならず，行政，保健，地域住民，インフォーマルサポート，介護予防などの地域

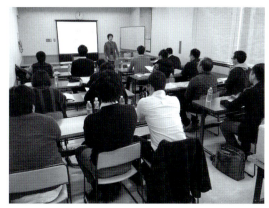

図 1　セミナーの様子
同業種を集め，起業セミナーを開催しました．

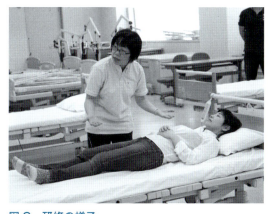

図 2　研修の様子
介護職に対して自立支援の介助法を講習しています．

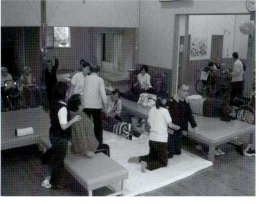

図 3　個別リハビリテーションを重視したデイサービスの様子

包括ケアシステムの推進においては，まさに理学療法士が主役となって町づくりにさえ貢献できるのではないかと考えます．異業種の参入が多くあるなか，介護事業に関しては理学療法士はどんな経営者よりも強みをもっていると思います．ただ，専門意識に固執するあまり，技術や知識の研修ばかりを重視していてはかなうものではなく，医療技術者である強みと，社会人そして会社組織人として双方の能力を引き上げ，すべてを潤わせるのが会社を運営する責任者の仕事です．

2. 今の職業をめざした理由

筆者は，12年間病院や施設で勤務しました．そのときふと「患者はいきいきしているのか．人は心身一体というが，身体はもちろん，心にもきちんと向き合えたのか．他職種との連携が本当にできているか．意見交換がしやすい環境で気持ちよく働ける良好な人間関係や，他職種の壁を越えて連携し合える関係ができているのか．それが組織全体に浸透し，患者の治療およびQOLに効果的に影響していたのか」と考えました．私たちがかなえたいことは，患者が本当にここで良かったと思う病院や施設にすることです．この業界は，個人技ではなくチームとして成立しないと結果は生まれません．それをかなえたいと思ったのです．理学療法士自らが医師のように開業をすることは不可能ですが，会社を設立する開設者にはなれます．結果に満足することなく追求し続ける組織をつくりたい，価値観を共有できる職員とともに，その船頭でいようと決めたのです．こんなことを本気で追求し結果を出せる組織があるとすれば，それは働く側にとってもすばらしい施設ではないでしょうか．そんな思いで起業したのです．

3. 学生へのメッセージ

学生の皆さんは計りしれない可能性をおもちです．理学療法士の資格を取得するということは，ノーマライゼーションの概念が基本にあります．どんな人も普通に許容される社会，その概念は，グローバル（包括的，多角的）やダイバーシティー（多様性，相違点）を視野に入れた活動ができることと解釈しています．理学療法士として培ったアセスメント能力は，社員育成やチーム育成に活かせます．コミュニケーション能力は，どんな社会でも基本となります．理学療法士の学習や経験を活かし，自分たちの手でつくり上げ広げられる資源や社会は無限にある時代です．また，つくらなければいけないともいえます．私たちの活躍の場は，医療機関や在宅医療のみならず，将来どのようにも広がるのではないかと期待しています．

（浦野幸子・株式会社 孫の手・ぐんま）

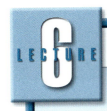

理学療法の主対象（1）
中枢神経系

到達目標

- 中枢神経系の障害がどのようなものであるかを理解する．
- 代表的な中枢神経系疾患について理解する．
- 各中枢神経系疾患の病態に応じた基本的な理学療法介入を理解する．
- 中枢神経系疾患への理学療法介入におけるリスクを理解する

この講義を理解するために

　中枢神経系（脳，脊髄）の障害は，血管障害や腫瘍，外傷などのさまざまな機転により生じます．運動制御を障害する中枢神経系疾患の病態は，運動がどのように組み立てられているかを教えてくれます．特に，臨床現場で遭遇することの多い脳卒中患者においては，単に神経系の問題だけでなく，急性期には循環器疾患との関係，維持期には運動器疾患との関係も押さえておく必要があります．この講義では，解剖学，生理学との関連性を理解したうえで，理学療法技術の中核をなす中枢神経系疾患への理学療法についての基本を学習します．

　この講義の前に，以下の項目をあらかじめ学習しておきましょう．

- □ 基本的な脳の解剖学を復習しておく．
- □ 基本的な脳循環の解剖学を復習しておく．
- □ 基本的な神経生理学を復習しておく．
- □ 起居動作，歩行動作の運動学について調べておく．
- □ 代表的な中枢性運動障害を生じる疾患を調べておく．
- □ 基礎的な運動学習について調べておく．

講義を終えて確認すること

- □ 中枢神経系疾患がどのようなものか説明できる．
- □ 中枢性運動障害がどのように生じるのか説明できる．
- □ 代表的な中枢神経系疾患について説明できる．
- □ 中枢神経系疾患の基本的な運動療法について理解できた．

講義

中枢神経系
(central nervous system：CNS)

1. 中枢神経系疾患に対する理学療法とは

中枢神経系疾患に対する理学療法は，さまざまな理学療法の領域のなかでも特に進歩の早い分野である．近年，急速に発展している脳科学，神経科学を背景にして，医学や福祉工学などとの連携のうえ新しい観点からのアプローチが行われ，理学療法のなかでも最先端の領域であるといえるだろう．

中枢神経系疾患の理学療法では，「人はどのようにして運動を制御しているか」という根源的な問いに対する知識が求められる．例えば，筋力低下を理解するには，筋や関節組織，損傷などの知識に加えて，筋力調節にかかわる神経機構の性質の理解も必要となる．そのため，他の領域よりも広範な知識が求められる場合が多い．

中枢神経系疾患に対する理学療法を学ぶうえで重要となるのは，脳の構造と機能についての理解と，機能回復における理論的背景を知ることである．

1) 脳の構造と機能

覚えよう！
- (脳)機能局在：特定の脳領域がそれぞれ中枢神経系の特定の機能を担うことをいう．
- テント上レベル：小脳テントの上部にある構造（大脳レベル）．
- 後頭蓋窩レベル：小脳テントより下にあり，後頭蓋窩より上部にある構造（脳幹・小脳レベル）．

最初に，中枢神経系（脳，脊髄）の構造と機能を理解することが，この分野の理学療法の基盤となる．中枢神経系，特に脳には機能局在という性質があり，脳の特定の領域に損傷が生じれば，その領域の担当する機能が損なわれる．したがって，神経損傷が生じている部位と運動障害の関連性を考慮することが重要になる．

中枢神経系の構造は，テント上レベル，後頭蓋窩レベル，脊髄レベルに分けられる（図1）．運動について考えると，テント上レベルは意識的な運動，後頭蓋窩レベルは姿勢制御などの無意識の運動，脊髄レベルは反射的な運動に関連する．運動を制御するには入力（感覚とその情報処理）と出力（運動の計画と実行）が必要であるが，各レベルにおいて前方には出力に関連する構造，後方には入力に関連する構造が存在する．

MEMO
姿勢制御
静的もしくは動的な姿勢を安定化させるための制御．
変性疾患
特定の神経細胞が徐々に障害を受け脱落する疾患．パーキンソン（Parkinson）病，脊髄小脳変性症，筋萎縮性側索硬化症，アルツハイマー（Alzheimer）病など．

中枢神経系を損傷する原因は，血管障害や変性疾患，腫瘍，外傷などさまざまであるが，引き起こされる運動障害は障害された構造の役割に依存する．例えば，病変部位が運動に関連する領域（一次運動野，運動前野，補足運動野など）やそこからの下行路（皮質脊髄路）にある場合には片麻痺が生じ，感覚に関連する領域（体性感覚野）やその上行経路にあれば感覚障害が生じる．したがって，運動障害がどの疾患によって生じているかということより，どの脳領域が損傷を受けているかが重要となる．

一次運動野
(primary motor cortex)
運動前野 (premotor area)
補足運動野
(supplementary motor area)
皮質脊髄路
(corticospinal tract)
体性感覚野 (sensory cortex)

2) 機能回復の理論的背景

次に，中枢神経系疾患により生じた運動障害を改善させるには，その理論的背景である「使用依存性の回復」という性質を理解しておくことが重要である．特定の神経

MEMO
片麻痺（hemiplegia）
片側の大脳皮質の損傷によって，反対側の半身に麻痺が生じた状態をいう．

調べてみよう
理学療法介入の内容は，脳部位の機能特性を鑑みて決定する必要があるため，中枢神経系の解剖学的知識が欠かせない．

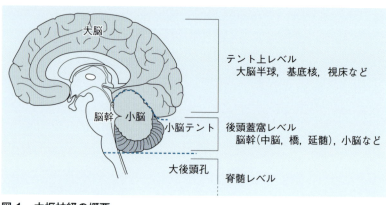

図1　中枢神経の概要

6 理学療法の主対象（1） 中枢神経系

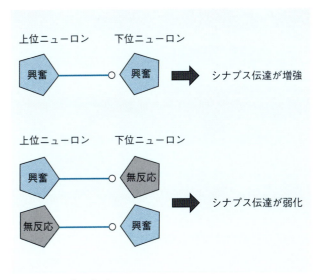

図2 ヘッブの法則
（塚田 稔：脳とニューラルネット．朝倉書店；1994．p.269-92[1]）をもとに作成）

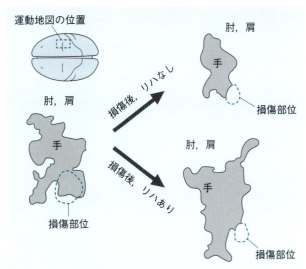

図3 機能的再組織化
（Nudo RJ, et al.：Muscle Nerve 2001；24：1000-19[2]）

間のネットワークを強化する一般的な原則としてヘッブの法則（図2）[1] がある．この法則は，上位の神経細胞（上位ニューロン）が下位の神経細胞（下位ニューロン）を発火させることができたときにシナプスの伝達効率が高まるという神経細胞の基本特性を示している．

この法則から，疾患により神経細胞の興奮が生じなくなったとしても，残存した神経細胞からシナプスによって反復した入力を繰り返して与えることができれば機能が改善する可能性があることがわかる．事実，脳損傷が生じたとしても，大脳皮質の構造に使用に応じた機能的再組織化（図3）[2] が生じることが知られている．

このような理論的背景に基づき，効果的に中枢神経系疾患の理学療法を行うには，高頻度のトレーニングが求められる．障害された運動や動作にかかわる神経ネットワークを選択的に強化するためには，障害された運動や動作に対する反復的トレーニング（課題特異的トレーニング）が最も重要となる．疾患や病期によって高頻度のトレーニングが困難な場合は，個別の疾患において生じる制約のなかで，どのようにして高頻度のトレーニングを実施して機能改善につなげるかという視点が必要となる．

2. 脳血管疾患

1) 代表的疾患とその病態

脳血管障害（脳卒中）は，脳損傷を引き起こす原因疾患の代表である．なんらかの原因で脳循環が破綻すると神経細胞が損傷され，その機能を停止する．脳血管障害は，一般的に血栓や塞栓による虚血性の脳梗塞，動脈瘤の破綻による出血性の脳出血やくも膜下出血，脳動静脈奇形の4つに分類される（図4）．

(1) 脳梗塞

脳動脈の狭窄や閉塞によって，灌流領域の神経細胞が壊死した状態を脳梗塞という．前兆として一過性脳虚血を伴う場合があり，血栓や塞栓によって血管が閉塞し虚血が生じて発症する．臨床病型によってアテローム血栓性，心原性，ラクナ梗塞に大別される．

(2) 脳出血

高血圧性脳出血とよばれ，脳内の小動脈の破綻（動脈瘤や血管壊死）によって生じる．被殻，視床，小脳，橋などで好発する．

気をつけよう！
使用依存性の回復
脳損傷後の機能回復は使用依存性であるとする考え方．実際には単に使用するだけでなく「学習依存的」に機能回復すると考えられる．

MEMO
ヘッブ（Hebb）の法則
心理学者のヘッブ（Donald O. Hebb）によって提唱された脳のシナプス可塑性についての法則．
機能的再組織化
(functional reorganization)
反復に伴って機能的な役割が変化する現象．例えば，肘や肩を支配していた領域が障害され，リハビリテーション後にその領域が手を支配するように変化すること．
課題特異的トレーニング
目的とする課題を繰り返し学習するトレーニング．

覚えよう！
血栓（thrombus）
なんらかの原因によって血管内で血液が固まったもの．

脳梗塞
(brain infarction, cerebral infarction)

脳出血
(cerebral hemorrhage)

覚えよう！
動脈瘤（aneurysm）
血管壁の一部が脆弱化し，血流を伴って膨張した状態．破裂することで脳出血を引き起こす．

覚えよう！

アテローム血栓性脳梗塞
粥状動脈硬化を引き起こした血栓が血管を詰まらせることによって生じた脳梗塞．生じた場所で血管を詰まらせた場合は血栓性，他の場所で作られた固まりが運ばれてその先で詰まらせた場合は塞栓性という．

心原性脳梗塞
心機能の低下によって生じた血栓が脳血管を詰まらせることによって生じる脳梗塞．

ラクナ梗塞
脳の深部や脳幹部の細い動脈に生じた血栓による1.5cm未満の小梗塞．

くも膜下出血
（subarachnoid hemorrhage：SAH）

脳動静脈奇形
（cerebral arteriovenous malformation）
ナイダス（nidus）

放線冠（radiate crown）
内包（internal capsule）

 MEMO

共同運動
分離して個別の関節を動かすことができなくなり，定型的となってしまう運動．

連合反応
一部の筋に強い力をはたらかせると，他の部に筋収縮などが誘発される現象．

機能的電気刺激
（functional electrical stimulation：FES）
電気刺激によって生じる筋収縮により，機能的な運動を行わせる治療法．歩行中の前脛骨筋への電気刺激などがよく知られている．

ロボットリハビリテーション
ロボットによる補助で運動を行わせたり練習したりするリハビリテーション．

経頭蓋磁気刺激法
（transcranial magnetic stimulation：TMS）
頭蓋外から磁気刺激を与えることで脳内に微弱な電流を発生させる方法．

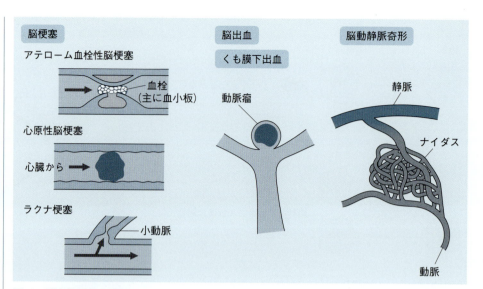

図4 脳血管障害の原因

（3）くも膜下出血

くも膜と軟膜の間にあるくも膜下腔は通常，脳脊髄液で満たされており，脳の主幹動脈が走行している重要な部分であるが，くも膜下腔に出血が生じた病態をくも膜下出血とよぶ．死亡につながるリスクの高い疾患であるが，通常，局所症状は欠如する．発症後に生じる脳血管攣縮により脳虚血状態に陥った場合は，運動障害などを生じる．

（4）脳動静脈奇形

通常，血流は動脈から毛細血管に至り，その後静脈となって心臓へ還るが，毛細血管が形成されず，動脈と静脈が異常な血管塊（ナイダス）によって直接つながった状態を脳動静脈奇形とよぶ．重篤な頭蓋内出血の原因となる．

2）理学療法介入の目的と内容

（1）目的

脳血管障害に対する理学療法介入の目的は病期によって異なる（表1）．急性期における目的は，廃用症候群の予防と早期離床である．全身状態がいまだ不安定な状態のなかで廃用の進行を食い止め，さまざまなリスクを考慮しながら離床を促すためには，疾患についての理解と状態に合わせた工夫が求められる．

回復期にはより積極的な介入が可能になるため，運動機能の再獲得が中心課題となる．この時期の改善は，疾患の自然治癒によってもたらされるというよりも理学療法介入の効果として生じるため，介入頻度や時間は機能的予後に影響する重要な要因となる．

（2）内容

脳血管障害では，破綻した血管が灌流する領域が担当する機能が損なわれる．大脳皮質運動野から投射する皮質脊髄路は，脳梗塞や脳出血により損傷を受けやすい放線冠や内包を通るため，脳血管障害では半身の痙性麻痺（片麻痺）が生じやすい．通常，皮質脊髄路に損傷が加わると痙性麻痺，筋力低下，巧緻性障害，反射過敏などが生じる．さらに，共同運動や連合反応など特徴的な運動がみられる．

一般的に，急性期には他動的関節可動域練習，良肢位保持や座位・立位練習を中心に行い，可能であれば早期から介助下での歩行などを行う．回復期には立位，歩行を中心に，日常生活におけるさまざまな運動の再学習を進める．運動機能を再獲得するための練習方法としては，装具や機能的電気刺激，リハビリテーションロボットなどを用いて適切な運動を誘導したり，経頭蓋磁気刺激法などの脳を直接刺激する方法を

6 理学療法の主対象（1）中枢神経系

用いて学習効果を高めたりする取り組みも行われている．

3. その他の脳損傷

1）代表的疾患とその病態

脳血管障害以外の脳損傷としては，頭部外傷，低酸素脳症，脳腫瘍などがある．これらの疾患においても，脳血管障害と同様に損傷された脳の領域ごとに機能障害が生じる．しかし，これらの疾患では大きく損傷されている領域以外にもびまん性に損傷が生じている場合があるため，運動機能の回復を阻害する高次脳機能障害のような重複した障害がある可能性に留意する．

(1) 頭部外傷

頭部に加わった外力により頭蓋内外の組織に損傷が生じるものを頭部外傷とよぶ．損傷は脳だけでなく，頭蓋骨や血管なども含む．物理的な外力は，衝撃を受けた部位（直撃損傷）だけでなく，その反動を受ける部位（反衝損傷）にも影響を与える場合がある．外力による一次性損傷と，それに伴って生じた微小血管出血などの二次性損傷がある．

(2) 低酸素脳症

循環不全や呼吸不全に伴い，脳に十分な酸素供給ができなくなり，脳に障害をきたした状態を低酸素脳症という．心疾患などが原因で心停止した場合，その後に蘇生しても脳障害が生じる．

(3) 脳腫瘍

頭蓋内組織に発生もしくは転移した腫瘍を脳腫瘍という．腫瘍部の巣症状だけでなく，頭蓋内圧亢進症状が生じる．

2）理学療法介入の目的と内容

原因がさまざまであったとしても，損傷された脳領域の機能再獲得に必要な理学療法介入の目的や内容は脳血管障害と変わらない．しかし，頭部外傷や低酸素脳症などは，びまん性脳損傷によって高次脳機能障害が生じている場合がある．したがって，単に運動障害に目を向けるだけでなく，より広範な障害像についての評価が求められる．

4. 神経難病

1）代表的疾患とその病態

神経難病とは，神経の病気のなかで，明確な原因や治療法がないものをいう．代表的なものにパーキンソン病，脊髄小脳変性症，多発性硬化症，筋萎縮性側索硬化症などがある．これらのうち多くの疾患は進行性であり，損傷される部位によって特徴的な障害像が生じる．

(1) パーキンソン病

黒質変性に伴う神経伝達物質（ドーパミン）の枯渇により，大脳基底核の機能に障害が生じた状態で，寡動（無動），安静時振戦，固縮，姿勢反射障害（図5）などの運動障害が生じる疾患である．特徴的な運動として，すくみ足や小刻み歩行などがみられる．初期は薬剤の調整によって症状が寛解するが，薬剤の長期間使用により症状のコントロールが困難となる．

(2) 脊髄小脳変性症

運動失調症が生じる疾患の総称であり，小脳が障害されて円滑な運動が阻害される．思うところに手や足が定まらない（測定障害），なめらかに運動が行えない（運

表 1 脳血管障害に対する急性期，回復期の理学療法の例

	理学療法の目的	理学療法の内容
急性期	●廃用症候群の予防 ●早期離床	●離床 ●他動的関節可動域練習 ●良肢位保持 ●座位・立位練習
回復期 維持期	●運動機能の再獲得	●筋力トレーニング ●関節可動域練習 ●バランストレーニング ●歩行トレーニング

びまん性脳損傷
病変が明確ではなく，広範囲にわたって損傷が生じている状態．

頭部外傷（head injury）

低酸素脳症（cerebral anoxia）

脳腫瘍（brain tumor）

頭蓋内圧亢進症状
頭蓋骨の内側の圧が高まることによって生じる症状．

ドーパミン（dopamine）は大脳基底核の作用に影響を与える神経伝達物質の一種で，ドーパミンが過剰であれば不随意運動，不足していれば寡動となる．

脊髄小脳変性症
(spinocerebellar degeneration: SCD)

MEMO
小脳は習熟した運動の制御に関連し，円滑な運動を行わせる役割を担う．

> **MEMO**
> 中枢神経系障害における歩行運動は，大脳皮質損傷の非対称歩行，パーキンソン病の小刻み歩行，小脳障害の酩酊歩行というように，損傷領域により特徴づけられる．

多発性硬化症
(multiple sclerosis)

> **MEMO**
> 脱髄疾患は，有髄神経の髄鞘が障害されることで起こる．

筋萎縮性側索硬化症
(amyotrophic lateral sclerosis：ALS)

> **MEMO**
> 閉じ込め症候群
> (locked-in syndrome)
> 意識があるにもかかわらず四肢が麻痺し，意思を表出する手段を失った状態．筋萎縮性側索硬化症では，運動神経の麻痺によって閉じ込め症候群となる．

> **調べてみよう**
> 上位運動ニューロン障害と下位運動ニューロン障害の違いを調べてみよう．

> **調べてみよう**
> パーキンソン病患者に対して，視覚的および聴覚的な手がかりが有効となる理由を調べてみよう．

動分解・協調運動障害），指先が小刻みに震える（企図振戦）などの症状が生じる（図6）．歩行時にふらつきやすいため転倒などに注意する．

(3) 多発性硬化症

中枢性脱髄疾患で，大脳，小脳，視神経など，さまざまな領域の神経軸索において炎症性の脱髄変化を引き起こし，機能低下を生じさせる疾患である．発症後に再発と寛解を繰り返す．症状としては，大脳皮質の病変による脳血管障害様の痙性麻痺や，小脳の病変による運動失調がある．その他，視覚障害や感覚障害，易疲労性などもみられる．

(4) 筋萎縮性側索硬化症

運動ニューロン障害の一つで，皮質脊髄路の上位運動ニューロンと下位運動ニューロンが障害される．上位運動ニューロンが障害された場合には痙性麻痺，下位運動ニューロンが障害された場合には弛緩性麻痺が生じる．一方で，体性感覚，視覚，聴覚など感覚障害は生じない．

2）理学療法介入の目的と内容

(1) 目的

神経難病の多くは進行性の経過をたどり，完全治癒が困難なため，現時点では症状の増悪を予防し，現在の運動機能を維持することが目的となる．特に，パーキンソン病のように疾患に起因する一次性のimpairmentを軽減することが困難でも，それに伴う不活動に起因する二次性のimpairmentを予防することで症状が改善することもある．現状や将来的な課題を見据えて対処法を確保するために，理学療法は非常に重要な意味をもっている．

(2) 内容

a. パーキンソン病

関節可動域制限に対するストレッチや，不活動による体力低下に対するトレーニングが非常に重要である．また，大脳基底核への負担が少ない視覚などの手がかりを利用した運動代償の方法や日常生活上の工夫などは，自立した生活を維持するために有効である．

b. 脊髄小脳変性症

筋力低下や体力低下は運動失調の病態を悪化させるため，日常的な運動量の確保が求められる．安定した運動が行えるように，日常生活における動作を指導する．歩行時に重錘を負荷したり，弾性包帯で固定したりすることで運動の安定性を代償する場合もある．

c. 多発性硬化症

多発性硬化症は増悪と寛解を繰り返すことから，病期によって理学療法介入の内容を

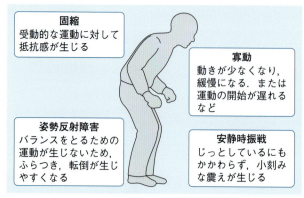

図5 パーキンソン病の症状

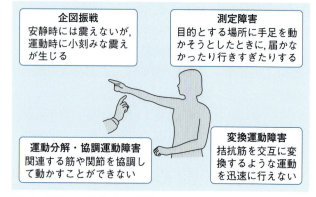

図6 脊髄小脳変性症の症状

変更する．急性期は安静を維持するために良肢位保持や関節可動域の維持を中心に行い，回復期はウートフ徴候や過負荷に注意して障害内容に応じたトレーニングを行う．

d. 筋萎縮性側索硬化症

症状に応じて過負荷にならないように筋力トレーニングなどを行うが，進行に合わせて呼吸理学療法や日常生活動作の指導が重要になる．自助具や車椅子，コミュニケーションエイドなどの利用については，他の専門職種との連携が求められる．

5. 脊髄損傷

1) 代表的疾患とその病態

脊髄損傷は内因性（変性疾患や腫瘍，脊椎疾患など）と外因性（交通事故，スポーツ外傷など）に大別され，損傷された部位により，頸髄損傷，胸髄損傷，腰髄損傷，仙髄損傷とよばれる．また，麻痺の範囲により四肢麻痺と対麻痺に，麻痺の程度により完全麻痺と不全麻痺に分かれる．不全麻痺の場合の機能障害は，損傷部位により異なる（図7）．

(1) 四肢麻痺（頸髄損傷）

頸髄損傷の場合，上下肢の運動が障害される．上肢の運動障害は頸髄の髄節ごとに変化し，損傷部位に応じた痙性麻痺や感覚障害が生じる．また，膀胱直腸障害や二次的合併症として褥瘡や関節可動域制限が生じる．

(2) 対麻痺（胸髄より下位の損傷）

胸髄より下位の損傷の場合，主に下肢の運動が障害され，損傷部位に応じて痙性麻痺，感覚障害が生じる．四肢麻痺と同様に，膀胱直腸障害や二次的合併症としての褥瘡や関節可動域制限が生じる．

2) 理学療法介入の目的と内容

(1) 目的

脊髄損傷患者の理学療法介入の目的は，残存機能を可能な限り引き出し，日常生活能力を高めることにある．損傷部位によって目標は変化するが，利用できる残存機能を把握し，維持，増強を図る．

(2) 内容

a. 四肢麻痺

急性期は脊髄ショック期があるため，損傷髄節以下の機能は失われる．この時期には，二次的な合併症を予防する体位変換や良肢位保持，関節可動域練習を行う．呼吸筋麻痺による拘束性換気障害に対する呼吸理学療法が必要になる場合もある．その後，筋力トレーニングにより残存筋力の維持を図り，日常生活動作練習を中心に取り組む．

b. 対麻痺

四肢麻痺と同様に，急性期には二次的な合併症を予防する体位変換，関節可動域練習を中心に行い，状態に応じて残存筋力トレーニング，日常生活動作練習を行う．下肢の筋萎縮や骨萎縮予防のための立位，歩行練習も行う．車椅子を主体とした日常的な移動方法に関連するさまざまな動作も練習する．

> **覚えよう！**
> ウートフ徴候（Uhthoff sign）
> 体温上昇によって現れる一過性の神経症状．

脊髄損傷（spinal cord injury）

四肢麻痺（quadriplegia）

> **MEMO**
> 膀胱直腸障害
> 脊髄損傷によって発生する神経症状の一つで，排尿排便に支障をきたす．特に神経因性膀胱を生じやすい．

対麻痺（paraplegia）

> **MEMO**
> 脊髄ショック（spinal shock）
> 急性脊髄損傷にみられる一次性の弛緩性麻痺．

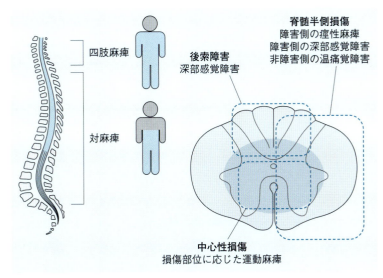

図7 脊髄損傷の部位と症状

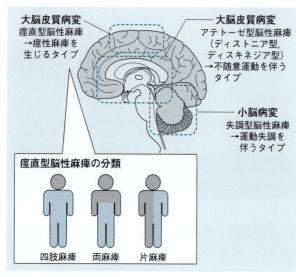

図8 脳性麻痺のタイプ

> 📝 **MEMO**
> 脳性麻痺 (cerebral palsy) の原因
> ● 出生前：子宮内感染症，脳奇形．
> ● 周産期：低体重出生，重症新生児仮死．
> ● 生後：髄膜炎，外傷．

> 👁 **覚えよう！**
> 脳室周囲白質軟化症（periventricular leukomalacia：PVL）は，側脳室周囲白質に局所的な虚血性壊死が生じる疾患であり，未熟な脳における血管分布の未発達に起因する．脳性麻痺の最も大きな原因疾患の一つである．

> 📝 **MEMO**
> 例えば，中枢神経障害が生じた状態で成長したとき，痙性麻痺や筋力低下によって，関節拘縮や低体重などの二次的な問題が生じやすい．

6. 小児疾患

1) 代表的疾患とその病態

(1) 脳性麻痺

　小児期に生じる脳性運動障害の代表が脳性麻痺である．脳性麻痺とは発達期に生じた脳の非進行性病変に伴う運動障害の包括用語であり，その原因には，脳奇形や脳室周囲白質軟化症，重症新生児仮死などがある．また，損傷部位により，痙直型脳性麻痺（皮質脊髄路損傷）やアテトーゼ型脳性麻痺（大脳基底核損傷）などの病態がある．痙直型脳性麻痺は，麻痺の分布によって四肢麻痺，両麻痺，片麻痺などに大別される（図8）．乳児期から運動障害が生じるため，柔軟な脳の可塑的変化により高い運動機能を獲得していく場合や，逆に運動経験の不足により運動障害が重症化する場合がある．

(2) 二分脊椎

　小児期に生じる脊髄性運動障害の代表が二分脊椎である．二分脊椎は胎生4〜5週頃に起こる神経管閉鎖不全で，脊髄が脊椎管外に出て癒着，損傷する場合もある．潜在性と顕在性があり，顕在性では出生直後に閉鎖術が行われる．好発部位は腰仙髄で，損傷部位に応じて麻痺が生じる．

2) 理学療法介入の目的と内容

(1) 目的

　大人と同様に，大脳皮質や基底核，脊髄など，損傷部位に応じて運動障害が生じるが，小児期ではこれに加えて運動発達の影響を加味する必要がある．理学療法介入の目的はライフサイクルによって異なる．乳幼児期には運動発達の促進が主目的であり，可能な限り運動機能の獲得をめざす．また，さまざまな運動経験を通じて，全人的な発達の基礎をつくることを念頭に介入する．学童期以降は活動量の増加が主目的となり，成長期の身長や体重の増加に応じた運動機能の維持，向上をめざす．

(2) 内容

● 脳性麻痺：乳幼児期の運動発達に応じて，筋力，バランス機能，移動能力に対するさまざまなトレーニングを行う．獲得をめざす動作については，介助下であっても繰り返し経験することにより，基本動作の学習機会を提供する．座位や立位などの荷重を伴う姿勢は，筋骨格系の成長を促し，関節拘縮や変形を予防するために重要である．学童期以降では，筋力トレーニングやストレッチなどにより，関節拘縮や変形の悪化に対する管理が重要な課題になる．また，学校生活で要求されるさまざまな課題に対して運動面からサポートする．

● 二分脊椎：脳性麻痺と同様に，乳幼児期には基本動作に対する学習が重要になる．その後，学童期を通じて，ストレッチ，筋力トレーニングや歩行トレーニングを行うことで関節拘縮の予防や残存筋力の維持を図る．成長に応じて，足部や座面の褥瘡予防や排尿排便コントロールなど，日常生活上の課題に対する動作を指導する．

■ **引用文献**

1) 塚田　稔：可塑性神経回路とそのモデル．甘利俊一，酒田英夫編：脳とニューラルネット．朝倉書店；1994．p.269-92．
2) Nudo RJ, Plautz EJ, et al.：Role of adaptive plasticity in recovery of function after damage to motor cortex. Muscle Nerve 2001；24：1000-19.

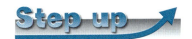

中枢神経系の領域（脳梗塞の再生医療）で活躍する理学療法士

1. 仕事の内容

　筆者は，札幌医科大学附属病院のリハビリテーション部で働いています．当院は，26診療科，18の中央部門から組織されており，リハビリテーション部は中央部門に属しています．当院の病床数は938床で，中央部門には高度救命救急センターもあり，第三次救急医療を担う総合病院です．

　当院では，ほぼすべての診療科や高度救命救急センターからリハビリテーションの依頼があるため，脳血管，運動器，呼吸器，心大血管，がんリハビリテーションなど，すべての診療報酬体系に対応しています．リハビリテーション科の医師は7人おり，各科のリハビリテーション対象患者はリハビリテーション科の医師の処方により理学療法介入となります．そのため，担当する疾患も多岐にわたります．介入する時期もさまざまで，手術や外傷直後の超急性期から，化学療法や放射線療法中の慢性期に至るまで担当しています．リハビリテーション介入の場所も多く，ICU（intensive care unit；集中治療室）やNICU（neonatal intensive care unit；新生児集中治療室）などのベッドサイドから理学療法室または病院外での屋外歩行練習など，さまざまです（図1）．

　リハビリテーション部は，常勤の理学療法士が12人，作業療法士が4人，言語聴覚士が3人，柔道整復師が2人所属しており，その他にも当大学の保健医療学研究科の大学院生が臨床経験の目的で働いています．また，有資格者を対象にした研修制度もあり，数人の理学療法士や作業療法士が実際に患者を担当しながら研修を行っています．

　中枢神経系における当院の特徴は，脳神経外科で行われている覚醒下腫瘍摘出術と神経再生医療科での脳梗塞や脊髄損傷に対する再生医療です．

　当院の脳神経外科の患者の多くは脳腫瘍で，覚醒下腫瘍摘出術が行われています．覚醒下腫瘍摘出術とは，手術中に患者を麻酔から覚まして，話しかけながら腫瘍の摘出を進め，運動機能や言語機能を司る脳の部位を傷つけずに腫瘍を摘出する手術の方法です．リハビリテーション部では，手術前から患者の状態を把握し問題点への介入を進めています．手術後も可及的速やかに理学療法を再開し，運動麻痺などの後遺症の改善に努めています．また，手術にも同席し，術中の運動機能の評価を担当し，後遺症発現の予防や術後の理学療法へのスムーズな移行につなげています．

　現在，当大学では，神経再生医療科が中心となって脳梗塞や脊髄損傷（主に頸髄損傷）の患者を対象にした再生医療の治験を行っています．この治療方法は，さまざまな組織になることができる幹細胞の一つである骨髄間葉系幹細胞という細胞を用いて，脳梗塞や脊髄損傷で損傷した中枢神経を再生させ機能回復を図る治療法です．使用する骨髄間葉系幹細胞は，患者本人から採取した骨髄液から特殊な方法で約1億個の細胞に分離・培養して，静脈から点滴により移植します．脳梗塞などの中枢神経の損傷によって生じた運動麻痺などの後遺症にはリハビリテーションが有効な手段ですが，障害が重度であるほど後遺症は残存し，患者やその家族の生活を制限します．この治療方法を受けた患者の理学療法を担当し，従来の回復過程では考えられない運動機能や高次脳機能の改善を経験しました．理学療法士として治療と評価を繰り返し，より効果的な理学療法介入の確立をめざしています．

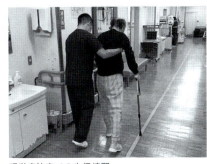
理学療法室での歩行練習．

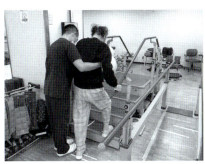
理学療法室での階段昇降練習．

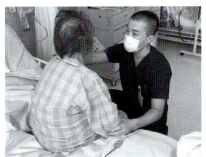
ベッドサイドでのアセスメント（座位練習）．

図1　理学療法の様子

また，勤務時間外に骨髄間葉系幹細胞移植とリハビリテーションの関係について動物実験などの基礎研究を行っています（図2）．骨髄間葉系幹細胞移植の効果をさらに高めるには，理学療法が必要不可欠です．どのような介入が神経の可塑性を促進するのかを明らかにし，実際の臨床に結びつけていくことが重要です．再生医療はさまざまな分野で注目を集めており，今後は当大学で行っている治療法の他にも新たな治療方法が数多く開発されてくると思われます．そのときに理学療法の役割を明確にするためにも基礎研究のデータを集めておくことが重要であると考え，日々研究に励んでいます．

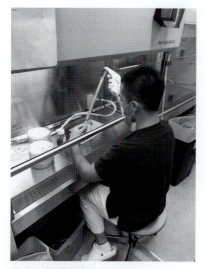

図2 基礎研究の様子
研究室での細胞培養．

2. 今の職業をめざした理由

高校卒業時，筆者は理学療法士になろうとはまったく思っていませんでした．理学療法士という職業さえ知りませんでした．志望大学の受験に失敗し，滑り止めにしていた出身校に進学しました．学校で勉強していくうちに，重要な職業であること，責任のある職業であることがわかり，やりがいを感じるようになりました．卒業後は回復期病棟のある病院に就職しました．回復期では自宅復帰が最大の目標になりますが，重度の運動麻痺や高次脳機能障害のために，自宅復帰が困難な患者も多く経験しました．縁があって今の職場に移り，中枢神経疾患の限界を打ち破る可能性のある再生医療に携わることができ，有意義で充実した時間を過ごしています．理学療法士になってよかったと実感しています．

3. 学生へのメッセージ

理学療法士は何かしらの障害をもった人にかかわる仕事です．それはすなわち，その後の人生を左右する仕事であると筆者は考えています．特に脳梗塞などの中枢神経疾患は障害が重度になることが多く，患者やその家族の負担は大きなものになります．最近の研究結果では，医療技術の進歩に伴い脳梗塞の死亡者数は減少していると報告されています．しかし，障害の重症度においては大きな変化はなく，依然重度の後遺症を有している人が多いとも報告されています．このような背景を考えると，リハビリテーションにかかわる私たち理学療法士の役割はこれからますます重要になると思われます．だからこそ，責任があり，やりがいのある仕事です．また，筆者がかかわっている再生医療のように，医療分野では常に新しい治療方法が開発されます．そのつど，勉強が必要になりますが，飽きない職業であると思います．

皆さんもこれからしっかりと学習し，資格を取得し，理学療法士の仕事の素晴らしさを感じてください．一緒に患者やその家族の笑顔のために頑張りましょう．

（佐々木雄一・札幌医科大学附属病院 リハビリテーション部）

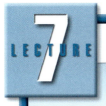

理学療法の主対象 (2)
運動器系

到達目標

- 運動器の障害がどのようなものであるかを理解する.
- 代表的な運動器疾患の病態について理解する.
- 各運動器疾患の病態に応じた基本的な理学療法介入を理解する.
- 運動器疾患への理学療法介入におけるリスク管理を理解する.

この講義を理解するために

　運動器の障害は，特定の疾患に罹患したことや，運動による負傷によって生じます．運動器の障害（運動器疾患）は，臨床現場で比較的馴染みのある障害ですが，その病態は多岐にわたります．それは，運動器には骨，関節，筋肉，腱，神経など種々のものがあることに伴って障害も多種多様なうえ，それぞれの運動器は他の運動器と複雑に関係し合って機能しているためです．また，どこか1か所の障害が運動全体に影響していることを常に意識しなければいけません．運動器疾患の理学療法は最も基本であり，他の疾患の理学療法を行ううえでも必要不可欠なので，しっかり理解しましょう．

　この講義の前に，以下の項目をあらかじめ学習しておきましょう．

- □ 基本的な四肢・体幹の解剖学を予習または復習しておく．
- □ 基本的な運動学を調べておく．
- □ 筋力増強，関節可動域運動，持久力トレーニングなどの基本的な運動療法を調べておく．
- □ 杖や装具など，起立・歩行補助具について調べておく．
- □ 身近な整形外科疾患について調べておく．
- □ スポーツとそれに伴う障害について調べておく．

講義を終えて確認すること

- □ 運動器疾患とはどのようなものか説明できる．
- □ 運動器の障害がどうして生じるかが説明できる．
- □ 運動器疾患に対する基本的な運動療法について理解できた．
- □ 運動器疾患の病態とそれに対応する物理療法について理解できた．
- □ 運動器疾患の理学療法におけるリスク管理について理解できた．

講義

運動器（locomotorium）

過用（overuse）
廃用（disuse）
誤用（misuse）

👁 覚えよう！
ロコモティブシンドローム
（locomotive syndrome）
ロコモともよばれ，運動器の機能低下や障害のために自立度が低下し，寝たきりや介護が必要となるハイリスクな状態．

👁 覚えよう！
保存（的）療法
理学療法や作業療法，薬物療法，放射線療法など，手術以外の治療法．
観血的治療
一般的には手術を指す．出血を伴うことからこのような名称になっている．

骨折（fracture）
不全骨折
（incomplete fracture）

💡 ここがポイント！
多くの合併症は骨折部位と解剖学的な関連が深いため，外力の方向と神経や血管などの位置関係を把握しておくことが大切である．

📝 MEMO
骨の機能
- 運動（筋，靱帯などの付着）
- 保護（脳，内臓など）
- 支持（姿勢，体重）
- 無機質（カルシウムなど）の貯蔵
- 造血

1. 運動器疾患に対する理学療法とは

近年,「運動器」や「運動器障害」「ロコモティブシンドローム」という単語を耳にする機会が増えている．運動器とは，身体を支持し，移動や運動を行う器官のことで，骨，関節，筋肉，靱帯，腱，神経などを指す．運動器の障害は，特定の疾患に罹患したことで生じることもあるが，多くは運動量や負荷が過剰になったり（過用），逆に不足していたり（廃用），あるいは運動方法が誤っていること（誤用）によって生じる．こうした運動器の障害により寝たきりを引き起こす症状群をロコモティブシンドロームとよんでいる．このような運動器疾患（骨折や変形性関節症など）は，主として整形外科領域の疾患である．そのため，「運動器疾患≒整形外科疾患」ととらえればよい．

2. 骨折

骨折は，外力の作用により，骨組織の連続性の途切れた状態をいう．骨にひびが入った状態は不全骨折とよばれる．骨折は骨の強度を超える外力がかかったときに生じるが，軽微な外力が同一部位に繰り返しかかった場合や，疾患により骨が脆弱になった場合には軽微な外力がかかっても生じる．

1）骨折の症状

骨の表面を覆う骨膜は神経や血管が豊富なため，疼痛，出血，腫脹を生じる．また，骨の連続性が絶たれるため，変形や異常な可動性を生じる．

合併症は，皮膚損傷，筋肉損傷，血管損傷，神経損傷などの外力による直接的なものと，外傷性ショックや脂肪塞栓のように出血や脂質代謝異常から生じるもの，治療および治癒の過程で生じる拘縮，筋力低下，深部静脈血栓など数多く存在する．

2）骨折の種類

骨折には，骨折部位や骨折の仕方により種々の分類法がある．以下，代表的な分類を紹介するが，詳細は整形外科学や骨折の成書を参考にしてほしい．

（1）原因による分類
- 外傷性骨折：骨の強度よりも強い外力（外傷）により生じる．
- 介達骨折：自らの筋肉の異常な収縮により生じる．
- 疲労骨折：もともと健常な骨に繰り返し外力が加わり生じる．
- 病的骨折：骨が病的に脆弱となり，正常ならば耐えられる程度の外力で生じる．

（2）骨折線の形状による分類（図1）
- 横骨折：骨の長軸に対し，ほぼ垂直に骨折線が生じる．
- 斜骨折：骨の長軸に対し，斜めに骨折線が生じる．
- らせん骨折：骨にひねる力が加わり，らせん状に骨折線が生じる．
- 粉砕骨折：骨がばらばらに砕けているもの．
- 圧迫骨折：骨同士の圧迫により押しつぶされたもの．
- 裂離骨折：筋肉や靱帯により引きちぎられたもの．
- その他：部分的に骨折を生じている亀裂骨折や若木骨折，竹節（状）骨折など．

（3）骨折部と外部の交通の有無による分類
- 皮下骨折：骨折部と外界に交通がないもの．単純骨折とよばれていた．

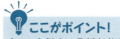

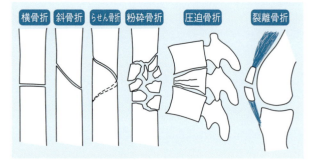

図1　骨折線による分類

- 開放骨折：骨折部と外界が交通しているもの．骨折部と外界が交通すると，外界の菌や異物などで汚染され，治療が困難なため複雑骨折とよばれた．

3）代表的疾患とその病態

(1) 大腿骨頸部骨折
股関節周囲の大腿骨基部の骨折である．多くは高齢者が転倒した際に生じる．早期離床を促すために，人工骨頭や強固な内固定術などの観血的治療が用いられる（図2）．

(2) 脊椎圧迫骨折
高齢者に多発する骨折で，尻もちをつくように転倒した際や重い物を持ち上げた際に，椎骨の椎体がその上下の椎体に圧迫され押しつぶされて生じる．症状は，骨折部の疼痛や，脊柱の変形が生じる．

(3) 橈骨遠位端骨折
高齢者あるいは10歳以下の小児でよくみられる骨折で，転倒によって手をついたときに生じる．症状は，手関節痛と腫脹である．以前は保存療法を行っていたが，現在は内固定することにより早期から安定性が得られる．

4）理学療法介入の目的と内容
治療は局所の安静が強いられるため，拘縮や筋力低下が生じやすい．下肢の骨折では荷重制限が設けられることが多く，移動能力が低下するため，移動能力の確保や，骨折の治癒過程に合わせた部分荷重練習が重要となる．高齢者は全身機能の低下や肺炎を合併しやすく，より全身的・積極的な介入が必要である．

3. 関節リウマチとその関連疾患

関節リウマチは，類似疾患がきわめて多く，それらを含めてリウマチ性疾患と総称される．リウマチは，関節炎を主体とする代表的な運動器疾患であるが，全身状態の不良，虹彩炎や血管炎，腎炎などを伴うことが多い．

1）代表的疾患とその病態

(1) 関節リウマチ
原因不明の自己免疫疾患で，多発性で左右対称性に発症する．特に，両手のこわばりから発症することが多い．組織からみると，滑膜から発症し関節自体や骨の破壊へと進む．症状は，関節の疼痛，変形，不安定性，末期には強直などを示す．増悪と軽快を繰り返す慢性進行性の疾患である（図3）．

治療はもともと疼痛緩和が目標であったが，1990年代に入りメトトレキサートが使用され，関節破壊にも著効を示した．炎症に効果の高い生物学的製剤も使われるようになり，以前と比べ劇的に改善する患者が増えた．また，早期からの治療が機能予後を改善するため，日本リウマチ学会は早期リウマチ診断基準を作成している（表1）．

(2) 若年性特発性関節炎（若年性関節リウマチ）
関節リウマチが一般に成年以後に発症するのに対し，16歳未満の小児に発症する関節炎である．病型として大きく以下の3つに分けられる．

- 多関節型：成人のものと類似しており，発症後，半年以内に5関節以上の関節炎を示す．
- 少関節型：発症後，半年以内に4関節以下の関節炎を生じる．ふつう非対称性で，膝関節や足関節に生じやすい．
- 全身型：スティル（Still）病ともよばれ，関節炎以外に皮疹やリンパ節の腫れ，心

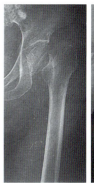
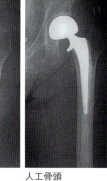
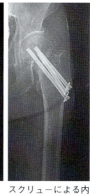

骨折直後　　人工骨頭　　スクリューによる内固定（別症例）

図2　大腿骨頸部骨折と観血的治療

覚えよう！
「交通する」「連絡する」
医学書でよく目にする表現であるが，辞書などでも適切にこれらの用語を説明しているものは見当たらないため，初学者にはわかりにくい表現である．どちらも「接続している」「つながっている」という意味でとらえればよい．

気をつけよう！
高齢者の臥床は肺炎を併発しやすく，骨折後1年以内の死亡率は正常高齢者の倍程度となる．

関節リウマチ
(rheumatoid arthritis：RA)

MEMO
リウマチは，一般的には「リューマチ」と表記されることが多いが，医学用語としては「リウマチ」を使用する．「リウマチ熱」という高熱，関節炎，心臓の炎症を伴う疾患があるが，これは溶連菌による感染症でリウマチとは異なる．

若年性特発性関節炎
(juvenile idiopathic arthritis：JIA)

若年性関節リウマチ
(juvenile rheumatoid arthritis：JRA)

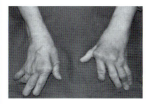

図3　関節リウマチ特有の手指変形

中手指節間関節での尺側偏位，指節間関節での屈曲や過伸展がみられる．

調べてみよう
リウマチの病態を理解したうえで理学療法を行うには，整形外科学の知識だけでなく，内科学の知識も必須である．

MEMO
関節リウマチの有病率は人口の1％弱で，総患者数は70〜100万人といわれている．男女比は1：4〜5で圧倒的に女性に多い．発症年齢は20〜50代．

MEMO
弛張熱（remittent fever）
発熱の仕方にはさまざまなパターン（熱型）があり，弛張熱は日変動が1℃以上で，かつ37℃より下がることのない熱型をいう．

悪性関節リウマチ（malignant rheumatoid arthritis：MRA）
リウマトイド血管炎（rheumatoid vasculitis：RV）

ここがポイント！
関節保護として，手指や手関節のような小関節に負担をかけない日常生活指導や，装具による関節の保護などが行われている．しかし，実際には関節保護と機能（運動能力）維持とが両立しないこともあり，理学療法プログラムの作成は難しい．例えば，離床と安静回避は心肺機能などに良い結果をもたらすが，立位や移動に伴う頸部への負担から頸髄症を生じ，四肢麻痺などを伴う危険も含んでいる．

MEMO
リウマチ体操は，全身の関節の自動的関節可動域運動を主体とした体操で，家庭でも行いやすい．可動域を維持するためにゆっくり大きく動かし，関節症状の悪化がないか日々確認することにより，症状の変化を迅速に確認できる．

変形性関節症（osteoarthritis：OA）

覚えよう！
関節水腫は一般に「水がたまる」といわれる状態で，炎症による関節液の過剰貯留を指す．

骨壊死（osteonecrosis）

表1　早期関節リウマチの診断基準（日本リウマチ学会）

1. 3関節以上の圧痛または他動運動痛
2. 2関節以上の腫脹
3. 朝のこわばり
4. リウマトイド結節
5. 赤沈20mm以上の高値またはCRP陽性
6. リウマトイド因子陽性

以上6項目中，3項目以上を満たすものを早期RAとし，該当する患者は詳細に経過を観察し，病態に応じて適切な治療を開始する必要がある．

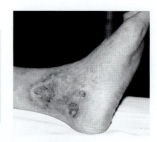
図4　悪性関節リウマチの潰瘍

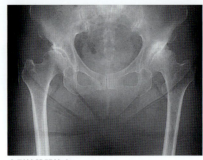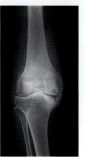

変形性股関節症　　　　　変形性膝関節症
図5　変形性関節症
関節列隙の狭小化，骨棘形成，軟骨下骨の骨硬化などがみられる．

膜炎など関節外症状が強く出る．特徴として弛張熱がある．

(3) 悪性関節リウマチ（リウマトイド血管炎）
難治性で症状が重篤で，特に血管炎が著明な疾患である．症状は，血管炎に伴う潰瘍（図4），間質性肺炎や肺線維症，心筋炎などで，重篤かつ難治性の病態を示す．

2) 理学療法介入の目的と内容
理学療法介入の目的は，関節保護を最優先しつつ，関節可動域や筋力を維持し，日常生活をできるだけ支障なく送れるようにすることにある．理学療法は，疼痛緩和のための温熱療法，リウマチ体操などの運動療法による全身の可動域運動と，関節保護のための生活指導が治療の主体となる．

4. 関節疾患

1) 代表的疾患とその病態

(1) 変形性関節症
変形性関節症は，関節軟骨の破壊を主徴とする疾患の代表といえる．どこの関節でも発症するが，より荷重のかかる股関節や膝関節での頻度が高い（図5）．原因が特定できない一次性変形性関節症と，他の疾患から続発する二次性変形性関節症がある．発生頻度は加齢とともに増し，特に女性や肥満者で好発する．X線画像上は，関節列隙の狭小化，骨棘形成，骨嚢胞などの所見がみられる．主症状は，当該関節の変形と疼痛，関節水腫であり，それらに伴い関節可動域制限，筋力低下や筋萎縮を生じる．

- **変形性股関節症**：日本人では臼蓋形成不全および発育性股関節形成不全から生じた二次性のものの頻度が高い．
- **変形性膝関節症**：中年以降で膝関節の疼痛やO脚変形があれば，ほとんどの場合，変形性膝関節症と考えてよいぐらい発生頻度が高い．一次性が多いが，片側性にみられる場合は二次性のものが多い．

(2) 骨壊死
骨壊死は，骨への血流阻害による阻血性（無腐性）骨壊死である．大腿骨頭や上腕骨頭などが好発部位である．発育期から思春期にみられる骨壊死は骨端症とよばれ，

ペルテス病など種々のものが報告されている．スポーツ障害による骨端症は後述する．

(3) 発育性股関節形成不全

以前は先天性股関節脱臼とよばれていた．周産期，出生後の発育過程で，大腿骨頭が関節包内で脱臼または亜脱臼にあり，通常3，4か月健診で開排制限により見つかる．

2) 理学療法介入の目的と内容

関節疾患の種類は多く，対処法はそれぞれ異なる部分も多いので，以下，最も多く，かつ関節疾患の基本的な治療が行われる変形性関節症について述べる．

理学療法では，関節の安定性を向上させるための筋力増強運動，廃用または変形に伴う拘縮に対する関節可動域運動やストレッチング，および鎮痛のために用いられる温熱療法を中心とした物理療法が行われる．

5. 末梢神経損傷

圧迫や牽引，外傷のみならず，放射線，低温，薬物などによる化学的損傷など，さまざまな原因で生じる末梢神経の機能障害や損傷により神経麻痺を生じた状態を末梢神経損傷とよぶ．重症度の分類は，一般的にはセドンの分類が用いられる（**表2**）．症状は，損傷の程度によるが，軽度の場合にはしびれや軽い脱力，重症になると運動麻痺（弛緩性麻痺）や感覚脱出が，自律神経障害が支配領域にみられる．

1) 代表的疾患とその病態

(1) 橈骨神経麻痺

手の橈側に感覚障害を生じる．手関節や手指の伸筋はすべて橈骨神経支配のため，この部の障害は下垂手とよばれる手が垂れ下がったような麻痺を呈する．

(2) 正中神経麻痺

橈骨遠位端骨折に伴うことが多く，手掌部の尺側の感覚障害，母指の対立不全を生じる．母指の対立ができずサルのような手の使い方になるので，猿手とよばれる．

(3) 尺骨神経麻痺

手の尺側に感覚障害を生じる．環指や小指の指節間（IP）関節を伸展できず鉤爪のように見えることから鷲手とよばれる変形を示す（**図6**）．

(4) 腕神経叢麻痺

腕神経叢は複雑な形態で末梢までの距離が遠いため，機能回復は難しい．原因としては，オートバイ乗車中の交通事故により強力な牽引が腕神経叢に加わり，損傷する例が最も多い．また，その際に脊髄神経根が脊髄から引き抜かれるものを引き抜き損傷とよび，神経再生に関してはきわめて予後不良である．

(5) 腓骨神経麻痺

意識障害や安静臥床の強制などで腓骨頭部が長時間圧迫されると，高頻度で発生する．典型例では，足関節以遠の背屈や伸筋の麻痺による下垂足を呈す．医療現場では比較的よくみられる神経損傷であるが，多くは一過性神経伝導障害なので機能予後は良い．

表2 セドンの分類

	病態	治療，予後
一過性神経伝導障害 (neurapraxia)	器質的な障害がほとんどなく，一時的に神経伝導が障害されたもの	特に治療しなくても，数分から数週間で完全回復する
軸索断裂 (axonotmesis)	軸索は断裂しているが神経内膜に損傷がないもの	ほとんどは自然治癒するが，回復が不良の場合，神経剝離術を施行する場合がある
神経断裂 (neurotmesis)	神経が完全に断裂しているもの	縫合術など手術をしなくてはならない場合が多く，回復しないこともある

MEMO

ペルテス（Perthes）病
骨端症の代表ともいえる疾患で，原因は不明であるが大腿骨頭の骨端が阻血性壊死を生じたものである．4〜7歳の男児に好発し，股関節痛と開排制限，歩容異常で発見される．

ここがポイント！
以前は，関節に負荷をかけないように免荷や安静が行われていたが，廃用によって筋力低下や拘縮が進行するため，免荷はT杖歩行程度にとどめ，積極的に筋力増強を行う．変形性膝関節症では大腿四頭筋，変形性股関節症では中殿筋を中心とする股関節外転筋筋力の増強を主として行う．

セドン（Seddon）の分類

下垂手（drop hand）

MEMO

猿手（ape hand）
サルのように母指の対立ができなくなると表現されることも多いが，ニホンザルは対立が可能なため，猿手という名称は日本人には馴染みのない手の変形といえる．

指節間（interphalangeal：IP）関節
鷲手，鉤爪手（claw hand）

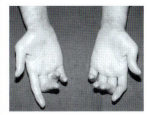
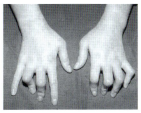

図6 尺骨神経麻痺

MEMO
腕神経叢損傷による麻痺
上位型麻痺：肩関節外転，肘関節屈曲などが障害される．
下位型麻痺：手指麻痺を生じる．
全型麻痺：上肢機能はほぼ全廃となる．

2）理学療法介入の目的と内容

末梢神経損傷における理学療法では，合併症の予防と神経麻痺の回復に合わせた機能練習を目的とする．神経縫合術や神経移植術が行われている場合は，再断裂のおそれがあるため早期には術部に牽引がかからないように留意する．

末梢神経損傷では，多少なりとも運動麻痺を伴うため拘縮を生じやすく，受傷直後からの関節可動域運動，場合によっては装具による良肢位保持が必要となる．拘縮を生じた場合は，温熱療法や超音波療法などの物理療法とストレッチングが追加される．

障害を受けた神経の支配筋がわずかでも収縮を認めるようなら筋力増強運動を行う．運動学習としては神経筋再教育があり，受傷後できるだけ早期から開始する．

6. 脊椎疾患

脊椎疾患の多くは加齢（退行変性）により生じ，軽症なものは無症状のことも多い．脊椎の動きは，椎間板と後方の左右一対の椎間関節によるため，同時に障害を生じやすい．また，同高位の後縦靱帯や黄色靱帯が変性・骨化したり，椎間板自体が髄核の突出（椎間板ヘルニア）を生じ，脊髄や神経根，馬尾神経に影響することがある．

1）代表的疾患とその病態

（1）変形性脊椎症

変形性脊椎症は，変形性関節症が脊椎に生じたもので，椎間板や椎間関節の狭小化，骨棘形成などによる脊柱の可動域制限と背部痛を主徴とする疾患である．脊柱管が狭くなる脊柱管狭窄の原因になることも多い．

（2）変形性頸椎症（頸椎症）

変形性頸椎症は，頸椎の変性疾患の代表ともいえる疾患である．骨棘形成や椎骨のずれなどから脊髄や神経根が障害される．脊髄を圧迫し神経障害を生じたものが脊髄症で，痙性に伴う手指巧緻性障害，感覚障害，しびれ，膀胱直腸障害などが生じる．神経根を圧迫・障害するものが神経根症で，後頸部や上肢の痛みや感覚障害，弛緩性の運動障害などを生じる．両者の症状が重なった脊髄神経根症もある．

変形性脊椎症
（spondylosis deformans, osteoarthritis of the spine）

変形性頸椎症
（cervical spondylosis）

脊髄症（myelopathy）

神経根症（radiculopathy）

脊髄神経根症
（myeloradiculopathy）

腰痛症（low back pain）

腰椎椎間板ヘルニア
（lumbar disc herniation：LDH）

（3）腰痛症

腰痛症は疾患名ではなく症状名であり，原因にかかわらず背部下方の痛みの総称である．多くは原因疾患が特定できず，筋疲労や不良姿勢，筋膜などによる症状が「いわゆる腰痛症」ととらえられている．以前は，急性発症した腰痛症には安静が第一選択とされていたが，現在ではふつうに日常活動を続けるほうが良いとされている．慢性腰痛においては，エアロビクスなどの運動が症状軽減に有効とされている．

（4）腰椎椎間板ヘルニア

腰椎椎間板ヘルニアは，椎間板の髄核が線維輪を穿破し，馬尾または神経根を圧迫して神経症状を起こす病態である．

MEMO
後縦靱帯骨化症
（ossification of posterior longitudinal ligament：OPLL）
日本では男性の4％，女性の2％に発生するといわれている．

（5）後縦靱帯骨化症

椎骨の椎体後部を走る後縦靱帯が骨化・肥厚し脊髄や神経根を圧迫するもので，難病として特定疾患に認定されている．通常，ゆっくりと症状は進行するが，転倒などを契機に脊髄麻痺が一気に進行する場合もある．症状が重篤な場合は除圧術や固定術などの観血的治療が選択される（図7）．

2）理学療法介入の目的と内容

保存療法としては，牽引がよく行われていたが，最近は効果が疑問視され行われなくなってきている．観血的治療後（術直後）では，術部に厳格な安静を強いられる場合があるが，術部に影響がない限り，周囲の関節の運動性とADLの制限を最小限にすることが保存療法ともども求められる．

MEMO
脊椎疾患では，当該関節だけでなく，その周囲の脊椎や四肢の関節にも可動域運動を行うことで，当該関節にかかる負荷を軽減するとともに，動きが制限されている部分を補うことができる．関節可動域制限があると，拘縮を生じている場合だけでなく，脊髄症にみられるような筋緊張の亢進（痙性）による可動範囲の減少，神経根障害による疼痛からの二次性の可動域制限も生じる．また，筋拘縮は，筋紡錘への伸張刺激を強く伝えるため，伸張反射がより亢進する．痙性による運動の障害を軽減するためにも伸張運動は不可欠である．

7　理学療法の主対象（2）　運動器系

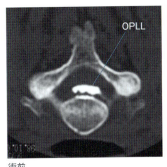
術前

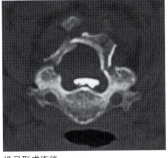
椎弓形成術後

図7　後縦靱帯骨化症（頸椎CT画像）
椎孔が除圧術（椎弓形成術）により広げられたことがわかる．

疼痛や不動による廃用や，疾患自体の影響による筋力低下には，筋力増強運動を行う．随意運動の再学習も効果的である．

7. スポーツ障害，スポーツ外傷

スポーツ障害とは，スポーツにより生じる障害全般をいう．多くは使いすぎによる運動器の障害であるが，ボクシングのパンチドランカーのような脳障害も含まれる．突発的な外傷（アクシデント）による障害は，スポーツ外傷という．

1）代表的疾患とその病態
(1) スポーツ障害
a. 野球肩，野球肘，テニス肘

どの障害も，障害名のスポーツを繰り返すことにより生じる局所の損傷で，該当スポーツのスキルが低いときに生じやすい．スキルが低いと身体各部に無理な力がかかりやすく，身体自体がそのスポーツに適応できていないために生じる．

b. 骨端症

成長期の，まだ骨として不安定な骨端核に，スポーツによる外力が繰り返し加わることにより生じる阻血性骨壊死である．X線で骨変化がみられ，疼痛を伴う．繰り返しの走行やウサギ跳びのような無理な運動により膝蓋靱帯が刺激され，脛骨粗面の壊死を生じるオスグッド-シュラッター病や，長時間の走行による踵骨の骨端部に生じるシーバー病など，さまざまな疾患がある．

c. 疲労骨折

長距離走や慣れないスポーツを繰り返したときに生じる．10代の男子で頻度が高い．主に脛骨で生じ，脛骨上1/3に生じる疾走型と，下1/3に生じる跳躍型に分けられる．また，登山などで中足骨に生じる疲労骨折を行軍骨折という．

(2) スポーツ外傷
a. 捻挫，肉離れ

靱帯の損傷を捻挫，筋肉および腱の損傷を肉離れとよぶ．完全断裂または組織全体にわたる損傷は保存療法では対応できず，観血的治療となる場合も多い．

b. 膝関節の靱帯損傷

膝関節は運動性と安定性が必要だが，屈伸運動しかできず，また長い大腿骨と脛骨が膝関節に強い負荷を与えやすい構造となっている．

- 前十字靱帯損傷：成長期の女子に多くみられ，ジャンプや着地の際に膝関節をひねって生じる単独損傷が多い．日常生活でも支障をきたすことが多く，治療には多くの場合，観血的治療として靱帯再建術が行われる．
- 後十字靱帯損傷：ラグビーのようなコンタクトスポーツで，脛骨を前方から強く押し込まれるような力が加わったときに生じる靱帯損傷である．大腿四頭筋を中心とした筋力増強などの保存療法で症状が改善するものが多い．

MEMO
野球肩は，投球動作を繰り返す投手や捕手の肩で多発する．肩関節は構造が複雑なうえに投球動作の力学的な複雑さが相まって，棘上筋腱損傷や関節包炎，上腕二頭筋腱炎など，さまざまな肩関節障害を生じやすい．野球肩はそれら障害の総称である．
野球肘も同様に投球動作の過用で生じやすい．多くは，徐々に疼痛が悪化していく．外側型では橈骨頭や外側上顆，内側型では内側側副靱帯や内側上顆に微細損傷が生じ，症状が進行すると壊死や剥離骨折などを生じる．慢性化しやすいので，肘に痛みが出た初期の段階で慎重に対応する．
テニス肘では，特にバックハンドストロークで生じる外側上顆炎が多い．雑巾を絞るように前腕をひねったり，物を持ったりしただけでも痛みが生じるため，日常生活にも支障をきたす．

オスグッド-シュラッター（Osgood-Schlatter）病
シーバー（Sever）病

MEMO
捻挫，肉離れの障害の程度
I度：ごく軽微な損傷，II度：部分断裂，III度：完全断裂または組織全体にわたる損傷．

MEMO
前十字靱帯損傷
（anterior cruciate ligament〈ACL〉injury）
前十字靱帯は，大腿骨に対し脛骨が前方にずれようとするのを制限する靱帯であるため，同部が損傷すると脛骨の前方引き出し現象が生じる．また，膝の伸筋の収縮は脛骨を前方に引き出す作用があるため，歩行の立脚期（足が地面に接地している間）中に膝の伸筋が作用すると膝くずれを生じる．

MEMO
後十字靱帯損傷
（posterior cruciate ligament〈PCL〉injury）
後十字靱帯は，大腿骨に対し脛骨が後方にずれるのを制限する靱帯であるため，この損傷は脛骨の後方引き出し現象を生じる．

内側側副靱帯損傷
(medial collateral ligament 〈MCL〉 injury, tibial collateral ligament injury)

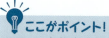
ここがポイント！
RICE は，安静 (Rest)，冷却 (Icing)，圧迫 (Compression)，挙上 (Elevation)，PRICE はこれに保護 (Protection) を加えた急性外傷の応急処置である．
- 保護：テーピングやギプス，装具固定などで損傷部位を保護し，ストレスを軽減する．
- 安静：患部の運動を抑制し，組織損傷の拡大を防ぐ．過度の安静は組織修復を阻害するので，適当な運動負荷を与える工夫も必要である．
- 冷却：氷やアイスパック，循環冷却水などを用いて炎症を抑え，疼痛を和らげる．冷却温度が低いほど効果が高いが，長時間に及ぶと凍傷を生じる危険もあるので注意する．
- 圧迫：弾性包帯やテーピングで損傷部位に圧力を加え，腫脹を抑える．過度の圧迫は循環障害を招くため，皮膚の状態を頻回にチェックし，異常感覚がないか確認する．
- 挙上：患部を心臓よりも高くすることで腫脹を防ぐ．部位によっては常時上げておくことが難しいので，臥床時のみに行われることが多い．

人工股関節全置換術
(total hip arthroplasty：THA)
人工膝関節全置換術
(total knee arthroplasty：TKA)

MEMO
骨切り術 (osteotomy) と免荷
一般的な骨折はそのまま癒合すればよいが，骨切り術のように骨梁の配置などがもともとの骨組織と異なる場合は，一度吸収期を経た後にその部位に適応した骨梁の配置となる．吸収期は骨が脆弱で圧潰を生じやすいため免荷期間が長くなる．これは，別の所から骨をもってくる骨移植でも同様である．どちらも全荷重が可能になるには 3〜6 か月の期間が必要である．同様に，靱帯の移植も一度脆弱になった後に，その部位のストレスに適応する線維の走行となるのに 3〜6 か月の期間が必要である（スポーツへの復帰は 6 か月後）．偶然なのだろうが，不思議と一致している．

- 内側側副靱帯損傷：膝関節の靱帯損傷のなかで最も頻度が高い．膝関節に外側から力が加わり，外反を強制されることにより生じる．症状は，膝関節の外反不安定性と激痛を訴える．内側側副靱帯は比較的血流が多く修復機能も高いので，この靱帯単独の損傷の場合はほとんどが保存療法で修復できる．

2) 理学療法介入の目的と内容

スポーツ障害・外傷ともにさまざまなものがあるため，全体に共通する介入方法について説明する．それぞれの疾患に対する治療について知りたい場合は，整形外科あるいはスポーツ整形外科とそれにかかわる理学療法の成書を参考にしてほしい．

急性期には RICE あるいは PRICE とよばれる処置を行い，過度の炎症を抑え，スムーズな修復過程を促す．

急性期を過ぎると，組織の循環を良くするために温熱療法を，特に運動開始前に行う．徐々に患部に対するトレーニングを開始し，適当な負荷を損傷組織に与えることにより修復過程を進める．可能であれば，装具などで患部を保護しつつ，軽いスポーツトレーニングを再開する．

修復過程がほぼ完了する時期になると，本格的なスポーツトレーニングとともに，再損傷を防ぐためのスキルの向上や筋力増強などを続ける．

8. その他

運動器疾患では，種々の観血的治療前後の患者が理学療法の対象となる．同じ損傷でも，選択される手術とそれに対する理学療法は千差万別であり，一律に述べることは難しい．

以下，下肢の人工関節置換術と骨切り術の術後理学療法について説明する．

1) 代表的手術とその特徴

(1) 人工関節置換術

人工関節は，損傷を生じている関節を切除し，金属や高分子ポリエチレンなどのプラスチック，あるいはセラミックスで形成された代替物で置換する手術である．対をなす関節頭と関節窩の両方を置換する全置換術と，どちらか一方のみを置換する部分置換術に分けられる．股関節や膝関節が多いが，肩・肘・手指・足関節など全身の関節で行われている．除痛効果は高いが，必ずしも関節機能が改善するとは限らない．

(2) 骨切り術

骨を部分的に切離し，アライメントを整え固定する手術である．多くは関節の適合不良に対し，適合性を改善するために用いられる．変形のみを矯正する目的で行われることもある．下肢関節の骨切り術は免荷期間が必要なため高齢者には向かない．

2) 理学療法介入の目的と内容

下肢の人工関節の多くは，術後翌日あるいは翌々日から全荷重可能である．しかし，人工股関節は，股関節の後方からの侵入では屈曲・内転・内旋の複合運動で，前方からの進入では伸展・外旋の複合運動で脱臼が生じやすい（最近は，脱臼しにくくなってきている）．理学療法介入は，早期からの罹患関節周囲の筋力増強と可能な範囲での可動域運動，起居動作や荷重，歩行練習を行う．特に，脱臼を予防する動作指導が重要となる．

下肢の骨切り術では，多くの場合，骨癒合が終わるまで免荷期間が設けられる．そのため，松葉杖などによる免荷歩行の指導が必須となる．免荷している下肢では廃用による筋力低下や拘縮が生じやすく，骨切り部にストレスがかからないような筋力増強，可動域維持・増大のための理学療法が必要となる．

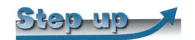

プロ野球（埼玉西武ライオンズ）で活躍する理学療法士

1. 仕事の内容

　日本野球機構（Nippon Professional Baseball Organization：NPB）に所属する球団のトレーナーでつくる日本プロ野球トレーナー協会（Japan Professional Baseball Athletic Trainers Society：JPBATS）には約140人の会員が所属しています．会員の所有資格は鍼師，灸師，マッサージ師，柔道整復師，理学療法士，日本体育協会公認アスレティックトレーナー，アメリカのトレーナー資格であるATC（Athletic Trainer Certified）など多岐にわたります．会員の約70%が鍼師，灸師の資格を有しており，同時に複数の資格を有している人も多いです．そのうち，理学療法士は，17人（約12%）が各球団で活動しています（2016年シーズン終了時点）．

　筆者が所属している埼玉西武ライオンズには，現在2人の理学療法士が在籍しています．筆者はリハビリテーショントレーナーという名称でトレーナー部門に所属し，もう1人の理学療法士はトレーニングコーチとしてトレーニング部門を担当しています．

　トレーナー部門には，筆者の他に鍼師，灸師や柔道整復師などの資格をもつ8人が1軍と2軍に分かれて選手のケアを担当しており，それを1人のメディカルコーディネーターが統括しています．トレーナー部門を含むメディカルチームは，チームドクター（1人），ゲームドクターグループ（7人），トレーニングコーチ（4人），メディカルコーディネーター（1人），トレーナー（8人），リハビリテーショントレーナー（1人）で構成されています．このメディカルチームで選手の日々のケア，コンディションの維持・強化や故障者の治療などを行っています（図1）．

　リハビリテーショントレーナーは，障害や外傷などでチーム全体の練習や試合から外れ，別メニューでの練習を余儀なくされた選手が全体練習に復帰できるまでを担当します．障害や外傷が起こった場合には，まずトレーナーと協力して医療機関への受診が必要かどうかを判断します．その結果，受診が必要と判断された場合にはチームドクターと連携し，受傷状況や受傷部位などからどの医療機関を受診するのが適切かを選択し，受診を手配します．受診の際には同行し，診察結果や治療方針について球団や首脳陣に報告・説明を行うとともに治療方針などに対して，本人，トレーナー部門，トレーニング部門や首脳陣が共通の認識をもてるように情報を共有します．また，手術療法が必要となった場合には医療機関の医師，理学療法士などとプロトコルや問題点を共有し連携して早期復帰をめざします．

　チームでは治療方針に基づきトレーナー部門，トレーニング部門と協力しながらリハビリテーションを行います．基本的な身体機能の改善だけでなく，野球競技そのものや各ポジションの競技特性に応じた身体機能の獲得が必要となります．そのため，メディカルリハビリテーションだけでなく，トレーニング室やグラウンドを利用してアスレチックリハビリテーションを行います．また，患部へのアプローチだけでなく，健常部分に対する患部外トレーニングも行い，練習に参加できない時間を無駄にせず，その時間を少しでも選手にとってプラスの経験にして

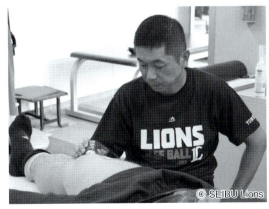

図1　超音波を用いたケア
必要に応じて各種物理療法を用いたケアを行います．

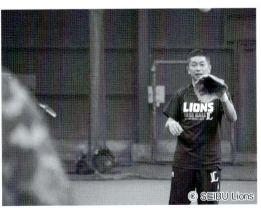

図2　選手とキャッチボールを行う筆者
競技復帰に必要な実技動作の確認を行います．

もらいたいと考えています.

　スポーツ選手のリハビリテーションのゴールは当然のことながら競技復帰です. 先にも述べたように全体練習に復帰できるまでが担当であるため, 競技復帰に向けた実技動作の確認も必要です. キャッチボールや守備練習のためのノック, 時にはバッティング練習のために打撃投手を務めることもあります（図2）.

　理学療法士だけでなくメディカルチームのもう一つの重要な役割は障害予防です. 一般の医療機関では, 不特定多数の患者が問題を抱えた状態で来院しますが, プロ野球チームではそれとは異なり, 特定の選手たちが対象で, そのほとんどが健常な状態からかかわることになります. そのため, 障害予防として日々のケアやトレーニングのなかで障害の原因になる可能性のある問題点に対処していくことが重要な課題となります. しかし, すべての障害を予防することは難しく, 同じような障害が複数の選手に起こることもあります. そのような場合には原因を検証し, さらなる予防につなげていくことが今後の課題になると考えています.

2. 今の職業をめざした理由

　筆者自身は少年野球しか野球経験はなく, 学生時代は陸上競技に明け暮れていました. そのなかで中学生のときに理学療法士という職業を知り, 自分のスポーツ経験を活かせる職業として理学療法士をめざしました. したがって, 自分自身のなかでは理学療法とスポーツは最初から結び付いていたと思います.

　卒業後は総合病院に勤務しながら, 休日に先輩が勤務する実業団バレーボールチームのお手伝いをしていました. その先輩の紹介もあり, 他の実業団チームから誘いを受け, トレーナーとして女子バレーボールチームに勤務したのがスポーツの世界に入るきっかけとなりました. その後, 当時チーム専属として活動している理学療法士が少なかったこともあり, 読売巨人軍からオファーをいただき, プロ野球でのキャリアをスタートさせました. その後, 埼玉西武ライオンズに移り現在に至っています.

3. 学生へのメッセージ

　スポーツにかかわることを希望して理学療法士をめざしている人も多いと思います. 筆者が実業団に勤務した当時は, 理学療法士としてではなくトレーナーとして契約していました. その後, プロ野球に入るときには理学療法士として契約をしました. しかし, 医療機関ではないプロ野球チームでは理学療法士の資格が必要なわけではなく, その知識や経験, 専門性が必要とされているといえます.

　現在, さまざまなスポーツで理学療法士が認知され, その需要が高まってきています. その背景にはスポーツ選手に対する各医療機関での対応が評価され, 選手や指導者にその重要性が浸透し認知された結果だと考えます.

　2020年の東京オリンピック開催に伴い, 国民のスポーツに対する機運がより高まり, ジュニアからシニアまで生涯スポーツへの参加は, 医療費削減の観点からも重要視されています. 学生スポーツや競技スポーツだけでなく, 幅広い年代層が気軽にスポーツに参加し楽しめる時代になりつつあります. そのなかで, スポーツにかかわる理学療法士の活躍の場はさらに広がっていくものと確信しています.

（米田　進・埼玉西武ライオンズ リハビリテーショントレーナー）

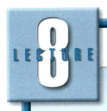

理学療法の主対象 (3)
内部障害系

到達目標

- 内部障害系疾患に対する理学療法の概要を理解する.
- 呼吸器の代表的疾患の病態および理学療法介入の目的と内容を理解する.
- 循環器の代表的疾患の病態および理学療法介入の目的と内容を理解する.
- 代謝の代表的疾患の病態および理学療法介入の目的と内容を理解する.

この講義を理解するために

　内部障害系疾患に対する理学療法は，呼吸，循環，代謝に大別されることが多く，これらは密接に関連しています．内部障害系疾患では，疾患自体による運動機能の低下に加え，長期の安静や臥床などにより身体活動に制限が生じ，その非活動性が廃用症候群を増強させ，一層内部障害や運動機能障害を悪化させるという悪循環へ容易に陥ります．

　内部障害系疾患に対する理学療法では，病態に応じた疾患自体への直接的な介入に加え，廃用症候群の予防，また悪循環を断ち切るために運動療法が有効とされています．

　理学療法士として，的確な評価のもとリスク管理を行い，さらに運動制限の規定因子を多角的に検討できることが目標であり，この講義ではその基礎を学習します．

　この講義の前に，以下の項目をあらかじめ学習しておきましょう．

- □ 呼吸器の代表的疾患を確認する.
- □ 循環器の代表的疾患を確認する.
- □ 代謝の代表的疾患を確認する.

講義を終えて確認すること

- □ 内部障害系疾患に対する理学療法の概要を理解できた.
- □ 呼吸器の代表的疾患の病態および理学療法介入の目的と内容を理解できた.
- □ 循環器の代表的疾患の病態および理学療法介入の目的と内容を理解できた.
- □ 代謝の代表的疾患の病態および理学療法介入の目的と内容を理解できた.

講義

MEMO

2011 年の内部障害患者数は約 97.8 万人で，その内訳は，心臓機能障害が約 59.1 万人，呼吸器機能障害が約 6.9 万人，腎臓機能障害が約 19.5 万人，膀胱・直腸機能障害が約 10.7 万人，小腸機能障害が約 0.8 万人，ヒト免疫不全ウイルスによる免疫機能障害が約 0.3 万人，肝臓機能障害が約 0.5 万人であると推計されている（厚生労働省）[1]．

ここがポイント！

アセスメント能力において，理学療法士はその資質を問われる．訪問や在宅においては，内部障害に関する評価と的確な介入が，個々の患者の生活全般にとどまらず，生命予後に直結していることを肝に銘じたい．

LECTURE
8

集中治療室
(intensive care unit：ICU)

慢性閉塞性肺疾患
(chronic obstructive
 pulmonary disease：COPD)
ADL (activities of daily living；
 日常生活活動)
1 秒率
(forced expiratory volume in
 one second percent：$FEV_{1\%}$)
努力性肺活量
(forced vital capacity：FVC)
1 秒量
(forced expiratory volume in
 one second：FEV_1)

MEMO

$FEV_{1\%} = FEV_1 / FVC \times 100$

MEMO

厚生労働省の 2014 年の報告によると，COPD の患者数は 26.1 万人とされているが，2001 年の福地らによる大規模な疫学調査研究 NICE スタディでは，530 万人の患者がいると報告されている[3]．この結果から，全 COPD の 95％が未診断，未治療ということが理解できる．

1. 内部障害系疾患に対する理学療法とは

内部障害とは，疾患などによって生じる肢体不自由以外の身体の内部の障害である．「身体障害者福祉法」では，心臓機能障害，呼吸器機能障害，腎臓機能障害，膀胱・直腸機能障害，小腸機能障害，ヒト免疫不全ウイルスによる免疫機能障害，肝臓機能障害の 7 つを指す．

内部障害系疾患に対する理学療法は，呼吸，循環，代謝に大別されることが多いが，これらは密接に関連している．内部障害系疾患は，疾患自体により運動機能の低下があることが多く，さらに長期の安静や臥床などにより身体活動に制限が生じ，その非活動性が廃用症候群を増強させ，一層内部障害や運動機能障害を悪化させるという悪循環に陥りやすい．病態に応じた疾患自体への直接的な介入に加え，廃用症候群の予防，また悪循環を断ち切るために運動療法が有効とされている．

内部障害系疾患に対する理学療法において，留意点を以下にあげる．

最初に，内部障害系疾患はしばしば合併症として存在するため，未診断，未治療であることが多い．理学療法士は診断をつけることが役割ではないが，的確な評価のもとリスク管理を行い，運動制限の規定因子を多角的に検討できることが重要である．

次に，訪問や在宅における理学療法において，対象者の急性増悪は内部障害に起因することが圧倒的に多い．訪問や在宅では各種の検査結果や胸部 X 線・CT 所見などが得られないため，フィジカルアセスメントが最重要となる．

近年の内部障害系疾患に対する理学療法は，ガイドラインやステートメントをふまえた介入が前提となっている．最新のガイドラインやステートメントを確認し，適切な理学療法を実施することが重要である．また，内部障害系疾患に対する理学療法は，急性期からの対応が求められる．集中治療室（ICU）専従の理学療法士も増えつつあり，集中治療において行われる理学療法についての知識も重要である．

2. 呼吸器疾患

1）代表的疾患とその病態

（1）慢性呼吸不全

a. 慢性閉塞性肺疾患（COPD）

COPD は「タバコ煙を主とする有害物質を長期に吸入曝露することで生じた肺の炎症性疾患である．呼吸機能検査で正常に復することのない気流閉塞を示す．気流閉塞は末梢気道病変と気腫性病変がさまざまな割合で複合的に作用することにより起こり，通常は進行性である．臨床的には徐々に生じる労作時の呼吸困難や慢性の咳，痰を特徴とするが，これらの症状に乏しいこともある」[2]と定義されている（**図 1**）．いわゆる「タバコによる生活習慣病」であり，体動時の呼吸困難や息切れによって ADL に制限が生じ，活動量の低下，食欲不振，いっそうの呼吸困難の増強といった悪循環に陥りやすい．

呼吸機能検査で 1 秒率（$FEV_{1\%}$）が 70％未満であれば COPD と診断される．また，COPD は進行すると努力性肺活量自体が低下するため，病期分類は 1 秒率を用いるのではなく，1 秒量の予測値に対する比率に基づく（**表 1**）[2]．

COPD と診断されているものに対する介入は当然であるが，最も重要な点は未診断，未治療の COPD を的確に評価することである．脳血管障害や運動器疾患をもつ高齢者が基礎疾患として COPD を合併している場合，適切な介入を実施する．

76

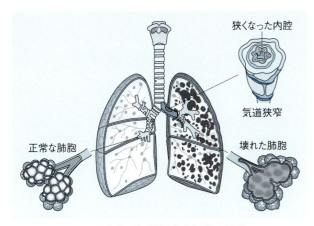

図1 COPDにみられる気道狭窄や肺胞の破壊

表1 COPDの病期分類

病期		特徴
I期	軽度の気流閉塞	%FEV₁ ≧ 80%
II期	中等度の気流閉塞	50% ≦ %FEV₁ < 80%
III期	高度の気流閉塞	30% ≦ %FEV₁ < 50%
IV期	きわめて高度の気流閉塞	%FEV₁ < 30%

気管支拡張薬投与後の1秒率（FEV₁/FVC）70%未満が必須条件．
（日本呼吸器学会編：COPD〈慢性閉塞性肺疾患〉診断と治療のためのガイドライン．第4版．メディカルレビュー社；2013．p.30[2]）
%FEV₁：対標準1秒量，FEV₁：1秒量，FVC：努力性肺活量．

治療は，禁煙に加え薬物療法が中心となり，非薬物療法としては呼吸リハビリテーションが推奨されている．

b. 間質性肺炎

間質性肺炎は，なんらかの原因により肺胞間質に炎症が生じた疾患の総称である．原因不明の場合を特発性間質性肺炎とよぶ．膠原病やサルコイドーシスなどの全身性の疾患に付随する場合や，薬剤が原因のこともある．主な症状は，体動時の低酸素血症，呼吸困難と乾性咳嗽である．

診断は，問診に加え身体所見，胸部X線・CT所見，呼吸機能検査，血液検査にて行われる．

治療は，薬物療法が主であり，加えて呼吸理学療法や酸素療法が実施される．

c. 肺結核後遺症

抗結核薬がなかった1940～1950年代に結核に罹患し，広範な肺病変や胸膜炎を生じ，胸郭成形術や肺切除術などの外科的治療を受けた患者が，繰り返す気道感染などの後，加齢による気道や肺，呼吸機能の低下によって慢性呼吸不全になったものである．拘束性換気障害と閉塞性換気障害を合併した混合性換気障害や，低酸素血症と高二酸化炭素血症のII型呼吸不全を呈する．

診断は，問診に加え身体所見，胸部X線・CT所見，呼吸機能検査，血液検査，心電図検査などにて行われる．

安定期の治療は，禁煙，薬物療法，栄養療法，酸素療法，非侵襲的陽圧換気（NPPV）療法などであり，加えて呼吸理学療法が実施される．

d. 気管支喘息症

気管支喘息（成人）は，「気道の慢性炎症，可逆性のある種々の程度の気道狭窄と気道過敏性の亢進，そして，臨床的には繰り返し起こる咳，喘鳴，呼吸困難で特徴づけられる閉塞性呼吸器疾患」[4]と定義されている．

診断は，主に呼吸機能検査にて行われるが，原因のアレルゲン検査も実施される．

治療は，発作予防を前提とした薬物療法であり，呼吸理学療法に関しては十分なエビデンスが確立されていない．一方，急性発作時の呼吸介助法として，胸郭外胸部圧迫法が救命率を上げるとの報告[5]もある．

(2) 急性呼吸不全

a. 肺炎

肺炎は，病原微生物によって主に肺胞壁に生じた急性の炎症性疾患の総称であり，発生機序などによって，市中肺炎，院内肺炎，医療・介護関連肺炎，人工呼吸器関連肺炎，誤嚥性肺炎などに分類される．

MEMO
咳嗽とは咳のことである．

MEMO
呼吸不全とは，PaO₂（動脈血酸素分圧）が60Torr以下のことをいい，II型呼吸不全とは，呼吸不全のなかでもPaCO₂（動脈血二酸化炭素分圧）が45Torr以上をいう．45Torr未満のものはI型呼吸不全とよぶ．

非侵襲的陽圧換気
(non-invasive positive pressure ventilation：NPPV)

MEMO
市中肺炎は日常の社会生活を送っているなかで罹患した肺炎で，院内肺炎はなんらかの基礎疾患をもった患者が入院後48時間以降に病院内で発症したものである．このうち，人工呼吸器装着中の肺炎を人工呼吸器関連肺炎 (ventilator-associated pneumonia：VAP) という．医療・介護関連肺炎は介護施設入所者や在宅の高齢者・身体障害者に発症した肺炎であり，その発生機序は水分や食べ物，唾液などが気道に侵入することで生じた誤嚥性肺炎の場合が多い．なお，高齢者において，誤嚥性肺炎は不顕性誤嚥によることが圧倒的に多い．

MEMO
誤嚥性肺炎
水や食物，口腔－咽頭分泌物などが誤って肺に入り，肺内で細菌が繁殖して炎症を起こすことを誤嚥性肺炎という．

急性呼吸促迫症候群
(acute respiratory distress syndrome：ARDS)
呼気終末陽圧
(positive end-expiratory pressure：PEEP)

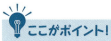
ここがポイント！
呼吸リハビリテーションはチーム医療が原則であり，理学療法士に加え，医師，歯科医師，看護師，作業療法士，言語聴覚士，歯科衛生士，薬剤師，管理栄養士をはじめ，臨床検査技師，臨床工学技士，臨床心理士，ソーシャルワーカーなどが関与する．

QOL (quality of life；生活の質)

診断は，臨床症状，血液検査，胸部の画像所見などによって行われる．

治療は，急性期は薬物療法と安静が中心となるが，全身の廃用症候群の予防のために理学療法の導入が重要である．また，誤嚥性肺炎は繰り返す病態のため，その予防には，口腔ケア，嚥下リハビリテーション，運動療法などが重要となる．

b．急性呼吸促迫症候群（ARDS）

ARDS は，肺炎や敗血症など先行する基礎疾患のうえに発症した重症の急性呼吸不全であり，ベルリン定義によって軽症，中等症，重症に分類される．

ICU にて気管挿管による人工呼吸管理を行い，高い呼気終末陽圧（PEEP）で管理する．呼吸理学療法として，腹臥位などの体位を導入する．

c．無気肺

無気肺は，気管支や肺がなんらかの原因で閉塞あるいは圧迫され，閉塞部位から末梢の肺に空気が入らなくなった状態をいう．閉塞の原因には，血液，痰，誤嚥した異物，腫瘍などがある．痰などは放置しておくと肺炎などを引き起こすため，体位排痰法や各種排痰手技によって喀痰を促す．

2) 理学療法介入の目的と内容

(1) 目的

呼吸器疾患・呼吸障害に対する理学療法は，一般に呼吸理学療法と称され，呼吸リハビリテーションの重要な役割を担っている．

呼吸リハビリテーションは学際的，包括的な概念であり，栄養療法，薬物療法，酸素療法，また患者と家族への種々の教育とともに，呼吸理学療法が含まれる．呼吸リハビリテーションの主な目的は，呼吸器疾患・呼吸障害を有する個々の患者に合わせた多職種による介入プログラムにより，可能な限り機能を回復あるいは維持させ，患者自身が自立できることである．

一方，呼吸理学療法は，「呼吸障害に対する理学療法の呼称および略称さらには総称であり，呼吸障害の予防と治療のために適用される理学療法の手段」[6]と定義されている．その主な目的は，①気道内分泌物の除去，②換気と酸素化の改善，③気道閉塞の改善，④呼吸困難の軽減，⑤運動耐容能の改善などであり，結果として早期離床，ADL 能力の改善，QOL の向上，さらに生命予後の改善などにつながる．

(2) 内容

a．評価

呼吸器疾患・呼吸障害に対し有効な理学療法を実施するためには，医療面接，身体観察，運動負荷試験，ADL 評価，臨床検査や画像所見などに基づいた総合的な評価が重要である．評価の目的は，個々の症例の病態を理解し，重症度，全身状態，精神・心理状態，社会的背景を含めた全体像を把握すること，さらに理学療法を実施するうえで適応や禁忌を確認することである．

医療面接は，現病歴や既往歴などを確認する病歴聴取と，主訴や自覚症状を確認する問診から成る．身体観察はフィジカルアセスメントとよばれ，視診，触診，打診，聴診から成り，呼吸器疾患・呼吸障害の評価において最も重要である．運動負荷試験では 6 分間歩行テストが用いられることが多い．呼吸器疾患における ADL 制限は，労作時呼吸困難によって生じるため，問診と観察で確認する．加えて，その他の検査結果などの情報を病態生理学的に理解する．

b．呼吸理学療法の基本手技

呼吸理学療法の基本手技は，コンディショニングとしてリラクセーション，呼吸法および呼吸練習，胸郭可動域トレーニング，排痰法（気道クリアランス法），さらに理学療法の根幹である運動療法と ADL トレーニングに分類される．

リラクセーションは，呼吸困難に伴う呼吸補助筋の過緊張に対し，緊張をゆるめ，ゆったりとした呼吸を促すもので，ストレッチやマッサージ，呼吸介助などがある．呼吸法および呼吸練習では，横隔膜呼吸と口すぼめ呼吸の習得を目的とする．胸郭可動域トレーニングは胸郭の柔軟性の改善を目的とし，シルベスター法，肋間筋ストレッチ，胸骨の捻転などがある．排痰法は，気道や肺胞内の分泌物を中枢部に移動させ，肺胞でのガス交換を改善させることであり，体位排痰法や徒手的介助法，器具を用いた方法がある．

運動療法は，柔軟性トレーニング，全身持久力トレーニングと四肢体幹筋力トレーニングに大別され，FITTを明確にして，個々の患者の重症度やディコンディショニングに適応させ選択する．

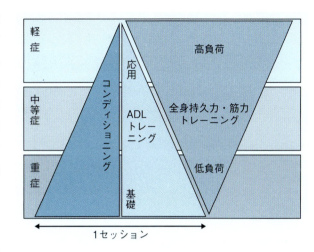

図2 安定期における開始時のプログラム構成
（日本呼吸ケア・リハビリテーション学会ほか編：呼吸リハビリテーションマニュアル—運動療法．第2版．照林社；2012．p.35[7]）

ADLトレーニングは，労作時の呼吸困難を軽減させることが目的であり，意識的に横隔膜呼吸を心がけること，息を吐きながら動作を行うことなどを指導する．

c. COPDに対する理学療法

COPDに対する理学療法介入は，栄養療法，薬物療法，酸素療法などとともに包括的に実施する．基本は運動療法であり，効率よく実施できるように，先にリラクセーション，呼吸法の指導，排痰などのコンディショニングを行う．

内容は重症度によって異なり，軽症の場合は運動療法が主体となるが，重症の場合にはコンディショニングやADLトレーニングが中心となる（**図2**）[7]．COPDへの介入の第一の目的は，呼吸困難の軽減である．呼吸困難の軽減によって，徐々に活動量の増加，ADL能力の改善，最終的にQOLの向上につながる．

d. ICUにおける理学療法

近年，集中治療領域での早期リハビリテーションが注目されている．新しい人工呼吸器装着患者の管理指針として報告されているABCDEバンドルでも，早期離床が含まれている（Lecture 10参照）．早期リハビリテーションの中心は理学療法であり，その内容は早期離床に加えてベッドサイドからの積極的な運動療法の導入である．

ICUにおける理学療法の主な目的は合併症の予防であり，人工呼吸器からの離脱の促進，ICU滞在日数の短縮を進める．ICU専従の理学療法士も増加しつつあり，今後はさらに集中治療における理学療法が発展すると思われる．

3．循環器疾患

1）代表的疾患とその病態

(1) 虚血性心疾患

虚血性心疾患とは，心筋に血液を供給する左右の冠動脈がなんらかの原因で狭窄あるいは閉塞し，心筋が虚血に陥る病態であり，一過性の心筋虚血を狭心症，不可逆性で心筋の壊死を伴うものを心筋梗塞に分類する．虚血による心筋への酸素供給量減少の主な原因は，冠動脈の動脈硬化による狭窄あるいは閉塞である．動脈硬化では，血管内膜に脂質などの沈着による粥状の隆起性病変が生じ，動脈の柔軟性や弾力性が失われ血流量が減少する．虚血性心疾患の診断は，自覚症状に加え，心電図，カテーテル検査，血液検査などにて行う．

a. 狭心症

運動などの労作時に心筋の酸素需要増加により生じる労作性狭心症，夜間から早朝

シルベスター（Silvester）法

MEMO

FITT
F＝運動の頻度（frequency）
　1週間または1日に運動する回数．
I＝運動の強度（intensity）
　自覚症状，心拍数などに合わせて調節する運動の強さ．
T＝運動時間（time, duration）
　症状や体調などに合わせて調節する運動の実施時間．
T＝運動の種類（type）
　全身持久力，筋力，柔軟性トレーニングなど，運動の種類．

MEMO

ABCDEバンドル（bundle）
A（awaken the patient daily：sedation cessation）
　＝毎日の覚醒トライアル
B（breathing：daily interruptions of mechanical ventilation）
　＝毎日の呼吸器離脱トライアル
C（coordination：daily awakening and daily breathing）
　＝AとBのコーディネーション
（choice of sedation or analgesic exposure）
　＝鎮静鎮痛薬の選択
D（delirium monitoring and management）＝せん妄のモニタリングとマネジメント
E（early mobility and exercise）＝早期離床

狭心症（angina pectoris）

の安静時に冠動脈の攣縮により生じる異型（冠攣縮性）狭心症，労作時，安静時を問わず発作が生じ，心筋梗塞に移行しやすく突然死を起こす可能性がある不安定狭心症に分類される．治療は，薬物療法が最優先される．

b．心筋梗塞

冠動脈の閉塞により心筋壊死が生じた病態であり，安静にしていても激しい胸痛が20分以上継続し，冷汗，嘔気を伴う．早期に冠動脈バイパス術などの再還流療法が実施される．

(2) 心臓弁膜症

心臓の弁の開きが悪くなり血液の流れが妨げられた狭窄や，弁の閉じ方が不完全なために血液が逆流する閉鎖不全の状態を心臓弁膜症という．原因には，先天性のものとリウマチ熱の後遺症，動脈硬化，心筋梗塞などの後遺症などがある．動悸や息切れ，易疲労感，胸痛，呼吸困難などの症状がある．

(3) 心筋症

心筋の障害によって，心臓が血液を全身に供給するポンプ機能が低下した状態を心筋症とよぶ．原因不明の特発性として，心筋が肥大する肥大型心筋症，心筋が薄くなり収縮力が低下し心臓の内腔が拡大する拡張型心筋症，心筋が硬化し血液が低下する拘束型心筋症に分類される．身体所見，心電図，胸部X線写真，心エコーなどにより診断され，一般的には薬物療法が行われる．

(4) 血管系

a．大動脈瘤

大動脈壁を構成する，弾性線維を含む中膜と，栄養血管と膠原線維に富む外膜が，肥厚，狭窄，拡張，破裂，解離し，大動脈壁が局所的あるいは全周的に脆弱化，または大動脈内腔が正常径（胸部3cm，腹部2cm）の2倍以上に拡張し，部分的に動脈壁が突出した構造（嚢状）となった疾患を大動脈瘤という．病因，形態学，部位によってそれぞれ分類される．内科的治療として動脈硬化のリスクファクターをコントロールすることが優先され，進行例では人工血管置換術などの外科的治療が行われる．

b．大動脈解離

大動脈壁の中膜レベルで二層に剥離し，動脈走行に沿って二腔になった状態を大動脈解離とよび，大動脈壁内に新たな腔が生じる．二腔となった動脈腔のうち本来の大動脈腔を真腔，新たに生じた腔を偽腔という．スタンフォード分類が一般的に用いられ，上行大動脈に解離が及ぶものをA型，及ばないものをB型と分類する．突然発症する急激な胸背部痛が特徴で，胸部痛は上行大動脈の解離，背部痛は下行大動脈の解離と関連しているとされる．解離部位や病態によって人工血管置換術が選択される．

c．末梢動脈疾患

末梢動脈疾患は，末梢動脈の病変によって虚血が生じた疾患の総称であり，塞栓などにより生じた急性動脈閉塞症と，動脈硬化や炎症によって徐々に狭窄や閉塞が生じた慢性動脈閉塞症がある．主幹動脈が狭窄や閉塞することで虚血が生じ，下肢のしびれ，間欠性跛行，重症では安静時にも疼痛を生じ，潰瘍，壊死などの症状が現れる．

(5) 心不全

種々の原因で心臓のポンプ機能が低下し，末梢の主要臓器の酸素需要量に見合う血流量を拍出できない状態を心不全とよぶ．虚血性心疾患，高血圧症，心臓弁膜症，拡張型心筋症，心筋炎などの基礎疾患によりうっ血と運動制限が生じる症候群であり，すべての心疾患の終末像の一つである．急性心不全，慢性心不全，左心不全と右心不全，収縮不全と拡張不全に大別される．

心筋梗塞
(myocardial infarction)

動脈硬化の四大危険因子
- 脂質異常症
- 高血圧症
- 喫煙
- 糖尿病

心臓弁膜症は，大動脈弁，僧帽弁，三尖弁で特に多くみられる．

スタンフォード（Stanford）分類

MEMO
虚血性心疾患および心不全に対する心臓リハビリテーションにおいて，患者にとって有益な運動療法の効果には，以下のものがある．
- 運動耐容能の改善．
- 心不全症状の軽減．
- 狭心症症状の軽減．
- 心理的側面として不安，抑うつ，QOLの改善．
- 虚血性心疾患の長期予後として生命予後の改善（心血管死亡，総死亡率の低下）．
- 狭心症，経皮的冠動脈形成術（percutaneous coronary intervention：PCI）後の心事故（虚血性心疾患再入院，血行再建）の減少．
- 心不全の長期予後として心事故（死亡，再入院）の減少．

心不全の主な症状は，左房圧上昇と心拍出量低下に基づく左心不全症状として呼吸困難，四肢冷感，全身倦怠感，うっ血に基づく右心不全症状として浮腫，胸水，腹水，食欲低下，嘔気などがみられる．

診断は，身体所見に加え，心電図，胸部 X 線写真，心エコー，血液検査などで行われ，重症度の分類には，NYHA 心機能分類が一般的に用いられる．

治療は，薬物療法に加え，運動療法が重要であり，生活指導が不可欠である．

2）理学療法介入の目的と内容

（1）心臓リハビリテーション

心臓リハビリテーションとは，「医学的な評価，運動処方と冠危険因子の是正，教育およびカウンセリングから成る長期的で包括的なプログラムである．このプログラムは，個々の患者の心疾患に基づく身体的・精神的影響をできるだけ軽減し，突然死や再梗塞のリスクを是正し，症状を調整し，動脈硬化の過程を抑制もしくは逆転させ，心理社会的ならびに職業的な状況を改善することを目的とする」（AHCPR 臨床診療ガイドライン）ことである．心臓リハビリテーションの根幹をなすものは運動療法であるが，理学療法に加えて多職種が包括的に介入することが重要である．その構成要素としては，患者の病態や重症度に関する医学的評価，医学的評価に基づく運動処方と運動トレーニング，冠危険因子の軽減と二次予防をめざす患者教育，心理社会的因子および復職・就労に関するカウンセリングなどがある．

心臓リハビリテーションは実施時期から，第 1 期（急性期），第 2 期（回復期），第 3 期（維持期）に分類され，それぞれの時期での形態，内容，目標を設定する．

（2）循環器疾患に対する理学療法

循環器疾患に対する理学療法において最も重要な点は，的確な評価を実施し，リスクを層別化することである．運動療法のリスクには，AHA，ACSM，AACVPR などによって各分類が示されている．

日本理学療法士協会による心血管疾患患者の病態の把握と理学療法効果判定のために参考とする指標を表 2 に，理学療法士が測定・調査・評価しうる心血管・糖尿病理学療法の指標を表 3 に示す[8]．これらの指標に関する確認が推奨されている．

介入方法として，離床プログラムでは関節可動域運動とストレッチ，ティルトアップ位から端座位，立位バランス練習・起居動作練習，病棟歩行があり，心臓リハビリテーション室では自転車エルゴメータやトレッドミルを用いた有酸素運動，またレジスタンストレーニングを，心拍数と血圧のモニタリングのもとで実施する．

4. 代謝疾患

1）代表的疾患とその病態

（1）糖尿病

糖尿病は，生体内で唯一細胞へ糖の取り込みを促進するホルモンであるインスリンが作用不足となり，慢性高血糖状態を主徴とする代謝疾患群である．病態は，膵 β 細胞からインスリンが分泌されなくなる状態のインスリン分泌障害と，インスリンは分泌されているが効き目が低下するインスリン抵抗性の亢進に大別される．初期は無症状の場合が多く，発見が遅れやすい．進行に伴い，脳や心臓，腎臓，足など全身に合併症がみられ，さらに糖尿病神経障害，糖尿病網膜症，糖尿病腎症などにつながる．

糖尿病は，成因によって主に 1 型糖尿病と 2 型糖尿病に分類される．

診断は，血糖値（空腹時血糖値，食後 2 時間血糖値，随時血糖値）およびヘモグロビン A1c（HbA1c）の検査結果で行う．

2 型糖尿病の基本的治療は食事療法と運動療法であり，病態に応じて経口血糖降下

NYHA（New York Heart Association；ニューヨーク心臓協会）
AHCPR（Agency for Health Care Policy and Research；アメリカ医療政策研究局）

📖 MEMO

リスク層別化
循環器疾患患者の心事故や死亡などの予後リスクを把握し，運動療法を行う際に適応と目的，実施するうえでの安全性を明確にするため，臓器機能，検査成績，臨床経過から軽度・中等度・高度リスク群に分類すること．

AHA（American Heart Association；アメリカ心臓協会）
ACSM（American College of Sports Medicine；アメリカスポーツ医学会）
AACVPR（American Association of Cardiovascular and Pulmonary Rehabilitation）

表 2　心血管疾患患者の病態の把握と理学療法効果判定のために参考とする指標

- 胸部 X 線写真や冠動脈造影検査など心機能に関する指標
- 運動時の換気亢進に関する指標
- 自律神経活動
- 神経体液性因子
- 脂質代謝，糖代謝，血圧，喫煙などの冠危険因子
- 骨格筋に関する指標

表 3　理学療法士が測定・調査・評価しうる心血管・糖尿病理学療法の指標

- 身長や体重などの体格，心拍数，血圧
- 骨格筋筋力やバランス機能などの身体機能
- 最大歩行速度や Timed Up and Go（TUG）テストなどの運動能力
- 運動負荷試験による最高酸素摂取量，嫌気性代謝閾値の酸素摂取量，6 分間歩行距離などの運動耐容能
- ADL 能力
- エネルギー消費量，歩数などによる身体活動量
- 健康関連 QOL
- 不安，抑うつ
- 死亡や再入院などの予後に関する指標

MEMO

1型糖尿病
膵臓のランゲルハンス島でインスリンを分泌している膵β細胞が破壊される病態で、多くは自己免疫性である。日本では全糖尿病の約5%の発症率で、小児から青年期に多く、インスリン注射が主な治療法となる。

2型糖尿病
インスリン分泌障害とインスリン抵抗性の増大という2つの成因によって高血糖となった病態である。遺伝的因子と生活習慣が関連しあって発症する生活習慣病であり、日本では全糖尿病の約9割を占める。

GLP-1
(glucagon-like peptide-1；グルカゴン様ペプチド-1)

CKD
(chronic kidney disease；慢性腎臓病)
糸球体濾過量
(glomerular filtration rate；GFR)

糖尿病患者における運動療法の効果
- 運動の急性効果：ブドウ糖や脂肪酸の利用が促進され、血糖が低下する。
- 運動の慢性効果：インスリン抵抗性が改善する。
- エネルギー摂取量と消費量のバランスが改善され、減量効果がある。
- 筋萎縮や骨粗鬆症の予防に有効である。
- 高血圧や脂質異常症の改善に有効である。

薬あるいはGLP-1受容体作動薬を併用し、インスリン自己注射を導入する。

(2) CKD（慢性腎臓病）

CKDは、糸球体濾過量（GFR）が健康な人の60%以下に低下する（GFRが60mL/分/1.73m² 未満）か、蛋白尿などの腎臓の異常が3か月以上持続した病態である。GFRの区分と蛋白尿区分によってステージ（病期）に分類され、ステージに応じた診療計画が実施される。

腎臓は「沈黙の臓器」といわれ、ステージ2では自覚症状はほとんどなく、濾過機能が半分近くまで低下したステージ3あたりで異常に気づくことが多く、早急な対応が必要となる。また、進行に伴いCKD患者に対する治療には、透析が検討される。

2）理学療法介入の目的と内容

(1) 糖尿病

糖尿病治療の基本は、運動療法と食事療法であり、運動療法の専門職である理学療法士の役割は大きい。また、糖尿病治療は自己管理が不可欠であり、チームアプローチで開催される糖尿病教室においても、理学療法士が運動実施状況の確認、運動の種類や方法の再設定や指導などを行う。

運動療法は、歩行や自転車などにより酸素の供給に見合った運動を継続して行う有酸素運動と、筋肉量を増加し筋力増強を目的として、重りによる負荷や抵抗負荷に対して行うレジスタンストレーニングに分類される。運動の強度は、各個人に合わせて決定する。頻度は、毎日行うことが基本であるが、1週間に3日以上が望ましい。

(2) CKD（慢性腎臓病）

CKDに対する運動療法は、腎血流の減少から腎機能障害の増悪につながることが危惧され、長い期間制限されてきた。しかし、必ずしも運動制限が腎機能障害の進行を抑制できるかについて明確ではなく、CKDの筋蛋白合成の低下や消耗は筋骨格の減少を顕著にすることや、心不全の合併症が多いことから、リハビリテーションの導入が推奨されるようになってきた。

保存期CKD患者に対する運動は、腎機能を改善させ、透析導入を予防し、心血管疾患の合併を防ぎ、サルコペニアやフレイルの予防に有効である。さらに、透析患者に対する運動は、透析効率を改善する。血圧、尿蛋白、腎機能などを評価しながら、運動量を調整して実施する。

■引用文献

1) 厚生労働省社会・援護局障害保健福祉部：平成23年生活のしづらさなどに関する調査（全国在宅障害児・者等実態調査）結果. 2013.
   http://www.mhlw.go.jp/toukei/list/dl/seikatsu_chousa_c_h23.pdf
2) 日本呼吸器学会編：COPD（慢性閉塞性肺疾患）診断と治療のためのガイドライン. 第4版. メディカルレビュー社；2013. p.5, 30.
3) Fukuchi Y, Nishimura M, et al.：COPD in Japan：the Nippon COPD Epidemiology study. Respirology 2004；9（4）：458-65.
4) 日本アレルギー学会 喘息ガイドライン専門部会監：喘息予防・管理ガイドライン 2015. 協和企画；2015；p.3-5.
5) Fisher MM, Bowey CJ, et al.：External chest compression in acute asthma：a preliminary study. Crit Care Med 1989；17（7）：686-7.
6) 神津 玲：呼吸理学療法の歴史・定義・展望. 千住秀明ほか監, 石川 朗ほか編：呼吸理学療法標準手技. 医学書院；2008. p.4-14.
7) 日本呼吸ケア・リハビリテーション学会ほか編：呼吸リハビリテーションマニュアル―運動療法. 第2版. 照林社；2012. p.35.
8) 日本理学療法士協会：理学療法診療ガイドライン. 第1版. 2011.
   http://jspt.japanpt.or.jp/upload/jspt/obj/files/guideline/00_ver_all.pdf

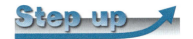

ICU（集中治療室）で活躍する理学療法士

1. 仕事の内容

　ICU（intensive care unit；集中治療室）とは，どんなところでしょうか？　生まれたばかりの赤ちゃんでいろいろな助けが必要な場合のNICU（neonatal intensive care unit；新生児集中治療室）や，大手術をした後に経過観察をするSICU（surgical intensive care unit；外科系集中治療室），救命センターから搬入されるEICU（emergency intensive care unit；救急集中治療室）など，さまざまです．生命を維持するため機械や薬剤，そして人の助けがなければ日常の当たり前の生活ができないばかりか，生命を維持することができない患者が入院する場所がICUです．そのような場所で，理学療法士は何をするのでしょう．

　最近，ICUに入室する重症な患者に早期リハビリテーション（以下，早期リハ）を開始すると患者の身体機能や退院後の日常生活，さらにQOLが向上することが報告され始めています．この早期リハでは，専門的な職種から成るチームで行うことがとても重要です．理学療法士は，医師，看護師，作業療法士，言語聴覚士，薬剤師などと協力し，互いの専門性を理解することが必要不可欠です．

　では，ICUでのリハビリテーション，なかでも早期に行う理学療法とはどのようなものなのでしょうか．重症な患者は，病態がとても不安定なため，生命を維持するための機器（人工呼吸器や補助循環装置，持続透析装置など）や薬剤を必要とし，安静が必要な時期もあります．理学療法士は，安静に伴う合併症（筋力低下や呼吸器合併症など）の発生を予測し，予防のための理学療法を行います（図1）．病態が安定すれば，たとえ重症な患者であっても，日常生活を早期に再開するための基本動作を開始します．実際には，起きて，座って，立ち上がり，歩行を行います．これは，人工呼吸器を装着していても行います（図2，3）．早期リハを安全に行うためには，チームで，早期リハが可能か，最適で効果的な早期リハの方法，早期リハを行う際の注意点などを検討し実行します．当然のことですが，互いの役割を十分に理解することも重要です．

　ICUでは，学生の皆さんには馴染みのない病気や機械，薬剤の名前をよく耳にします．理学療法士であっても，患者がどんな病気でICUにいるのか，なぜ機械を必要としているのか，この薬は何のために使われているのかなどを理解するため，多くの知識が必要となります．

　ICUは，患者の回復を支えるために多くの医療者が行き交う場所です．全診療科の医師や看護師，薬剤師，臨床工学技士，医療ソーシャルワーカー，臨床心理士など多彩です．これらの医療職者と共通の言語でコミュニケーションをとり，相手を理解し，さらに理学療法士の役割を理解してもらうことも私たちの重要な役割です．ICUは，いま変革の時期に差しかかっています．以前は，患者の救命を目標としていました．近年は医療技術や急性期の管理が著しく向上し，救命率も向上しました．こうしたなかで，ICUの理学療法とは，入室している間に生じる身体機能などの低下を予防・改善することはもちろんですが，ICUを退室した患者を早期にもとの生活へ戻すという，とても重要な役割を担う手段になっています．

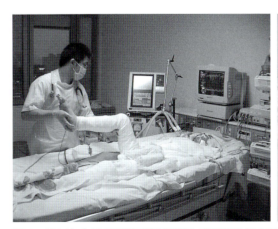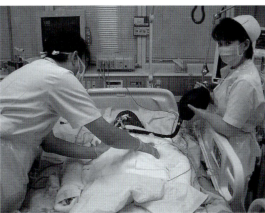

図1　ICUにおける関節可動域練習と看護師協働の呼吸理学療法
全身熱傷により鎮静中の患者にも，植皮術術後に術者と連携をとり皮膚の状態を確認し，早期から合併症予防に取り組みます．

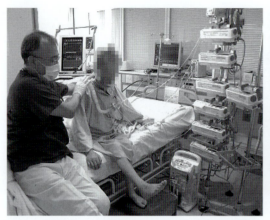 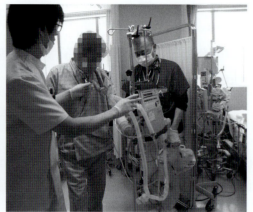

図2 ICUにおける端座位と抗重力位での膝伸展運動（挿管人工呼吸管理下）
挿管人工呼吸管理下でも病態が安定していれば，ガイドラインで推奨している早期の離床と運動を開始します．

図3 ICUにおける看護師協働の歩行練習（挿管人工呼吸管理下）
挿管人工呼吸管理下での歩行練習は，転倒などの有害事象を防止するために看護師協働で実践することがとても重要です．

2. 今の職業をめざした理由

　筆者は，高校生の頃は医師をめざしていて，「理学療法」という言葉も，何をするのかも知りませんでした．学生時代には，これといって積極的に進みたい領域もなかったのですが，最後の臨床実習で小児センターのお世話になり，小児の領域に興味がわきました（高校生の頃は，小児科の医師をめざしていました）．小児センターの就職試験は見事に失敗し，そのまま国家試験を受験しました．なんとか国家試験に合格し，当時の恩師の勧めで現在の病院に就職しました．当時の当院は700床以上ありましたが，理学療法士は筆者を含めて2人でした．

　就職して間もなく，「人工呼吸器から離脱できない患者さんがいるから理学療法で何とかしてくだい」と，ICUの呼吸器内科医から依頼されました．「ICU」や「人工呼吸器」などは，学生の頃の授業で聞いたことがありません．ICUで胸部X線写真を見せられても理解できず，当時の麻酔科科長からは「理学療法士に何ができるのですか」と批判もされました．実際に患者のところへ行くと，看護師が「リハビリテーションで何をするの？」とベッドの周りに集まってきましたが，何も特別なことはできず関節可動域練習を行っていると看護師は次々とその場を立ち去りました．看護師とは一言も話さずに帰ってきたことを覚えています．臨床1年目は，ICUからの処方は4例でした．数年が過ぎた頃，「理由はわからないけど，リハビリをすると患者さんが良くなるね」という医師が増え，麻酔科科長とも話ができるようになりました．臨床10年目のある日，ICUへ学生を連れて行ったとき，麻酔科科長が学生に「理学療法は，医者でも救えない命を救ってくれる仕事だから頑張って」と言いました．この言葉のおかげで，筆者はICUで理学療法を続けているのだと思います．

3. 学生へのメッセージ

　ICUでは患者の命を救うため，医師や看護師，臨床工学技士などで構成されるチーム医療が繰り広げられています．そのなかで，理学療法士は患者の合併症を予防し，日常生活を速やかに再獲得していただくため，いろいろな介入を行います．そのためには，医師や看護師と共通言語で話し合い，医療の知識もハイレベルなことが求められると思います．正直，理学療法士としては，喜びよりも大変さやつらさばかりが目立つ職域かもしれません．しかし，医師や看護師だけでなく，患者や家族から「リハビリのおかげでこんなに良くなった」という言葉を直接聞くと，もう少し頑張ってみようかな……と思えてきます．そして，筆者がICUで仕事を続けられるのは，当院のスタッフの支えと，いまも多くのことを教えてくれる全国の理学療法士のおかげです．積極的に学会などへ参加し，多くの仲間を増やしてください．そして，患者や支えてくれる皆さんに常に感謝の気持ちを忘れない理学療法士になってください．目的は必ず達成できると思います．

（山下康次・市立函館病院 中央医療技術部）

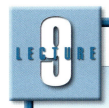

LECTURE 9 理学療法の主対象（4）
がん，介護予防

到達目標

- がんの主な治療法を理解する．
- がんに対する理学療法を理解する．
- 介護予防における理学療法士の役割を理解する．
- フレイル，サルコペニアについて理解する．

この講義を理解するために

　この講義では，はじめにがんの動向と基礎知識について学び，主な治療法を理解します．次に，がんに対するリハビリテーションの概要について学んだうえで，主ながんにおける理学療法の実際を学習します．

　予防における理学療法士の役割を理解するために，介護予防について学習します．介護予防では，介護保険制度の成り立ちから地域包括ケアシステムまで学習します．また，介護予防で必要な概念として，フレイル，サルコペニアについて学習します．

　この講義の前に，以下の項目をあらかじめ学習しておきましょう．

- □ レジスタンストレーニングについて学習しておく．
- □ 全身持久力トレーニング（有酸素運動）について学習しておく．
- □ 介護保険制度について調べておく（Lecture 2 参照）．

講義を終えて確認すること

- □ がんの主な治療法が理解できた．
- □ がんに対する理学療法が理解できた．
- □ 介護予防における理学療法士の役割が理解できた．
- □ フレイル，サルコペニアについて理解できた．

講義

がん（cancer, carcinoma）

1. がん

1) 疾患動向

罹患数（incidence）

日本では，がんにかかる人の数（罹患数）は1985年以降，男女ともに増加し続けている．1981年以降，がんは日本人の死亡原因の第1位であり，死亡者数は増加の一途をたどり，2015年は1965年の約3.5倍となっている．

一方，がんは高齢者に多い疾患であるため，日本のような超高齢社会では，罹患数と死亡者数の増加ががんそのものによる影響なのか，年齢構成の違いによるものなのかを考えなければいけない．そのため，がんにかかる人の割合（罹患率）とがんで死亡する人の割合（死亡率）を，高齢化など年齢構成の変化の影響を取り除いた年齢調整罹患率や年齢調整死亡率で検討する必要がある．**図1**[1]はがんの年齢調整罹患率で，年齢による影響を取り除いても，がんの罹患率は近年，増加傾向にあることがわかる．一方，**図2**[1]はがんの年齢調整死亡率で，年齢の影響を取り除くと，男女ともにがんの死亡率は近年，低下傾向にあることがわかる．これは，早期診断による罹患者の増加もあるが，がんにかかる人が近年増えているものの，早期治療や治療技術の発展に伴い死亡者数が減少していることを示している．つまり，日本ではがんの治療を終えたり治療を継続しているがん生存者が増加してきており，がんは"不治の病"から"がんと共存"する時代に移行してきている．

年齢調整罹患率
(age-adjusted incidence rate)
年齢調整死亡率
(age-adjusted mortality rate)

2) 基礎知識

がんが発生するメカニズムとして，正常な細胞の中にもともと存在している遺伝子（がん遺伝子とがん抑制遺伝子）が，外部からの刺激や環境要因によってがんを発生させることが明らかになってきている．がんはこれら1つのがん遺伝子の変異によってすぐ発生するのではなく，複数のがん遺伝子の活性化やがん抑制遺伝子の複数回の変化を経て発生するため，がんの発生までには長い時間が必要となる．この過程において，がんは自律的に増殖を続け（自律性増殖），周囲に広がり（浸潤），血液やリンパ液などを介して身体に飛び散り（転移），他の細胞が摂取する栄養をがん細胞が取ることで身体が衰弱する（悪液質）といった複雑な臨床事象を呈する[2]．

MEMO
がんを発生させる遺伝子
がんを促進させるがん遺伝子と，がんの発生を抑制するがん抑制遺伝子という正反対の遺伝子が存在している．
がん遺伝子の活性化と，がん抑制遺伝子の遺伝的欠損や損傷によってがんが発生する．

がんを発生させる外部からの刺激や環境要因は多様であり，発がん性物質や放射線，紫外線への長期間の曝露，生活習慣などがあげられる．特に生活習慣は重要で，禁煙，節酒，食生活，身体活動，適正体重の維持の5つの健康習慣を実践している人

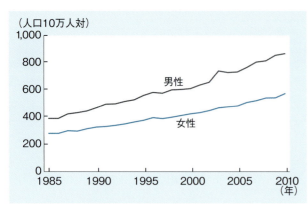

図1 がんの年齢調整罹患率の年次推移（山形・福井・長崎県のデータに基づく）
（国立がん研究センターがん対策情報センター：がん情報サービス．がん登録・統計.年次推移[1]をもとに作成，一部改変）

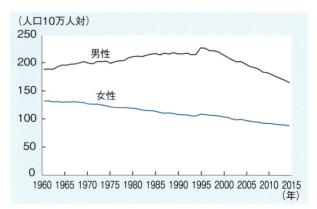

図2 がんの年齢調整死亡率の年次推移
（国立がん研究センターがん対策情報センター：がん情報サービス．がん登録・統計.年次推移[1]をもとに作成，一部改変）

は，0または1つ実践している人と比べて，がんになるリスクが男性で43％，女性で37％低下すると推計されている[3]．

3) 治療

（1）手術療法

胃がん，肺がん，大腸がんなどの罹患率の高いがん（特に固形がん）において，早期に発見された場合は手術によって根治が期待できるため，手術療法が治療の第一選択となる．しかし，がん種によっては手術による侵襲が大きく，術後合併症や機能障害が発生するため，高齢の患者や併存疾患のある患者への適応は注意が必要である[2]．また，術後呼吸器合併症や日常生活動作能力の低下に対して理学療法が適応となる．

（2）化学療法

化学療法は，化学物質（抗がん剤）を用いてがん細胞の分裂を抑え，がん細胞を破壊する治療法である．手術療法や放射線療法は局所的な治療であるが，化学療法は，抗がん剤を投与することで血液中に入り，全身をめぐって体内のがん細胞を攻撃・破壊するため，どこにがん細胞があってもそれを壊滅させる力があり，全身的な効果がある[4]．

化学療法には，がん細胞を死滅させるとともに，正常な細胞も傷害してしまうという作用（薬物有害反応）もある．重篤な副作用としては，腎機能障害，心機能障害，間質性肺炎があり，時として致命的になることがある．高頻度に起こるものとして，白血球や赤血球，血小板などの減少（骨髄抑制），嘔気，嘔吐，下痢，便秘，口内炎，貧血，疲労感，手足のしびれなどがある[2]．理学療法としては，こうした副作用に伴う廃用症候群に対するものが中心となる．

（3）放射線療法

放射線療法は手術療法と同じく，がんとその周辺を中心（局所的）に治療する治療法である．放射線が直接，細胞のDNAに作用することにより細胞の分裂する能力をなくしたり，細胞が自ら死んでいく過程である現象（アポトーシス）を増強し，細胞を死に至らしめることによって，がんを死滅させる．

放射線療法の効果は，①治癒，②症状の緩和に分けられる．治癒をめざすために，化学療法との併用や，手術前にがんをできるだけ小さくする放射線照射，確実にがん組織に照射するための術中照射，切除しきれずに残ったがん細胞に対して再発予防のための術後照射を行う．一方，症状の緩和に対しては，骨転移による痛みや，脳転移による神経症状，がん組織による気管，血管，神経などの圧迫から生じる症状を和らげるために使用される[2]．

副作用は治療部位に生じ，放射線治療中または終了直後に出現する急性反応と，終了してから半年～数年後に出現する晩期反応がある．急性反応には全身反応と局所反応があるが，両者とも可逆性である．晩期反応は不可逆性であり，回復が困難な場合も多く，障害に応じた代償的なアプローチが必要となる[2]．

4) リハビリテーション

がんに罹患すると，がんそのものによる痛みや食欲低下，息苦しさ，だるさによって寝たきりになる場合や，手術や化学療法，放射線療法を受けることによって身体機能の低下や不全が起こる（**表1**）[5]．がんのリハビリテーションは，がん患者の生活機能とQOLの改善を目的とした医療ケアであり，がんとその治療による制限を受けたなかで，患者に最大の身体的，社会的，心理的，職業的活動を実現させることと定義されている[5]．

がんのリハビリテーションは，予防的，回復的，維持的および緩和的リハビリテーションの4段階に分類される（**図3**）[6]．予防的リハビリテーションは，手術や化学療

MEMO

がんの種類

固形がん（上皮細胞がん，非上皮細胞がん）と血液がんの2つに分けられる．

- 上皮細胞がん：肺がん，乳がん，胃がんなど．
- 非上皮細胞がん：骨肉腫，横紋筋肉腫など．
- 血液がん：白血病，悪性リンパ腫など．

💡 **ここがポイント！**

化学療法の効果[2]

①治癒が期待できるがん：急性骨髄性白血病，急性リンパ性白血病，悪性リンパ腫，精巣（睾丸）腫瘍など．

②生存期間延長が期待できるがん：乳がん，卵巣がん，小細胞肺がん，大腸がん，多発性骨髄腫など．

③症状改善が期待できるがん：軟部組織腫瘍，頭頸部がん，食道がん，子宮がん，非小細胞肺がん，胃がん，前立腺がんなど．

DNA（deoxyribonucleic acid；デオキシリボ核酸）
アポトーシス（apoptosis）

💡 **ここがポイント！**

放射線療法の副作用[2]

- 急性反応（全身反応）：全身倦怠感，食欲不振，骨髄抑制など．
- 急性反応（局所反応）：血管透過性亢進による脳や気道の浮腫，皮膚炎，口腔咽頭粘膜の傷害など．
- 晩期反応：神経系の障害（脳壊死，脊髄障害，末梢神経障害），皮下硬結（に伴う関節可動域制限），リンパ浮腫，骨の障害（大腿骨骨頭壊死，肋骨骨折），口腔・唾液腺・咽頭・喉頭の障害．

💡 **ここがポイント！**

患者が心理的に不安になったとき

回復期リハビリテーションでは，患者の気持ちは前向きであるが，再発や転移があると心理的に不安になる．理学療法士は患者の不安を傾聴し，「できること」を見つけ患者自身に小さな自信をもってもらうよう接する．

表1 リハビリテーションの対象となる障害の種類

がんそのものによる障害
1）がんの直接的影響
●骨転移
●脳腫瘍（脳転移）に伴う片麻痺，失語症など
●脊髄・脊椎腫瘍（脊髄・脊椎転移）に伴う四肢麻痺，対麻痺
●腫瘍の直接浸潤による神経障害（腕神経叢麻痺，腰仙骨神経叢麻痺，神経根症）
●疼痛
2）がんの間接的影響（遠隔効果）
●がん末梢神経炎（運動性・感覚性多発性末梢神経炎）
●悪性腫瘍随伴症候群（小脳性運動失調，筋炎に伴う筋力低下）

主に治療の過程において起こりうる障害
1）全身性の機能低下，廃用症候群
●化学・放射線療法，造血幹細胞移植後
2）手術
●骨・軟部腫瘍術後（患肢温存後，四肢切断後）
●乳がん術後の肩関節拘縮
●乳がん・子宮がん手術（腋窩・骨盤内リンパ節郭清）後のリンパ浮腫
●頭頸部がん術後の嚥下・構音障害，発声障害
●頸部リンパ節郭清後の肩甲骨周囲の運動障害
●開胸・開腹術後の呼吸器合併症
3）化学療法
●末梢神経障害など
4）放射線療法
●横断性脊髄炎，腕神経叢麻痺，摂食嚥下障害

（辻　哲也：がんのリハビリテーションベストプラクティス．金原出版；2015．p.10-26[5]）

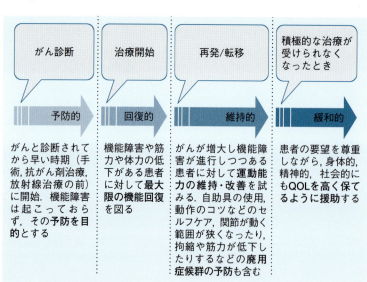

図3　治療や療養の時期におけるがんのリハビリテーション
（国立がん研究センターがん対策情報センター：がん情報サービス．がんの療養とリハビリテーション[6]）

MEMO
有害事象
治療や処置によって生じたあらゆる好ましくない症状や徴候．
無気肺（atelectasis）
なんらかの原因により，気管が閉塞または圧迫され，肺胞に空気が入らない状態．

集中治療室
（intensive care unit：ICU）

法，放射線治療などが始まる前，あるいは実施された直後から行うことによって，治療に伴う合併症や後遺症などを予防する．緩和的リハビリテーションは，患者とその家族の要望を把握することによって，できる限り日常生活動作が自立することをめざして実施される．

2008（平成20）年度の診療報酬改定で，がん患者リハビリテーション料が算定できるようになり，入院中のがん患者に限り「205点／単位」が算定できる（2016年度）．一方で，がん患者は治療過程により状態や症状に変化が生じるため，リハビリテーションを安全に行うには表2[5]に準じて行うことが望ましい．

5）がんに対する理学療法

消化器がん[7]と造血器悪性腫瘍[8]を取り上げ，理学療法介入の実際を紹介する．

（1）消化器がん

a．特徴

消化器は食物の消化や代謝に関係する臓器であり，消化器がんは，主に食道，胃，大腸などに発生した悪性腫瘍を指している．消化器がんの特徴は，狭窄や閉塞を起こして十分な食事摂取ができないことが多く，栄養状態が不良なことである．根治療法は手術療法であるが，術前後に化学療法や放射線療法を実施することも多いため，手術侵襲だけでなく，化学療法や放射線療法に伴う有害事象に配慮する必要がある．

b．理学療法の目標と実際

消化器がんによって手術療法を行う患者に対する理学療法の目標は，①術後合併症の予防，②廃用症候群の予防と術後回復の促進，③早期退院と早期社会復帰の3点が考えられる．

術後合併症の代表としては，腹部外科手術などで起こる肺活量の低下や無気肺がある．無気肺は，横隔膜への手術侵襲や，麻酔や人工呼吸器の使用によって術後に肺胞が虚脱した状態である．無気肺は死に至る肺炎や呼吸不全を引き起こすため，術後早期から無気肺の予防と呼吸機能の維持を目的とした介入が必要となる．

術後の安静臥床による廃用症候群にも注意する．手術侵襲だけでなく，入院生活という環境要因による活動性の低下も一因となるため，医原性の廃用症候群の予防が重要となる．

c．呼吸理学療法

食道がんなどの手術侵襲が大きい手術の場合は，術後，一定期間は集中治療室（ICU）や病棟で人工呼吸管理となる．この時期は，患者自身の力で呼吸運動や排痰を行うことが難しいため，体位変換を頻繁に行うことや，理学療法士や看護師らによ

9 理学療法の主対象（4）　がん，介護予防

る徒手による排痰を行うことによって無気肺を防ぐ．

　自分の力で呼吸運動を行える時期になると，手術によって低下した肺活量を術前の状態に戻すため，深呼吸や，コーチ2®（Coach 2®）などの容量型のインセンティブ・スパイロメトリーを使用する．方法は，最大呼気位付近まで呼気を行った後，ゆっくりと長く深く吸気を行い，最大吸気位に達したところで5秒間程度息を止め，ゆっくりと呼気を行う．

d. レジスタンストレーニング，全身持久力トレーニング

　ACSMのガイドラインでは，レジスタンストレーニングの場合は運動後に筋疲労を自覚する強度で1セット8〜15回，全身持久力トレーニングの場合は目標心拍数が最大心拍数の50〜70%となるような低強度〜中等度強度で歩行や自転車エルゴメータによって5〜20分を目安に設定することを推奨している[9]．しかし，がん患者の筋萎縮や筋力低下は，不活動だけが原因ではなく，低栄養や悪液質による全身反応として生じている．そのため，上記ガイドラインどおりに進められない場合も多く，その場合は低強度（可能な負荷）から開始し，回数や時間を増加した後，強度を上げるという工夫も必要である．なお，治療過程による全身状態の変化（**表2**）[5]により運動が望ましくない場合もあるので，日々の変化に注意しながら実践しなければならない．

（2）造血器悪性腫瘍

a. 特徴

　造血器悪性腫瘍は，化学療法や放射線療法の感受性が高く，治癒が期待できるがんの一つである．しかし，化学療法や放射線療法で完全寛解に至らず，腫瘍増殖が認められれば造血幹細胞移植が次の選択肢となる．

　造血幹細胞移植は，前治療として寛解導入療法や地固め療法などの強力な化学療法を行っており，移植時に体力低下や前治療の副作用による身体活動の制限が生じやすい．さらに，造血幹細胞移植では自分の免疫機能を抑えるため，感染しないようにクリーンルームという狭い部屋に長期間隔離される．結果として，全身筋力の低下，柔軟性の低下，運動耐容能の低下などの廃用症候群が生じる．

b. 理学療法の目標と実際

　造血幹細胞移植に対する理学療法の目標は，①廃用症候群の予防，②活動量の向上の2点が考えられる．

　造血幹細胞移植における移植から退院までの継続的な理学療法プロトコールを**図4**に示す．一般的に，クリーンルームはクラス10,000とクラス100に分かれている．移植後，好中球が回復し，生着（好中球500/μL以上が2日連続となる）が得られるまではクラス100内での管理となる．レジスタンストレーニングや全身持久力トレーニング（有酸素運動）は，おおむね前述したとおりであるため，以下，時期別の特徴について記載する．

● 移植前〜前処置の開始：血液検査データやバイタルサインに問題がなければリハビリテーション室にて実施する．理学療法プログラムは，ストレッチ，レジスタンストレーニング，エルゴメータやトレッドミルでの有酸素運動が中心となる．理学療法時間以外の日常生活上で，自主トレーニング（ベッド上でできるストレッチやレジスタンストレーニング，ウォーキングなど）が実施できるように，パンフレットによる運動指導も効果的である．

● 前処置の開始〜好中球の生着：この期間は安静度がクリーンルームのクラス100内に制限されるため，クラス100内にて理学療法を実施する．前処置により患者は重度の骨髄抑制状態となるため，プログラム実施前に全身状態を確認して，ストレッ

表2　がん患者におけるリハビリテーションの中止基準

● 血液所見：ヘモグロビン7.5g/dL，血小板20,000/μL以下，白血球3,000/μL以下
● 骨転移
● 有腔内臓（腸，膀胱，尿管），血管，脊髄の圧迫
● 持続する疼痛，呼吸困難，運動障害を伴う胸膜，心囊，腹膜，後腹膜への滲出液貯留
● 中枢神経系の機能低下，意識障害，頭蓋内圧亢進
● 低・高カリウム血症，低ナトリウム血症，低・高カルシウム血症
● 起立性低血圧
● 110回/分以上の頻脈，心室性不整脈
● 38.3℃以上の発熱

（辻哲也：がんのリハビリテーションベストプラクティス．金原出版；2015．p.10-26[5]）

インセンティブ・スパイロメトリー（incentive spirometry：IS）

💡**ここがポイント！**
息止めは，胸腔内圧を高めることで強い咳嗽を発生させるのに有効である．

ACSM（American College of Sports Medicine；アメリカスポーツ医学会）

造血幹細胞移植（hematopoietic stem cell transplantation：HSCT）

📝**MEMO**
クリーンルームのクラス（class）は空気の清浄度の単位であり，1立方フィート（1ft³）あたりの粒径0.5μm以上の粒子（塵埃）の個数（個/ft³）で表される．

LECTURE 9

89

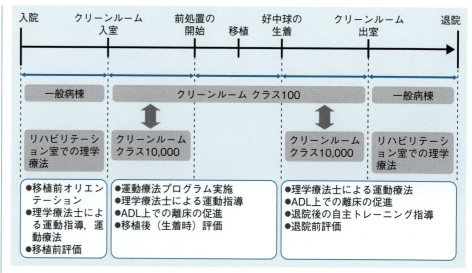

図 4　造血幹細胞移植前後の理学療法の流れ

チ，レジスタンストレーニング，エルゴメータなどをできる範囲で行う．

- **好中球の生着～移植後 1～2 か月**：好中球の生着が確認されると，安静度はクリーンルームのクラス 10,000 となるため，クラス 10,000 内にて理学療法を実施する．この時期には，前処置の副作用や GVHD が出現する．プログラム実施前には，全身状態を確認して，ストレッチ，レジスタンストレーニング，クリーンルーム内のウォーキング，エルゴメータなどをできる範囲で行う．
- **移植後 1～2 か月～退院**：この時期になると造血機能および免疫機能はおおむね回復しており，リハビリテーション室での理学療法の実施が可能となる．プログラムは，ストレッチ，レジスタンストレーニング，病棟内のウォーキング，エルゴメータなどであるが，前述の ACSM のガイドラインに近い負荷設定が望ましい．

2. 介護予防

1）高齢者を取りまく制度の変遷

（1）介護保険制度

2000 年に介護保険法が施行され，高齢者に対する介護が，家族による無償労働から社会全体で支える仕組みとなった．施行当初は三次予防を中心とした取り組みが行われ，介護認定区分が要支援，要介護 1～5 の 6 段階に分類され，介護サービスが提供されていた．

介護認定区分に応じ支給可能なサービス料の上限が決められており，その範囲内でサービスを選ぶことができるが，原則，利用料の 1 割が利用者負担となる．2006 年の介護保険改正時に，介護認定区分は要支援 1，要支援 2，要介護 1～5 の 7 段階となった．

（2）介護予防

介護保険が周知されるにつれて，軽度な介護認定者が増加し，軽度な介護認定者を介護認定区分においてより重度に認定しがちな点が指摘されるようになった．介護認定区分によって介護が必要となる疾患は異なるが，軽度な介護認定者では骨折や高齢による衰弱が主であった．骨折は転倒によって起こることが多いため，転倒予防を行うことで対策が可能である．また，高齢による衰弱は，栄養不足や不活動など加齢に伴う筋量低下や筋力低下が中心であり，予防することができる．このように，軽度な介護認定者には，適切な運動介入などを行うことによって重度化の予防，または介護認定が非該当になる可能性が示されている．

MEMO

GVHD（graft-versus-host disease；移植片対宿主病）
患者の体の中をドナー（提供者）の白血球が回るようになり，ドナーの白血球が患者の体を「他人」とみなして患者の体を攻撃し，組織や臓器に傷害作用を示す移植免疫反応．

MEMO

予防と理学療法
予防は，一次予防，二次予防，三次予防に分けられる．一次予防は要介護状態になることの予防，二次予防は生活機能低下の早期発見，早期対応，三次予防は要介護状態の改善，重度化の予防などの取り組みを行うことである．

MEMO

介護保険制度の財源
公費が 50％，残りの 50％は保険料で運営され，公費の 50％は国が 25％，都道府県が 12.5％，市区町村が 12.5％をそれぞれの税収から負担している．一方，保険料は 40 歳になると同時に，国民一人ひとりに支払いの義務が生じる．

9 理学療法の主対象（4）がん，介護予防

以上のことから，2006年の介護保険改正時に，介護認定区分を要支援から要支援1，要支援2と軽度な人をより詳細に分類することで，三次予防に一次・二次予防を追加した介護予防という概念がつくられた．

（3）地域包括ケアシステム

高齢化率の増加に伴い，75歳以上の後期高齢者の人口も増加し，以下の3点への対策が課題となっている．

①後期高齢者は介護認定率が前期高齢者より多くなり，高齢者のケアニーズが増加する．
②認知症を有する人の割合が増加する．
③65歳以上の夫婦世帯・単独世帯が増加する．

これらの課題を解決するために医療保険や介護保険のサービス，見守りなどのさまざまな生活支援を切れ目なく提供する必要性が高まっている．そのため，2025年を目途に地域包括ケアシステムの構築が急がれている．

地域包括ケアシステムは，高齢者の尊厳の保持と自立生活の支援の目的のもとで，可能な限り住み慣れた地域で，自分らしい暮らしを人生の最期まで続けることができるよう，地域の包括的な支援・サービスを提供する体制である[10]．保健師，社会福祉士，主任介護支援専門員で構成されている地域包括支援センターが主体となり，個別ケース（困難事例など）に対しては地域ケア会議を開催し，地域特有の状況に対応した課題解決を図ることとなる．

2）介護予防で必要となる概念と理学療法士の役割

（1）フレイル

高齢になると筋力の低下や動作の俊敏性が失われ転倒しやすくなる．日本老年医学会では，2014年にこのような高齢者特有の状態をフレイルとし，「生理的予備能が低下することで，ストレスに対する脆弱性が亢進して不健康を引き起こしやすい状態」と定義している[11]．フレイルの判定は，①体重減少，②筋力低下，③疲労感，④歩行速度の低下，⑤身体活動の低下の5つのうち3つ以上に該当した場合となり，日本ではFriedらの定義を改変した表3[12]を使用する場合が多い．

（2）サルコペニア

サルコペニアは，加齢に伴って無意識のうちに起こる筋量の低下と筋機能（筋力ま

MEMO
地域ケア会議
地域の支援者を含め，多職種による専門的視点を交えることにより，適切なサービスにつながっていない高齢者の支援や，地域で活動する介護支援専門員の自立支援に資するケアマネジメントを支援するための会議．地域ケア会議では専門的視点から理学療法士の参画が求められている．

フレイル（frailty）
サルコペニア（sarcopenia）

ここがポイント！
サルコペニア，フレイルとも加齢に伴う機能低下を意味しているが，サルコペニアが筋量減少を主体として筋力，身体機能の低下を主要因として扱うのに対し，フレイルはそれに加え，栄養状態，日常生活の活動性，疲労感など広範な要素が含まれている点が大きな違いといえる．

表3 日本におけるフレイルの定義

体重減少	6か月間で2～3kg以上の体重減少
筋力低下	握力低下 女性：<18kg 男性：<26kg
疲労感	（ここ2週間）わけもなく疲れたような感じがする 上記の質問に「はい」と回答
歩行速度の低下	8フィート（約2.44m）歩行速度 <1.0m/秒
身体活動の低下	「軽い運動・体操をしていますか」 「定期的な運動・スポーツをしていますか」 上記のいずれの質問ともに「していない」と回答

（牧迫飛雄馬：フレイルの予防とリハビリテーション．医歯薬出版；2015．p.2-7[12]を一部改変）

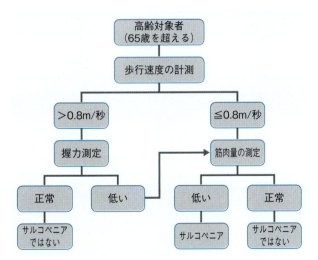

図5 サルコペニアの症例発見のためのアルゴリズム
（厚生労働科学研究補助金〈長寿科学総合研究事業〉高齢者における加齢性筋肉減弱現象〈サルコペニア〉に関する予防対策確立のための包括的研究研究班：サルコペニア：定義と診断に関する欧州関連学会のコンセンサスの監訳[13]）

表4 アジアにおけるサルコペニアのカットオフ値

骨格筋量	二重エネルギーX線吸収法	男性：<7.0kg/m² 女性：<5.4kg/m²
	生体電気インピーダンス法	男性：<7.0kg/m² 女性：<5.7kg/m²
握力		男性：<26kg 女性：<18kg
歩行速度		≦0.8m/秒

(Chen LK, et al.：J Am Med Dir Assoc 2014；15〈2〉：95-101[14])

ここがポイント!

理学療法士が，介護予防事業などにおいて，身体に障害のない人に対して，転倒防止の指導などの診療の補助に該当しない範囲の業務を行うときでも「理学療法士」という名称を使用することは問題がないこと，このような診療の補助に該当しない範囲の業務を行うときは，医師の指示は不要であることが2013（平成25）年に厚生労働省医政局から通達された（Lecture 3 参照）．

たは身体機能）の低下の両方が存在する場合と定義されている（図5)[13]．しかし，人種によって体格や運動機能は異なる可能性があり，筋量，筋力，身体機能のカットオフ値が欧米と異なるアジア独自のカットオフ値を採用することを推奨している（表4)[14]．

(3) フレイル，サルコペニアに対する理学療法

フレイル，サルコペニアの発症要因は，直接原因である栄養（ビタミンDなど）や活動量の不足から，直接原因を引き起こす生活習慣，社会からの孤立，抑うつまで，複雑な階層があり，かつ同一階層でも多要因がかかわっている．理学療法士としては，すべての状況を理解してアプローチすることは必要であるが，特に筋量，筋力，身体機能に対してのアプローチは重要である．

具体的な理学療法としては，重錘を用いた高負荷によるレジスタンストレーニングや，歩行や自転車エルゴメータによる低負荷での有酸素運動などが推奨されている．介護認定を受けている人は，通所リハビリテーションや介護老人保健施設などで本人の状態に適した上記の運動メニューが提供される．一方，介護認定を受けていない人は，各自治体が主催している健康予防教室や，通所リハビリテーションに併設されているプログラムでの対応となる．また，地域ケア会議においては，日常生活動作の課題分析と適切な援助が期待されている．

■引用文献

1) 国立がん研究センターがん対策情報センター：がん情報サービス．がん登録・統計．年次推移．
   http://ganjoho.jp/reg_stat/statistics/stat/annual.html
2) 辻 哲也：がんの基礎的理解．辻 哲也編：がんのリハビリテーションマニュアル―周術期から緩和ケアまで．医学書院；2011. p.12-22.
3) Sasazuki S, Inoue M, et al.：Combined impact of five lifestyle factors and subsequent risk of cancer：the Japan Public Health Center Study．Prev Med 2012；54（2）：112-6.
4) 国立がん研究センターがん対策情報センター：がん情報サービス．薬物療法（化学療法）．
   http://ganjoho.jp/public/dia_tre/treatment/drug_therapy.html
5) 辻 哲也：総論．日本がんリハビリテーション研究会編：がんのリハビリテーションベストプラクティス．金原出版；2015. p.10-26.
6) 国立がん研究センターがん対策情報センター：がん情報サービス．がんの療養とリハビリテーション．http://ganjoho.jp/public/dia_tre/rehabilitation/reha01.html
7) 牧浦大祐：消化器がん手術患者に対する理学療法．井上順一朗，神津 玲編：がんの理学療法．三輪書店；2017. p.174-86.
8) 井上順一朗：造血幹細胞移植施行患者に対する理学療法．井上順一朗，神津 玲編：がんの理学療法．三輪書店；2017. p.126-33.
9) Schmitz KH, Courneya KS, et al.：American College of Sports Medicine roundtable on exercise guidelines for cancer survivors．Med Sci Sports Exerc 2010；42（7）：1409-26.
10) 厚生労働省：地域包括ケアシステムの実現へ向けて．
    http://www.mhlw.go.jp/stf/seisakunitsuite/bunya/hukushi_kaigo/kaigo_koureisha/chiiki-houkatsu/
11) Fried LP, Tangen CM, et al.：Frailty in older adults：evidence for a phenotype．J Gerontol A Biol Sci Med Sci 2001；56（3）：M146-56.
12) 牧迫飛雄馬：フレイルの判定と予防の重要性．島田裕之編：フレイルの予防とリハビリテーション．医歯薬出版；2015. p.2-7.
13) 厚生労働科学研究補助金（長寿科学総合研究事業）高齢者における加齢性筋肉減弱現象（サルコペニア）に関する予防対策確立のための包括的研究研究班：サルコペニア：定義と診断に関する欧州関連学会のコンセンサス―高齢者のサルコペニアに関する欧州ワーキンググループの報告―の監訳．
    https://www.jpn-geriat-soc.or.jp/info/topics/pdf/sarcopenia_EWGSOP_jpn-j-geriat2012.pdf
14) Chen LK, Liu LK, et al.：Sarcopenia in Asia：consensus report of the Asian Working Group for Sarcopenia．J Am Med Dir Assoc 2014；15（2）：95-101.

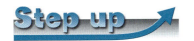

行政（自治体）で活躍する理学療法士

1. 仕事の内容

　筆者は，病院での勤務を12年間経験した後に，1998（平成10）年に上田市に就職しました．現在は高齢者介護課で介護保険，高齢者福祉サービス事業の仕事をしています．

　理学療法士として，病院と自治体で働く違いは何でしょうか．例えば，図1のように，高齢者の筋力測定の結果が，正規分布に従っていると仮定しましょう．理学療法士として病院で働いている場合は，筋力が明らかに弱い人（Aのグレーの部分）に対して，理学療法を実施し，改善を図っていくことになります．行政で働く場合は，全体として高齢者の筋力を，BからCへシフトしていくように事業を進めていくことが仕事になります．それでは，具体的に実施している仕事の内容について紹介します．

　皆さんもご存じだと思いますが，日本は，世界でも経験したことがないほどのスピードで超高齢社会へと進行しています．こうした社会情勢が，医療や介護分野に大きく影響することは，間違いない事実です．社会保障関係費はすでに国家予算を超えており，将来理学療法士として働く皆さんにとっては，重要な関心事として認識してほしい点です．また，介護保険費は，2014年度に約10兆円を支出しており，10年後には21兆円になると予想されています．高齢者数が増大し，生産人口が減少するなかで，いかに介護保険制度を維持するかは重要な課題となっています．

　では，どうしたら社会保障費の増大にブレーキをかけ，高齢者が自分らしい暮らしを人生の最期まで送ることができるのでしょうか．住民の健康施策を進めるうえで，理学療法士ならば，日常生活に基づき，自立支援・機能改善を目的とした事業展開を図ることが可能ではないでしょうか．

　図2は，上田市の要介護（要支援）認定者数の推移ですが，高齢者の増加よりも認定者数は高い伸び率を示しています．特に日常生活はほぼ自立しているものの，日常生活関連動作でなんらかの問題を抱えている要支援者の増加が顕著であることが見てとれます．ここを予防しないと，要介護状態

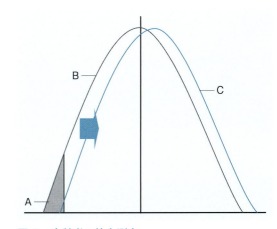

図1　高齢者の筋力測定
A：筋力低下が著明な高齢者．
B：高齢者の筋力測定結果．
C：介護予防活動参加後の高齢者の筋力測定結果．

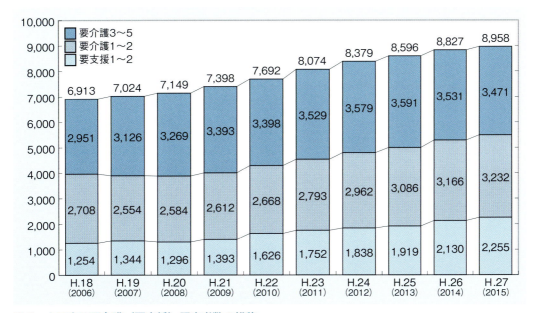

図2　上田市の要介護（要支援）認定者数の推移

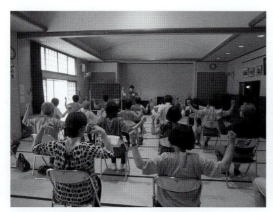 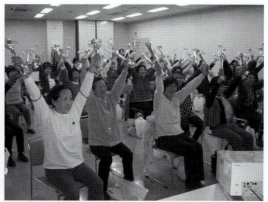

図3　地域リハビリテーション活動支援事業
指導者は地域の施設に勤めている理学療法士.

図4　介護予防サポーター養成講座
市民を対象とした講座の様子.

へと移行していくことから，介護予防事業がいかに重要な政策課題となっているかがわかると思います．

これからの介護予防施策については，行政が健康教室を開催し，参加者を募集する方法だけでなく，地域住民が主体となって生活のなかで取り組みが進むようにしていく必要があります．こうした考えから，地域リハビリテーション活動支援事業が2015（平成27）年度から始まりました．これは，地域住民が定期的に介護予防活動を実施する場合，行政から無料で指導員を派遣するという事業です（図3）．また，併せて地域で主体的に取り組んでもらうためのリーダーとなる住民を養成するため，介護予防サポーター養成講座を開催しています（図4）．

地域リハビリテーション活動支援事業は，高齢者の1割の人が参加する事業として進めています．2016（平成28）年度は，50か所を目標に進めてきましたが，すでに70か所を超えて実施されています．今までは，こうした介護予防施策の取り組みについても，国が施策を立案し，市町村が実施してきましたが，これからは，市町村が地域住民のニーズに応じた施策展開を図れるよう制度改正がされてきており，今後は市町村によってサービス内容に差が生じてくる時代となっています．そうしたなかで，理学療法士は，日常生活活動に基づき，自立支援や機能改善を目的とした事業展開を企画・立案し，事業実施を図るために最も適した資格であると考えています．

2. 今の職業をめざした理由

大学でハンドボール部に所属していたときに腰を痛めて（腰椎椎間板ヘルニア），近くの整形外科医院に通っていたとき，そこの先生が「理学療法士って数が少なくて，これから有望な職業だよ．そこに見える学校は夜間部があるから行ってみたらどう？」と誘われたのが理学療法士になるきっかけでした．その医院はビルの7階にあり，そこからわが母校を見ることができたのです．

人との出会いやちょっとした偶然で人生は変わるものです．その後の人との出会いを考えると，これが運命だったと思えるのです．理学療法士という職業は，筆者の人生にたくさんの彩りと香りを与えてくれています．

3. 学生へのメッセージ

理学療法士の視点が活かされる部署は，行政内にたくさんあります．そもそも理学療法士は，日常生活活動のなかでいかに自立支援を目的としてアプローチをしたらよいかを考える職業ですが，行政職も住民生活の向上のためにサービスを考え提供するのですから，基本となるところは同じです．

ただし，理学療法士としての行政職の募集は少ないため，一般の事務職の募集で受験することになると思います．大切なのは，志望動機と一次試験の教養試験です．志望動機で一番大切なことは，行政職員にならないと実現できないことを具体的にイメージすることです．

皆さんが専門職として，一定の分野で働くだけではなく，理学療法士の資格をもった事務職員として活躍してほしいと願っています．理学療法士の働く場が広がり，住民サービスの向上に欠かせない職種となるようにと願いながら，筆者も働いています．

（小川正洋・長野県上田市役所 福祉部高齢者介護課）

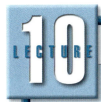

病期・職域別の理学療法(1)
急性期

到達目標

- 急性期における理学療法とは何かを理解する．
- 急性期における理学療法の対象疾患とその特徴を理解する．
- 急性期における理学療法の介入の目的とその内容について理解する．

この講義を理解するために

　この講義では，急性期における理学療法について学習します．皆さんの多くは，理学療法の対象者は病態が安定した比較的元気な患者だと思っているのではないでしょうか．しかし，現在では，理学療法士は病気の発症直後や手術直後など，病態が不安定な重症患者に介入することが一般的になっており，急性期の領域での理学療法士が果たす役割も大きくなっています．また，急性期において理学療法を安全に実施するためには，他職種（医師や看護師など）との連携が欠かせないことも十分理解しなければいけません．この講義を通じて，理学療法は単なる身体機能の改善ではなく，患者の生命にかかわる重要な仕事であることを認識しましょう．

　急性期における理学療法を学ぶにあたり，以下の項目をあらかじめ学習しておきましょう．

　　□ 理学療法の概要を復習しておく（Lecture 1 参照）．
　　□ 急性期がどのような病期なのか学習しておく．
　　□ チーム医療について考えておく．

講義を終えて確認すること

　　□ 急性期の病態を理解できた．
　　□ 急性期における理学療法の役割について理解できた．
　　□ 急性期における理学療法の対象疾患や病態について理解できた．
　　□ 急性期における理学療法介入の目的を理解できた．
　　□ 急性期における理学療法介入の内容を理解できた．

講義

MEMO
人工呼吸器
生命維持装置の一つであり，酸素療法やその他の治療によっても改善が得られず呼吸状態が悪化する場合や，ショック状態，あるいは大手術などで機械的換気が必要な場合に用いられる．
人工心肺装置
重症呼吸不全や重症心不全患者に対し，心肺機能の補助として使用される装置であり，経皮的心肺補助装置（percutaneous cardiopulmonary support：PCPS）や体外式膜型人工肺（extracorporeal membrane oxygenation：ECMO）などがある．
人工呼吸器や人工心肺装置を使用している患者は重篤な状態といえる（図1，2）．

MEMO
リスク（risk）
危険，危険性という意味で，ある行動に伴って危険にあう可能性も意味している．

廃用症候群
（disuse syndrome）

1. 急性期における理学療法とは

1）急性期とは

一般的に急性期とは，病気の発症直後やけがなどの受傷直後で，症状や徴候が急激に発現する生命の危機的状態にある時期をいう．また，病気やけがに対する治療（手術なども含めて）が集中的に行われ，全身管理が必要とされる時期である．患者の状態によっては，多くの点滴や人工呼吸器，人工心肺装置などが装着され，心電図や血圧などで全身状態が常にモニタリングされている場合もある．このように，急性期の患者は病態が安定しておらず，容体や症状などの変動が激しい状態にある．

2）急性期に理学療法が必要な理由

手術後などの人工呼吸管理中の患者に，理学療法士が介入することは大きなリスクを伴う．このようなリスクがある急性期において，早期から理学療法を実施することが必要な理由について，医療制度上の観点および身体機能維持の観点から解説する．

（1）医療制度上の観点から

理学療法士の資格ができた今から 50 年ほど前は，理学療法の多くは病気が発症して急性期を脱して病態が安定した後，あるいは整形外科疾患においても手術後からといった，治療における「後療法的」な位置づけであった．そのため，患者の回復に時間がかかり，入院も非常に長期間であった．その後，医療制度や診療報酬が改定され，現在では入院期間が長くなるほど，病院の収益が減少するような体系となってきた．この背景には国民医療費の増加の問題がある．入院期間が長くなるほど医療経済的に損失が大きくなることが指摘され，患者の入院期間の短縮のために入院と同時に，あるいは術後すぐに理学療法を開始し，入院期間中に発生する身体機能の低下（廃用症候群など）を防ぐことが求められるようになってきた．

2016（平成 28）年度の診療報酬改定において，早期からのリハビリテーションを一層推進するため，疾患別リハビリテーション料の初期加算が見直された．具体的には，リハビリテーション料の初期加算，早期リハビリテーション加算の対象を，急性疾患，手術および急性増悪した慢性疾患に限って算定できるとした点である．急性期における理学療法が重要であることが保険診療の面からも裏づけられた．

病気の発症や手術直後の急性期に，理学療法を可及的早期から開始することは，患者の身体機能を早期に回復させるために必要不可欠である．もし急性期に理学療法を実施しなければ，回復できるはずの能力を獲得できなくなる可能性が高くなるため，現在では「すべき」から「しなければならない」医療へと変化している．

（2）身体機能維持の観点から

急性期においては，治療を優先するために安静臥床が必要であるが，安静臥床は各種臓器の機能低下や，身体活動の低下による廃用症候群を引き起こす．安静臥床の有用性とそれに対する弊害を**表1**[1]に示す．治療のための安静臥床は必要であるが，不要な安静は弊害を招く．

安静臥床の弊害は，60 年以上前の研究においてすでに明らかにされている．若年健常者が 3 週間，ベッドで安静臥床した結果，最高酸素摂取量が 28％低下したことが示され[2]，非常に大きな衝撃を与えた．これは安静臥床の状態で心臓への負担が少ない環境に適応した結

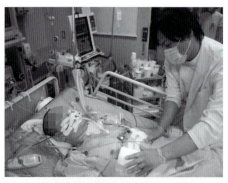
図1　人工呼吸器装着中の患者に呼吸理学療法を実施している様子

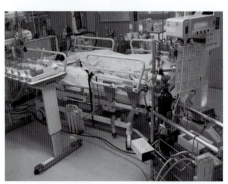
図2　集中治療室において人工心肺装置を装着中の患者

10 病期・職域別の理学療法（1）　急性期

表1　安静臥床の有用性と弊害

有用性	弊害：廃用症候群
●回復と治癒のための代謝機能の保護	●骨格筋障害：筋肉量低下，筋萎縮，筋力低下
●筋酸素消費量の軽減：損傷した組織と臓器への転用	●関節可動域制限：筋・筋膜・腱の拘縮
●換気需要の軽減：人工呼吸器関連肺損傷のリスク減少	●骨の障害：（廃用性）骨萎縮
●高い吸入気酸素濃度の必要性減少：酸素毒性の軽減	●褥瘡
	●心血管系：起立性低血圧，血漿量低下，心予備能低下
●中枢神経系への血流改善	●呼吸器系：換気量低下，粘液線毛輸送能低下，気道内分泌物貯留
●転倒リスクの軽減	
●心臓へのストレス減少：虚血と不整脈の軽減	●内分泌系：耐糖能障害
●損傷領域の疼痛と負荷の回避	●消化器系：消化管粘膜萎縮，低蛋白血症，便秘
	●神経系：感覚障害，失見当識，不安・うつ状態

（Brower RG：Crit Care Med 2009；37〈10 Suppl〉：S422-8[1]）

> **ここがポイント！**
> 安静臥床は病気の回復のためには必要であり，特に急性期で重篤な病態の患者では，損傷した組織や臓器を保護する意味においても重要となる．しかし，安静臥床は同時にその弊害も多数認められる．特に不必要な安静臥床は廃用症候群の進行を助長し，骨格筋機能障害や心肺機能の低下を含め，多くの問題を生じさせるため，可能な限り必要最小限にとどめることが大切である．

果，全身の循環血液量が減少して心筋が萎縮し，交感神経の応答が不良になったことに起因する．ヒトは日常生活の多くを重力負荷に逆らって過ごすため，進化の過程で立位姿勢に対応した循環機能，運動機能へと発達してきており，安静臥床は生体にとって有害となる．

最近の研究においても，若年健常男性の下肢を不動状態にすると，わずか5日間で大腿四頭筋の断面積や除脂肪量が減少し，筋力低下が出現することが示されている[3]．身体機能維持の観点からも，急性期における理学療法の重要性がうかがえる．

2. 主な対象とその特徴

以下，急性期における理学療法の対象となることが多い疾患（病態）について，その特徴を説明する．

1）集中治療室（ICU）で治療中の患者

ICU は，「内科系，外科系を問わず，呼吸，循環，代謝そのほかの重篤な急性機能不全患者を収容し，強力かつ集中的に治療看護を行うことにより，その効果を期待する部門」[4] と定義されている．ICU は原疾患の治療というよりは，治療の過程において重篤な症状が発生した場合に利用されるため，重篤な症状が治まった時点で，各診療科の一般病棟に転棟される．

ICU に収容されている患者は，①外科手術後など高度な管理が必要な患者，②救急搬送後，継続的な全身管理が必要となった患者，③一般病棟において容体の急変による重篤な症状が出現した患者などである．ICU に収容されている患者は重篤でリスクが高いため，人工呼吸器の装着や，さまざまな薬剤を投与するための点滴がつながれ，血圧，心電図などで24時間モニタリングされている．

集中治療室
(intensive care unit：ICU)

専門的な ICU

ICU は，現在では以下のように専門分化されている．

- **冠疾患集中治療室（CCU）**：循環器系，特に心血管系の疾患を有する重篤な患者を専門に治療する．

- **脳卒中ケアユニット（SCU）**：脳卒中患者を発症直後から専門に治療する．

- **外科系集中治療室（SICU）**：従来の術後回復室を高度化したものであり，主に全身麻酔下の外科手術直後の患者を専門に，容体が安定するまでの短期間収容する．

- **脳神経外科集中治療室（NCU）**：脳神経疾患や頭部外傷などによる脳神経外科手術直後に収容される．SCU の役割を併せもって NCU とする施設も多い．

- **新生児集中治療室（NICU）**：新生児用の ICU であり，新生児科に併設される．新生児のうち極低出生体重児や仮死新生児など，集中治療が必要な新生児を収容する．

- **その他**：上記以外にも，呼吸器疾患集中治療室（RCU），小児集中治療室（PICU），

冠疾患集中治療室
(coronary care unit：CCU)
脳卒中ケアユニット
(stroke care unit：SCU)
外科系集中治療室
(surgical intensive care unit：SICU)
脳神経外科集中治療室
(neurosurgical intensive care unit：NCU)
新生児集中治療室
(neonatal intensive care unit：NICU)
呼吸器疾患集中治療室
(respiratory care unit：RCU)
小児集中治療室
(pediatric intensive care unit：PICU)

LECTURE 10

精神科集中治療室
(psychiatric intensive care unit：PICU)

周術期
入院，麻酔，手術，回復といった，術中だけでなくその前後の過程を含めた一連の期間．

精神科集中治療室（PICU）など，さまざまな専門施設がある．

2) 主な対象疾患

(1) 外科周術期

外科手術にはさまざまなものがあり，特に急性期における理学療法でかかわることが多いのは心臓外科，呼吸器外科，消化器外科などの手術後で，周術期に呼吸理学療法を実施する機会が多い．

- **心臓外科**：先天性および後天性の心臓病や，心臓周辺の大血管の異常を外科手術によって治療する外科の一分野である．対象疾患には，虚血性心疾患，弁膜疾患，大動脈疾患，先天性心疾患，重症心不全などがある．

- **呼吸器外科**：肺，気管，気管支，縦隔，胸壁，横隔膜など，呼吸器にかかわる疾患を手術によって治療する外科の一分野である．対象疾患は，肺悪性腫瘍（肺がん〈肺原発悪性腫瘍〉，転移性肺腫瘍），肺良性腫瘍，縦隔の疾患（縦隔腫瘍〈特に胸腺腫〉），重症筋無力症，神経原性腫瘍，胸壁および胸膜の疾患（胸膜中皮腫，胸壁腫瘍），気腫性肺疾患（気胸，肺嚢胞，肺気腫），炎症性疾患（膿胸，肺化膿症），先天性肺疾患，肺動静脈瘻，胸部外傷などがある．

- **消化器外科**：食道，胃，十二指腸，小腸，大腸，肛門，肝臓，脾臓，胆道，膵臓という，食物を消化，吸収，排泄，代謝，貯留する消化器に病気が生じた場合，手術によってそれを治療する外科の一分野である．主な対象疾患は，食道がん，胆嚢がん，胆管がん，肝細胞がん，膵がん，胃がん，大腸がんなどである．

(2) 急性心不全

急性心不全とは，「心臓に器質的および／あるいは機能的異常が生じて急速に心ポンプ機能の代償機転が破綻し，心室拡張末期圧の上昇や主要臓器への灌流不全を来たし，それに基づく症状や徴候が急性に出現，あるいは悪化した病態」[5]をいう．また，急性心不全は，新規発症や慢性心不全の急性増悪により起こるが，症状や徴候は軽症から致死的なものまできわめて多彩である．

(3) 脳血管障害

一般的によく聞かれる脳卒中とは，脳血管障害のうち急激に発症したものを指すが，通常は脳血管障害と同様の意味として用いられている．脳卒中は現在，日本人の死亡原因の第4位であり，年間におよそ10万人以上の人が亡くなっている．

脳血管障害を発症すると，出血や梗塞などの部位（脳のどの領域か）などによって異なるが，後遺症として運動麻痺，感覚障害，言語障害，高次脳機能障害などが出現する．

(4) 外傷

外傷とは，外的要因による組織または臓器の損傷の総称であり，通常はけがとよばれている．外傷には創傷（切創，裂傷，擦過傷，挫滅傷）や内出血，骨折や捻挫，さらには内臓破裂や外傷性の脳出血などがあり，その程度も軽症から重症のものまで非常に幅広い．

(5) 慢性呼吸不全（急性増悪後）

慢性閉塞性肺疾患（COPD）などの慢性呼吸不全患者では，感染症などを契機に急性増悪を引き起こすことがある．増悪とは，「息切れの増加，咳や喀痰の増加，膿性痰の出現，胸部不快感・違和感の出現あるいは増強などを認め，安定期の治療の変更あるいは追加が必要となる状態をいう」[6]と定義される．増悪によって患者のQOLや呼吸機能および身体機能は大きく低下し，生命予後を悪化させる．

(6) 熱傷

熱傷とは，狭義には物理的な熱作用による皮膚の損傷を指すが，広義には化学薬品

脳血管障害の分類
脳出血（出血性脳血管障害）と脳梗塞（虚血性脳血管障害）の2つに分類され，さらに脳出血は脳内出血とくも膜下出血，脳梗塞は脳血栓と脳塞栓に分類される．

高次脳機能障害
脳の損傷によって起こるさまざまな神経心理学的障害であり，記憶障害，注意障害，遂行機能障害，社会的行動障害など，脳の損傷部位に応じた症状が出現する．

慢性閉塞性肺疾患
(chronic obstructive pulmonary disease：COPD)

QOL (quality of life；生活の質)

や電撃，放射線といったさまざまな外的因子による皮膚の損傷を指す外傷である．日常経験するような軽症のものから，非常に重篤な状態を招く重症なものまで多様である．熱傷の原因には，火災，高温気体・液体・固体・爆発などさまざまなものがあり，接触時間が長ければ温度の低い熱源（カイロや暖房便座など）も熱傷（いわゆる低温火傷）の原因になりうる．

(7) 移植

移植とは生きている組織または器官を切り取って他の個体に移し植え込むことで，臓器移植や細胞移植などがある．臓器移植とは，心臓や肝臓，肺，腎臓など，生命を維持するために重要な役割を果たしている臓器が，ほぼ（あるいはまったく）機能しなくなり，臓器を代替する以外に治療法がない場合に行われる医療である．「臓器の移植に関する法律」のもとで，現在では，心臓，肺，肝臓，腎臓，膵臓，小腸，角膜などの移植が可能となっている．

3) ICU で発生する合併症

(1) 集中治療後症候群（PICS）

集中治療後の長期予後に関連する障害の概念として，2012 年に PICS が提唱された．PICS とは，ICU 在室中，あるいは ICU 退出後，さらには退院後に生じる運動機能，認知機能，精神機能の障害である．これらは ICU 患者の長期予後に加えて，患者家族の精神状態にも影響を及ぼすものとして認識されている．

PICS の要因には，①疾患および重症度，②医療・ケア介入，③ICU の環境要因（アラーム音，光），④患者の精神的要因（種々のストレス，疾患の受容度や経済的不安，家族の不安）などがあり，これらが複雑に絡み合い PICS の発症にかかわっている．

(2) ICU 関連筋力低下（ICU-AW）

ICU-AW は，ICU 入室後に発症する急性の左右対称性の四肢筋力低下を呈する症候群である．特に敗血症，多臓器不全，長期人工呼吸器装着などの患者において多く発症することが報告されている．ICU-AW になると，機能的回復が不良となり，長期にわたって回復が阻害される．

(3) せん妄

せん妄とは，軽度から中等度の意識混濁に失見当識，興奮，錯覚，不安，幻覚（特に幻視），妄想などの認知障害を伴うことがある意識障害の一型である．ICU 患者の 20〜80％にせん妄が認められ（ICU-AD），また人工呼吸器装着患者では 80％がせん妄を発症している．せん妄は 6 か月後の死亡率を高め，入院期間や退院時の認知機能障害に大きく関係する．

3. 理学療法介入の目的とその内容

1) ICU で治療中の患者への介入の目的と内容

前述のとおり，ICU において治療をしている患者の多くは，人工呼吸器などの生命維持装置を装着し，さらにさまざまな薬剤などの点滴がつながっている．これらは患者にとって必要な治療であるが，同時に安静状態を長く保つことによる弊害も起こる．そのため，ICU においても全身状態が許す限り早期から理学療法を開始することが一般的になってきている．特に近年では ABCDE バンドルが提唱され，医師，看護師，理学療法士，作業療法士，臨床工学技士，薬剤師，管理栄養士などのチームによって，人工呼吸器装着患者の管理を行っている．

ABCDE バンドルとは，2010 年頃に提唱され始めた人工呼吸器装着患者の管理方法をいい，ICU-AW と ICU-AD を予防するために ABCDE を頭文字とする管理方法をバンドル（束），すなわち一括して行うという概念である．

MEMO

熱傷深度（burn depth）
熱傷は損傷の深さでⅠ度（表皮），浅達性Ⅱ度（Ⅱs；真皮浅層），深達性Ⅱ度（Ⅱd；真皮深層），Ⅲ度（皮下組織）に分類される[7]．

集中治療後症候群
（post intensive care syndrome：PICS）

ICU 関連筋力低下
（ICU-acquired weakness：ICU-AW）

せん妄（delirium）

ICU-AD
（ICU-acquired delirium；ICU 関連せん妄）

ABCDE バンドル（bundle）

MEMO
ICU 専従理学療法士
近年，ICU 専従の理学療法士を配置する施設が増加してきている．これは終日 ICU に常駐して他職種との朝の患者申し送りから業務が始まり，各患者に対して十分に時間をかけて介入するというものである．以前はリハビリテーション室とかけもちであったが，ICU 専従によって必要時に適切な介入が行え，また常に他職種との情報交換が可能な環境であるため，業務の効率性が向上している．ICU 専従理学療法士を配置することにより，患者の ICU 滞在日数の減少や機能的回復の促進，早期退院などの効果が期待される．

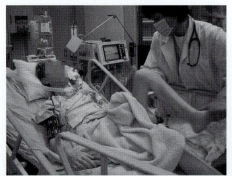
臥位での下肢筋力トレーニング

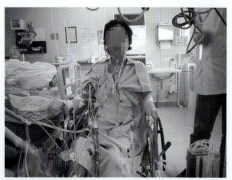
車椅子座位の練習

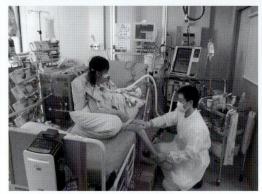
端座位練習および下肢筋力トレーニング

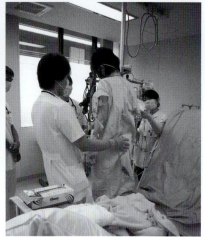
立位の練習

図3 急性期における理学療法（早期離床）

- A（awaken the patient daily：sedation cessation）＝毎日の覚醒トライアル
- B（breathing：daily interruptions of mechanical ventilation）＝毎日の呼吸器離脱トライアル
- C（coordination：daily awakening and daily breathing）＝ A と B のコーディネーション
  （choice of sedation or analgesic exposure）＝鎮静鎮痛薬の選択
- D（delirium monitoring and management）＝せん妄のモニタリングとマネジメント
- E（early mobility and exercise）＝早期離床

　急性期における理学療法では，特に E の早期離床（身体を動かす，ベッドから起こす，ベッドに座らせる，立たせる，可能なら歩かせるなど）を実施する（図3）．リスクの高い患者であるため，早期離床にあたっては一定の基準（プロトコル）に従って進めることが大切である．

　ABCDE バンドルの実践で，ICU 入室中の患者に質の良い睡眠をとらせ，人工呼吸器からのウィーニングと ICU 滞在期間を短縮し，死亡率を低下させ，認知機能を改善し，自立する能力を高めることをめざしており，その効果も明らかとなっている．

MEMO
最近では，ABCDE に F（family engagement；家族参加）を加えて ABCDEF バンドルともよばれている．

MEMO
ウィーニング（weaning）
患者から人工呼吸器をはずすこと．

覚えよう！
手術後の呼吸機能の低下は，胸部や上腹部手術で特に著しい．

ここがポイント！
術前から介入する目的は，術前に実施する評価結果からリスクファクターの有無をスクリーニングし，術後に発生する可能性のある問題点を明確にしておくことである．一方，術後の介入においては，呼吸器合併症を予防し，早期に退院させることが目的となる．

2）外科周術期の患者への介入の目的と内容

　全身麻酔を使った外科手術を受ける患者は，たとえ術前に身体機能や呼吸機能などに問題がなかったとしても，確実に呼吸機能が低下するため，術後に呼吸器合併症を引き起こす可能性がある．術後の呼吸器合併症の予防や早期に身体機能を改善させるためには，急性期における理学療法が重要となる．周術期における理学療法介入の多くは，術前から開始し，術後は可及的早期から実施することが一般的となっている．

　外科周術期における理学療法の目的は，①無気肺の予防と治療，②気道内分泌物の除去，③残存肺や虚脱肺の再膨張促進，④呼吸器合併症の予防と治療，⑤不良呼吸パターンの改善，⑥関節可動域の改善，⑦廃用症候群の予防，⑧早期離床，⑨運動耐容

能の改善，⑩再発予防などである．

周術期理学療法として実施する内容は，術前は早期離床の指導，呼吸練習，咳嗽練習などであり，術後も早期離床などを中心に継続する．

3) 急性心不全患者への介入の目的と内容

急性心不全の原因には急激なポンプ機能の失調があるが，急性心筋梗塞などの虚血性心疾患を例にあげて，その介入の目的と内容を説明する．

虚血性心疾患患者に対する急性期における介入の目的は，過剰な安静臥床による身体のディコンディショニングの予防と，安全に離床を進め，早期に日常生活動作（ADL）を獲得させ，早期退院，早期社会復帰をめざすことである．

介入内容は，最初に急性期の治療が行われ，急性期リハビリテーションの実施基準を満たしたら，段階的に自動座位，立位，歩行へと運動負荷を拡大していく．その後，階段昇降やシャワー浴や入浴などのADLも実施していく．そして徐々に活動性を高め4METs程度の運動負荷が問題なく実施できれば，入院によるリハビリテーションプログラムが終了となり，その後は外来における運動療法へと進めていく．

4) 脳血管障害患者への介入の目的と内容

脳卒中を発症すると，以前は安静状態を保ち，全身状態が安定してから理学療法が開始されていた．しかし最近では，長期臥床による廃用性筋萎縮の進行を予防するため，可能な限り早期から理学療法が開始される．脳卒中患者の健側上下肢は，発症からリハビリテーション開始までの期間が長くなるほど廃用性筋萎縮が著しく，歩行不能なものほど筋萎縮が進行する．そのため，早期離床により，深部静脈血栓症，褥瘡，関節拘縮，沈下性肺炎など長期臥床で起こる合併症は予防可能であると考えられている[8]．また，早期にリハビリテーションを開始することで，体幹機能を良好に保ち，機能予後が良好となり，再発のリスクも減少する．

近年では，脳卒中発症直後の患者を集中的に治療するための専用ユニットである脳卒中ケアユニットなどを有する施設も増加しており，急性期から専門的なリハビリテーションが実施できるようになっている．

脳卒中患者に対する急性期リハビリテーションは，意識障害が軽度でバイタルサインが安定していれば，発症後数日で座位などを開始し，ベッドからの起立，車椅子への移乗，車椅子駆動へと段階的に進めていく．急性期においては，血圧や心拍数などをモニタリングし，医師の管理下でリスク管理をしながら行うことが望ましい．

5) 外傷患者への介入の目的と内容

外傷に対しては，その程度によって対処の仕方が大きく異なる．例えば，スポーツ活動による足関節の捻挫であれば，RICE処置などの救急処置を行い，回復に合わせて関節可動域の改善や筋力トレーニングへと進め，スポーツ復帰をめざしていく．

一方，外傷が重篤である場合は，最初にその治療が優先され，介入は治療の経過によって時期や内容も大きく異なってくる．例えば，骨折した場合は，骨折に対する治療（固定または手術など）が行われ，骨の癒合に合わせてその後の介入が決まってくる．また，外傷性の脳出血などの場合は，救命のための集中的治療が行われ，その後の経過に応じて理学療法を実施し，社会復帰をめざす．

6) 慢性呼吸不全（急性増悪後）患者への介入の目的と内容

慢性呼吸不全の急性増悪直後の初期治療は，薬物療法や酸素療法，場合によっては人工呼吸療法であり，無理な理学療法介入はかえって増悪を助長することがあるため，開始時期については慎重な判断が必要となる．しかし，急性増悪後の患者は，増悪を契機に急速に悪循環を形成し，さまざまな合併症を引き起こすことにより，入院期間が長期化する傾向にある．また，長期臥床を強いられるため，全身的なディコン

MEMO
ディコンディショニング
(deconditioning)
長期間の臥床状態によって循環機能や筋力の低下が生じること．

日常生活動作
(activities of daily living: ADL)

MEMO
METs（代謝当量）
安静時の代謝量を1METとして動作や運動時の消費エネルギーが安静時の何倍かを求めたもの．

MEMO
体幹機能
体幹は身体を支える土台であり，四肢の中心部分である．したがって，身体活動を行うためには体幹が安定していることが条件となる．脳卒中片麻痺患者は，片側の四肢だけでなく，腹部や背部の体幹筋の麻痺も起こるため，その回復は患者の機能的予後に大きく影響する．したがって，四肢機能のみならず体幹機能を良好に保つことは重要となる．

MEMO
脳卒中ケアユニットは，医師，看護師，理学療法士，作業療法士，言語聴覚士，ソーシャルワーカーなどの専門家で構成され，スタッフ間で定期的な情報交換をしながら，検査や急性期治療，リハビリテーションが実施される．

MEMO
RICE処置
Rest：安静，Icing：冷却，Compression：圧迫，Elevation：挙上（詳細はLecture 7参照）．

ディショニングが加速度的に進行していく．これらに対し，慢性呼吸不全の急性増悪後には早期から介入することによって，患者の身体能力低下を軽減し，QOLを向上させることが大切である．

介入内容は，初めは臥位で呼吸のコントロールを行い，エネルギー消費の少ない楽な呼吸法を指導する．その後徐々に姿勢を変化させ，座位，そして立位へと呼吸を意識しながら進めていく．姿勢を変えながらの呼吸練習が十分可能となれば，徐々にベッドサイドでの立ち座りや足踏みの練習へと進めていく．急激なSpO_2の低下や呼吸困難の増悪がないことを確認したうえで，病室内・病棟内歩行を開始し，リハビリテーション室での積極的な運動療法へと進め，運動耐容能の向上をめざす．

7) 熱傷患者への介入の目的と内容

熱傷患者に対する介入は，病態の時期によって大きく異なる．例えば，広範囲の重症熱傷患者に対しては，呼吸循環動態の全身管理下で熱傷ならびに循環障害や感染による合併症の予防を図り，さらに瘢痕による関節拘縮を予防しながら障害を最小限にとどめることが目的となる．一方，比較的小範囲の熱傷患者に対しては，局所の瘢痕組織に対して瘢痕形成を抑制し，関節可動域の維持・拡大や，変形を予防することが中心となる．

介入内容は，良肢位保持と関節可動域運動，筋力トレーニング，ADL能力の向上，全身持久力トレーニングなどを実施する．また，全身におよぶ広範囲の熱傷や気道熱傷合併症例に対しては，人工呼吸管理下で呼吸理学療法を実施し，呼吸器合併症の予防を図る．

8) 移植患者への介入の目的と内容

移植患者に対する介入内容は，移植する臓器によって異なるため，ここでは肺移植に対する介入について説明する．

肺移植患者に対する介入は，移植待機中における廃用症候群の予防を目的とした術前介入と，肺移植直後から早期回復をめざして実施する術後介入に分けられる．術前介入は，手術までの間に可能な限り身体機能を低下させないよう，呼吸法やストレッチなどのコンディショニングや筋力トレーニングを中心に実施する．肺移植後の介入は術後の全身状態によるが，可能な限り早期からICUにおける呼吸理学療法（呼吸練習，排痰など）から開始し，その後は離床に向けた全身運動へと進めていく．ICU退出後は，徐々に身体活動を上げていき，歩行練習や下肢を中心とした筋力トレーニングなどを行う．その後は退院および社会復帰をめざした筋力トレーニング，持久力トレーニング，ADL練習などを実施し，それらを退院後も継続するよう指導する．

■引用文献

1) Brower RG：Consequences of bed rest. Crit Care Med 2009；37（10 Suppl）：S422-8.
2) Saltin B, Blomqvist G, et al.：Response to exercise after bed rest and after training. Circulation 1968；38（5 Suppl）：Ⅶ 1-78.
3) Wall BT, Dirks ML, et al.：Substantial skeletal muscle loss occurs during only 5 days of disuse. Acta Physiol 2014；210：600–11.
4) 日本集中治療医学会：集中治療部設置のための指針.
http://www.jsicm.org/publication/ICU-kijun.html
5) 日本循環器学会：急性心不全治療ガイドライン（2011年改訂版）.
http://www.j-circ.or.jp/guideline/pdf/JCS2011_izumi_h.pdf
6) 日本呼吸器学会COPDガイドライン第4版作成委員会編：COPD（慢性閉塞性肺疾患）診断と治療のためのガイドライン. 第4版. メディカルレビュー社；2013. p.105.
7) 木村雅彦：熱傷患者の運動療法. 石川　朗総編集, 解良武士, 玉木　彰責任編集：15レクチャーシリーズ理学療法テキスト—運動療法学. 中山書店；2014. p.128.
8) 日本脳卒中学会 脳卒中ガイドライン委員会編：脳卒中治療ガイドライン2015. 協和企画；2015. p.277-8.

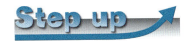

CCU（心臓血管疾患集中治療室）で活躍する理学療法士

1. 仕事の内容

　急性心筋梗塞患者の治療・管理のために開始された冠疾患集中治療室（coronary care unit：CCU）も，現在では急性心不全，急性肺塞栓症や急性大動脈解離など幅広い疾患を取り扱うようになり，心臓血管疾患集中治療室（cardiovascular care unit：CCU）とよばれるようになりました．急性心筋梗塞や急性心不全など，生死にかかわる心疾患の患者を専門に管理する場所です．

　CCU に入室する患者は非常に重篤で，血行動態が不安定であることも多く，そのような状態の患者にリハビリテーションは必要なのか，と疑問をもつ医療関係者はいまだに多いのではないでしょうか．筆者も CCU での管理が確実に数日で終わるのであれば，その急性期の短期間でのリハビリテーションがどれほど必要なのかという疑問をもっていました．しかし，CCU での治療が長期化する患者も少なくありません．また，必ずしも血行動態が不安定な患者ばかりというわけでもありません．そのような患者にリハビリテーションを行っていなければ，治療が奏効し無事に CCU を退室あるいは退院することになっても，時に廃用症候群を合併し社会復帰をさまたげるなど生活の質（QOL）を大きく損なう患者がいることがわかってきました．

　今や急性期の集中治療の現場でも，慢性期や退院後の日常生活活動（ADL）や QOL を考慮しない医療は考えられない時代です．患者を寝たきりにすることなく，社会復帰に導くには CCU の段階から社会復帰を見据えたリハビリテーション介入が必要です．そうは言っても，多くのモニターやライン類，人工呼吸管理中の状態でのリハビリテーションは，非常に危険で，高度な知識や技術が必要であることも事実です．そのため，医療の現場では，医師，看護師，理学療法士，作業療法士など多職種が，同じ目標をもったうえで専門性を発揮して患者に介入するチーム医療が重要となっています．理学療法士は，チームのなかでは運動に関する専門職であり，運動の種類，強度，頻度などを提案し，さらに，多忙な臨床場面においてリハビリテーション介入時にチームメンバーを集める旗振り役も担っています．

　当院の CCU におけるリハビリテーションのチームアプローチの様子を紹介します．図 1 は人工呼吸器離脱困難で気管切開をした患者の排痰の様子です．理学療法士 1 人が Cough Assist®（MI-E〈mechanical insufflation-exsufflation〉；器械による咳補助）の操作，もう 1 人が咳嗽介助を担当しています．写真には写っていませんが，看護師が吸引を担当しており，もちろん医師も急変に備えています．

　図 2 は人工呼吸器装着下で歩行練習を行っている様子です．人工呼吸器を装着した状態であっても，患者の状態が安定していれば身体活動を行うことで，廃用症候群やせん妄を予防することが可能です．

　図 3 は，CCU を退室した人の一般病棟での心臓リハビリテーションの様子です．心臓リハビリテーションでは，運動療法，薬物療法，食事療法を合わせて行うことが大切であり，医師，看護師，理学療法士，作業療法士，薬剤師，栄養士から成るチームによって患者の社会復帰に向けた介入が行われています．

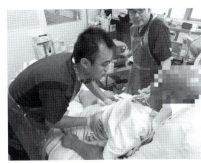

図 1　気管切開患者の排痰の様子

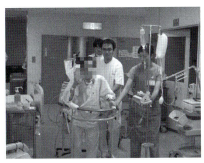

図 2　人工呼吸器装着下での歩行練習

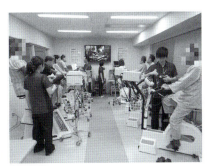

図 3　心臓リハビリテーションの様子

2. 今の職業をめざした理由

　筆者は体を動かすことが好きで仕事としてスポーツにかかわりたいと考え，理学療法士をめざしました．大学を卒業後，一般病院に3年間勤務した後，現在の職場に就職しました．きっかけは，当時では比較的珍しかった心臓リハビリテーションを積極的に導入しているということでした．赴任前には，心臓リハビリテーションとは，患者がエルゴメータをこいでいて，それをモニタリングしながら運動処方をしているというイメージをもっていました．しかし，いざ勤務してみると，そのイメージは一変しました．急速な高齢化，医療技術の高度化，疾病構造の変化に伴い，心臓リハビリテーションは，循環器内科や心臓外科にとどまらず，当院では36診療科すべてにおいて対応する必要があり，個々の患者の重複障害を考慮して，最適かつ安全なリハビリテーションを行う必要がありました．その結果，幅広い知識と技術が求められるだけではなく，医師や看護師など他の職種との連携が通常以上に必要であり，毎日，夜中まで勉強しなければついていけませんでした．

　赴任して間もない頃に，CCUの患者を担当することになりました．患者は劇症型急性心筋炎後に敗血症となり，右下肢は循環不全で壊疽を起こしたため下腿切断を余儀なくされた重症患者でした．このような重篤で重複障害を有する患者を担当する際に，チーム医療のなかで理学療法士が求められているのは「ジェネラリストであり，かつスペシャリストであること」と教えられました．確かにこのような患者では大きなリスクも伴いますが，それだけにやりがいも大きく，患者が社会復帰できたときの喜びはなんともいえませんでした．このような症例を経験するなかで，いつの間にかスポーツにかかわりたいと思っていた筆者も，野戦病院のようにさまざまな患者が運ばれる救命救急センターで，患者の救命と社会復帰のために気を張り詰めて日々懸命に取り組んでいる医療チームの一員として働くことに喜びを感じるようになりました．

3. 学生へのメッセージ

　2015年の厚生労働省の国民生活基礎調査において，介護が必要となった主な原因は脳血管疾患と運動器疾患を合わせて40％程度でした．一方，日本理学療法士協会によると，2015年に実施した疾患別リハビリテーションの実施内訳は，脳血管疾患と運動器疾患を合わせて96％で，その他の疾患に対してはなんと4％程度しか実施していない状況でした．このような現状で，理学療法士は社会のニーズに本当に対応できているのでしょうか．

　2002年に回復期病棟が医療保険に創設され，その後，医療機能が分化し，理学療法士は急性期・回復期・生活期（維持期）とフェーズ（病期）ごとにかかわる形態となり，制度として疾患別リハビリテーションが導入されました．その結果，スペシャリストであることを現場では求められるようになりました．しかし，高齢化による多疾患および重複障害に対応するためには，ジェネラリストとしての能力も必要です．患者が急性期から社会復帰するまでの予後を見通す力を身につけるためにも，病期を超えた施設や多職種間連携を常に意識することが大切です．

　学力だけで良い理学療法士になれるわけではないですが，学力がベースにないと話になりません．命を預かる集中治療の現場では，理学療法士もチームの一員として，患者の状態はどうか，今どのような治療が行われているか，知らないではすまされないのです．臨床では，学生時代に学んだ知識だけでは歯が立ちません．無事に国家試験に合格したら，「トレーニング」ではなく「ラーニング」を心がけてください．自ら学ぶ姿勢がなければ知識や技術は増えていかないからです．学生の皆さんには，将来，多職種から信頼される専門家となり，患者のために奉仕する理学療法士になってほしいと願っています．

（岩田健太郎・神戸市立医療センター中央市民病院 リハビリテーション技術部）

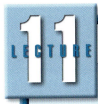

LECTURE 11 病期・職域別の理学療法(2)
回復期

到達目標

- 回復期における理学療法の役割と対象疾患，病態について理解し説明できる．
- 回復期における理学療法介入とその目的を理解し説明できる．
- 他職種との連携について理解する．

この講義を理解するために

　回復期の理学療法では，回復期リハビリテーション病棟におけるリハビリテーションを中心に学習します．回復期は，状態が安定してきている時期であり，他職種との連携・協働によって機能回復や能力改善を図り，日常生活動作の向上や在宅復帰に向けて積極的なリハビリテーションの実施が求められています．さらに，近年の医療情勢として長期入院から在宅医療へシフトしてきています．それに伴い，回復期リハビリテーション病棟は増加の一途を辿っており，その位置づけは重要視されています．一方で，医療保険の改正においては，回復期リハビリテーション病棟の重症患者の入院比率やその改善率，在宅復帰率の導入や成果指標も加わり，リハビリテーションの効果にかかる実績が求められ，回復期におけるリハビリテーションの質と成果のさらなる向上が期待されています．

　また，回復期においては急性期と生活期（維持期）との連携も必須です．急性期の連携では，患者の病態を把握し，理学療法プログラムの立案や実施をします．生活期の連携では，訪問リハビリテーションスタッフや介護支援専門員との情報交換，在宅復帰が困難な患者には介護老人保健施設などのスタッフへ情報提供を行うなど，連携を遅滞なく進めることが重要となります．

　この講義では，回復期リハビリテーション病棟への入院が多い脳血管障害，運動器疾患，廃用症候群を中心とした具体的な理学療法介入の目的やその内容および自宅退院に向けた取り組みやチーム医療の具体例について学ぶと同時に，基本動作や生活機能の向上と社会参加への支援をイメージして学習してください．

　この講義を学ぶにあたり，以下の項目をあらかじめ学習しておきましょう．

- □ 理学療法の概要について学習しておく（Lecture 1 参照）．
- □ 回復期がどのような病期なのか学習しておく．
- □ リハビリテーションにかかわる他職種の仕事内容について学習しておく．

講義を終えて確認すること

- □ 回復期における理学療法の役割を説明できる．
- □ 回復期における理学療法の対象疾患について説明できる．
- □ 回復期における理学療法の具体的な介入方法について説明できる．
- □ 他職種との連携について理解できた．

講義

1. 回復期における理学療法とは

回復期とは，病気が治癒に向かっている時期であり，状態が安定してきているため，理学療法をより積極的に行える時期でもある．

回復期における理学療法は，現在，医療保険制度上，回復期リハビリテーション病棟の一機能として位置づけられている．回復期リハビリテーション病棟をもつ病院数と病床数は増加の一途をたどっており（図1）[1]，回復期における理学療法の役割は重要なものとなっている．

具体的な介入方法については後述するが，回復期においては，医師，看護師，作業療法士，言語聴覚士などの他職種とともに以下のことを主な目的として行っている．

- 寝たきりの防止
- ADLの向上
- 在宅復帰

そのなかで，理学療法が求められるのは以下の点である．

① 筋力，関節可動域，姿勢バランスなどの運動機能を回復させる．
② 不動による身体機能の低下を予防・改善する．
③ 呼吸・循環機能を高め，社会生活に必要な体力の改善を図る．
④ 運動学習を促し，日常生活に実用的な基本動作能力を高める．
⑤ ADLの自立に向けて，運動療法，物理療法，装具療法を駆使する．
⑥ 自宅復帰が可能な患者については，家屋評価を実施し，必要な動作を確認し，改善を図る．

2. 主な対象疾患とその特徴

回復期リハビリテーション病棟では，発症から入院できる期間と疾患（状態）が医療保険制度で定められている．回復期リハビリテーションを要する疾患（状態）と算

MEMO
回復期リハビリテーション病棟
日本における病床数は欧米諸国と比較して供給過多のため，急性期病床削減（稼働率向上）による医療資源の有効活用とともに，患者の在宅復帰をめざす「リハビリテーション専門病床群構想」が示され，2000年に新設された．

ADL（activities of daily living；日常生活活動）

MEMO
運動学習
反復して練習することで動作の効率化や技能が向上することをいう．そのためには，①患者と目標設定を共有していること，②動作の成果を知らせること，③モチベーションを高めること，が必要である．

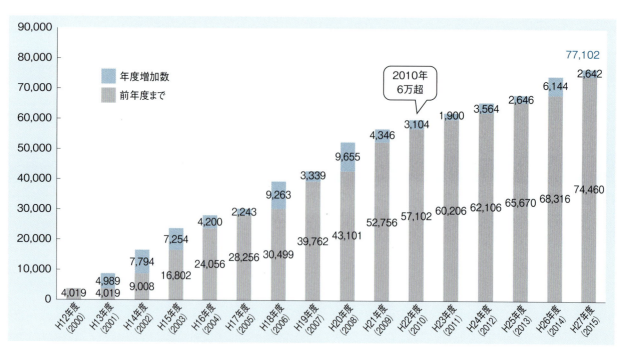

図1　回復期リハビリテーション病棟の病床届出数および累計数
（回復期リハビリテーション病棟協会：年度毎 病床届出数及び累計数[1]）

11 病期・職域別の理学療法（2） 回復期

表1 回復期リハビリテーションを要する疾患（状態）と算定上限日数

	対象疾患（状態）	発症〜入院	算定上限日数
1	脳血管疾患，脊髄損傷，頭部外傷，くも膜下出血のシャント手術後，脳腫瘍，脳炎，急性脳症，脊髄炎，多発性神経炎，多発性硬化症，腕神経叢損傷等の発症後もしくは手術後の状態	2か月以内	150日
	高次脳機能障害を伴った重症脳血管障害，重度の頸髄損傷および頭部外傷を含む多部位外傷	2か月以内	180日
2	大腿骨，骨盤，脊椎，股関節もしくは膝関節または2肢以上の多発骨折の発症後または手術後の状態	2か月以内	90日
3	外科手術または肺炎などの治療時の安静により廃用症候群を有しており，手術後または発症後の状態	2か月以内	90日
4	大腿骨，骨盤，脊椎，股関節または膝関節の神経，筋または靱帯損傷後の状態	1か月以内	60日
5	股関節または膝関節の置換術後の状態	1か月以内	90日

（厚生労働省：参考資料〈回復期リハビリテーションを要する状態及び算定上限日数〉[2]をもとに作成）

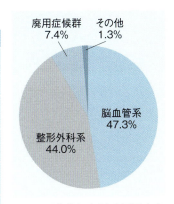

図2 回復期における原因疾患

（回復期リハビリテーション病棟協会：回復期リハビリテーション病棟の現状と課題に関する調査報告書．平成27〈2015〉年版；2016.p.27[3]をもとに作成）

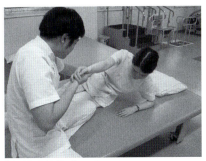

肘での支持位（on elbow）

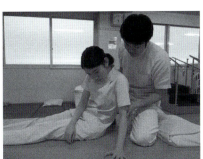

手での支持位（on hand）

図3 起居動作練習

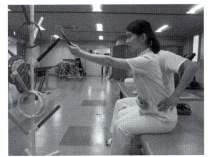

図4 動的座位バランス練習

定上限日数を**表1**[2]に示す．入院期間（算定上限日数）が決まっているため，各職種の評価のうえ，早期より退院に向けて計画的にリハビリテーションを進めていくことが求められる．現状として，回復期の対象となる疾患は，脳血管障害と運動器疾患が大部分を占めている（**図2**）[3]．しかし，回復期リハビリテーションの対象患者以外の疾患においても，患者の容態が急性期を脱し，身体機能の回復を図る時期であれば，回復期の理学療法の対象となる．

一方で，現在の日本の医療情勢においては病院の機能分化が進められており，急性期病院の在院日数が短縮している．回復期リハビリテーション病院（病棟）へ入院できる条件として，発症から入院までの期間が1か月から2か月以内とあり，場合によっては，患者の身体機能が不安定なまま回復期リハビリテーション病院（病棟）に入院することもある．その際の理学療法介入においては，呼吸や循環動態に十分に配慮したうえで，禁忌事項などのリスク管理に留意しなければならない．

以下に主な疾患の特徴を示す．

1）脳血管障害の回復期

脳梗塞や脳出血など，部位や障害の程度によって差異はあるが，運動麻痺など機能的な回復がみられてくる．発症からおおむね4週間から6か月までの期間とされる．リスクに留意しながら基本動作トレーニング，歩行トレーニング，ADLトレーニングを実施する．

（1）基本動作トレーニング

a．起居動作（図3）

一般的に回復期における脳血管障害の患者は，体幹筋群が低緊張の状態にあることが多い．動作方法として，肘での支持位（on elbow）から手での支持位（on hand）

覚えよう！

解剖学，運動学，生理学などに基づいて，なぜ動作が阻害されているのか考えてみよう．

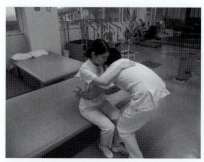
図5 立ち上がり動作練習

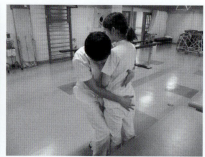

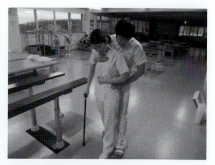
図6 歩行トレーニング

までのバランスを保つことで体幹筋群を促通していく（**図3**）．

b．座位バランス
座位は立ち上がりや立位動作の準備姿勢なので，積極的に改善をめざす．特に，体幹の前傾運動を伴った動的座位バランス練習を取り入れていく（**図4**）．

c．立ち上がり動作
椅子やベッドからの立ち上がりでは，麻痺側下肢の支持力向上と同時に非麻痺側の筋力強化，立位バランスの獲得をめざす．はじめは理学療法士の誘導で行うが，徐々に学習してもらい，患者ひとりで立ち上がるようにする（**図5**）．

（2）歩行トレーニング
非麻痺側に偏った姿勢であると効率の悪い歩行となり，さらに麻痺側の筋緊張の亢進を助長させるおそれがある．それによって，特に高齢者は転倒などのリスクが増強する．歩行は，麻痺側の足底部が床にきちんと着いているか，立脚期に麻痺側の膝が過剰に伸展していないか，体幹が傾いていないかなど留意する点が多い．場合によっては，安定性を保つために杖や装具の使用も考慮する（**図6**）．

（3）ADLトレーニング
自宅復帰をめざす患者は，実際の家屋環境を想定しながら行う．そのためには前進歩行だけでなく，横歩きや後ろ歩きなどの練習を実施する．訓練室の中だけでなく，病棟の廊下，階段，屋外などの環境で実施することも考慮する．

2）運動器疾患の回復期
高齢者に多い骨折については，一般的に手術実施後，術創が安定していれば，リスクに留意しながら積極的に健側も含めた関節可動域運動，筋力増強トレーニング，立ち上がり・バランストレーニング，歩行トレーニングを実施する．

（1）関節可動域運動
疼痛のない範囲から開始し，術創に留意しながら，なるべく自動介助もしくは自動運動で実施する．

（2）筋力増強トレーニング
高齢者に多い大腿骨頸部骨折に代表される下肢の骨折では，術後の固定期間が長いと立ち上がりや歩行に必要な筋力が容易に低下する．疼痛が軽減していれば，積極的に徒手や重りを装着しての筋力トレーニング，マシントレーニングを実施する．高齢者は健側の筋力も低下していることが多いため，健側も実施すると有効である．

（3）立ち上がり・バランストレーニング
高齢者の骨折の主な原因は「転倒」である．高齢者は加齢によって平衡機能が低下しているのに加えて，前述したように筋力の低下や疼痛などの影響でさらに平衡機能が低下していることが多い．立ち上がり動作練習は，歩行トレーニングや移乗動作へつなげるためにも重要な練習である．脳血管障害患者と同様に患側のみならず，健側の筋力強化にもなるため，患者の能力に合わせて，介助や手すりなどを使用した練習

MEMO
安定した歩行ができるように，疾患や障害の程度に合わせて杖を選択する．杖には一本杖，四点杖など，さまざまな種類がある．

MEMO
装具
体の機能を補助するために外側から支持する器具．疾患や障害の程度によって，上肢装具，下肢装具，体幹装具がある．

覚えよう！
特に高齢者が骨折しやすい部位として，上腕骨近位部，橈骨遠位端，脊柱（圧迫骨折），大腿骨頸部がある．主に転倒が原因で起こる．

気をつけよう！
高齢者に多い大腿骨頸部骨折後の人工骨頭置換術による手術は，その方式によって股関節の動きから脱臼を誘発する肢位があるので注意する．

から徐々にひとりで行えるよう指導していく．立位におけるバランストレーニングは下肢への荷重量に配慮しつつ，積極的につま先立ちやステップ練習などを実施する．

(4) 歩行トレーニング

脳血管障害患者と同様に，筋力の低下や疼痛などの影響で健側下肢に偏った姿勢であると効率の悪い歩行となり，転倒のリスクが増強する．歩行の姿勢に留意しながら積極的に行う．下肢の骨折の場合は荷重量に配慮しつつ，場合によっては杖などの補助具の使用も考慮する．

(5) ADL トレーニング

大腿骨頸部などの下肢の骨折においては，歩行の獲得だけでなく，家屋状況に応じて床からの立ち上がりや浴槽のまたぎ動作なども指導する．特に脱臼予防の指導が重要であり，術式によって脱臼を誘発する肢位が異なるので注意が必要である．

3) 廃用症候群の回復期

廃用症候群とは，さまざまな疾病などにより長期間にわたって不動状態が続くことで，呼吸・循環機能や筋力，関節の可動性が低下するなど，全身的に影響を及ぼす症状の総称をいう．原因となる疾病のリスクに留意しながら，場合によっては座位バランス練習から開始し，積極的に離床へとつなげていく．その際は，血圧，脈拍，呼吸数などのバイタルサインをしっかり評価し，負荷量を調整することが重要である．筋力，耐久性，姿勢バランスなどの向上に伴って，座位から立位・歩行トレーニングへ移行していく．

今後は廃用症候群の原因となる内部障害（特に慢性心・肺・腎疾患）への対応も必要であり，回復期における内部障害のリハビリテーションの需要が高まると考えられる．

3. 理学療法介入の目的とその内容

1) 入院時評価

入院時に作業療法士や言語聴覚士，看護師と協働して基本動作の評価やベッド周囲の環境を調整し，動作介助量や転倒の危険性などの注意事項について確認する．

2) 理学療法評価

- あらゆる疾患において，基本動作や ADL の状態とその構成要素である運動機能（筋力，関節可動域，麻痺の程度など），感覚機能（表在感覚，深部感覚など），認知機能，姿勢バランスを客観的に評価する．
- 回復期の目標は ADL の自立だけでなく，退院後の社会生活の拡大も視野に入れる必要がある．そのための耐久性（体力）についても評価する．

3) 理学療法介入の実際 (図 7, 8)

評価結果から基本動作についてアプローチし，個々の障害の内容や種類によって，最も有効と考えられる運動療法，物理療法，装具療法，補助具などを適用する．

覚えよう！
バイタルサインとは，生命が維持されていることを示す徴候（生命徴候）で，意識，体温，呼吸，脈拍，血圧などの状態が判断材料になる．

MEMO
回復期リハビリテーション病棟においては，内部障害のリハビリテーションは浸透していないのが現状である．しかし，実際には心・肺・腎疾患を併発している人が多く，運動負荷によって急性増悪する可能性があるため注意が必要である．

MEMO
装具は，医師の処方に基づき，義肢装具士によって採寸・採型・製作される．理学療法士も，装具の特徴や適合性について知識を身につける必要がある（図 9）．

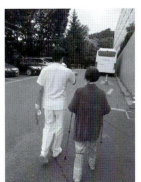

図7 屋外歩行練習

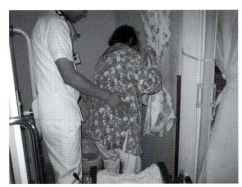

図8 トイレ移乗練習

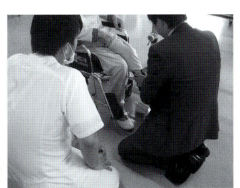

図9 義肢装具士による装具の調整

> **覚えよう！**
> ADL 評価は，リハビリテーションの過程において重要な評価の一つである．機能的な状態を客観的かつ経時的に評価することで，改善具合や今後の方向性について考える指標となる．バーセル指数（Barthel index：BI）や機能的自立度評価法（functional independence measure：FIM）は代表的な評価法である[3]．

在宅復帰を目的とする場合には，リハビリテーション室だけでなく，屋外歩行やトイレ移乗動作，入浴動作など，実際の生活に合わせた場面でのアプローチも必要である．

ADL の評価指標であるバーセル指数（図 10）[3]や機能的自立度評価法（FIM，図 11）[3]でみると，集中的にリハビリテーションを実施することで，入院時と退院時で点数の改善が認められる．患者の入院から退院までの期間における ADL 指標点数の増加分を ADL 利得とよび，利得点数が大きいと改善の度合いが大きいことを意味する．

4) リハビリテーション回診

医師（リハビリテーション医）に入院患者の身体状況などを報告し，診察の同行や画像などから必要な情報やリスク管理についてアドバイスをもらう（図 12，13）．

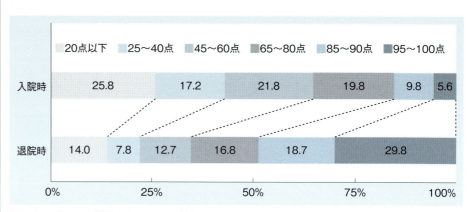

図 10　バーセル指数による ADL 利得
（回復期リハビリテーション病棟協会：回復期リハビリテーション病棟の現状と課題に関する調査報告書．平成 27〈2015〉年版；2016．p.42[3]をもとに作成）

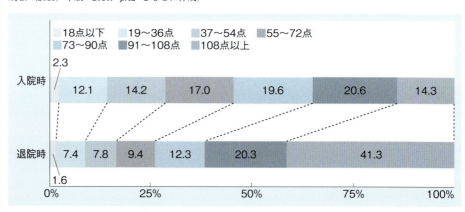

図 11　FIM による ADL 利得
（回復期リハビリテーション病棟協会：回復期リハビリテーション病棟の現状と課題に関する調査報告書．平成 27〈2015〉年版；2016．p.42[3]をもとに作成）

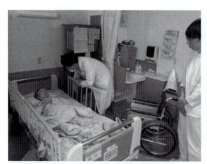

図 12　リハビリテーション医による病棟回診

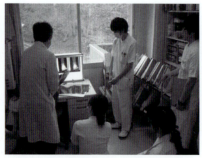

図 13　リハビリテーション医による画像回診

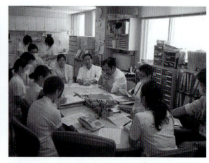

図 14　リハビリテーションカンファレンス

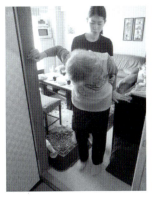 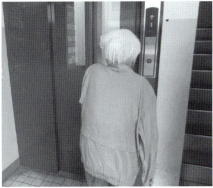 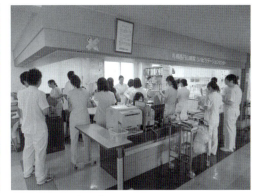

図 15　家屋評価　　　　　　　　　　　　　　　図 16　朝の申し送り

5) リハビリテーションカンファレンス

患者にかかわる情報を共有するために多職種が集まる会議であり，入院時，退院時を含めて以下を目的に定期的に開催される（**図 14**）．
- 各職種による評価（身体機能，栄養状態，投薬状況など）や進捗状況の確認
- 時間軸（24 時間）に沿った患者の状態変化に関する情報共有
- 問題点の確認と目標の（再）設定
- 入院期間の決定や退院先の検討・決定
- 地域のスタッフ（介護支援専門員，訪問リハビリテーションスタッフなど）への情報提供と必要な介護サービスの検討

理学療法士は，在宅や施設の状況を考慮し，基本動作や移動動作について適切に評価したうえで進捗状況について報告する．退院が近い場合には，今後の身体機能を予測したうえで，介助方法の伝達，必要なサービス，補助具の使用などについて報告することが大切である．

6) 家屋評価

患者が退院後も自宅で安全にケアや生活の質を維持・向上させながら生活できるよう，理学療法士や作業療法士は，退院前に自宅を訪問することが多い．実際に，生活に必要な動作を一とおり確認し，手すりの設置の有無や段差の解消，各 ADL 場面における動作への対応策など，住環境の整備について検討する（**図 15**）．

理学療法士は，特に基本動作や移動動作の評価が重要となる．患者の身体機能に合わせて，補助具の使用の有無，起居・移乗時の介助バーの設置の有無，車椅子のフィッティング，介護者となる人への安全な介助方法の指導などを行う．

また，家屋評価の結果，横歩きや伝い歩きなど，応用的な移動が求められることもあるため，その後の病院内でのリハビリテーションプログラムに必要な内容を追加するなど積極的に関与していくことが必要である．

7) 申し送り

毎朝の申し送りにはリハビリテーションスタッフも参加し，夜間帯の状況の確認や連絡事項などを看護師や介護福祉士などに報告する（**図 16**）．患者は午前中や日中，夜間で動作が異なることがあるため，介助量が変化することもある．その際は，適宜，病棟スタッフと情報交換をして介助方法などを検討する．

8) 回復期リハビリテーション業務の標準化

回復期における業務の標準化と質の向上のために回復期リハビリテーション病棟協会が提唱した「セラピスト 10 か条」がある（**表 2**）[4]．理学療法士がかかわらなければならない項目が網羅されているので参考にするとよい．

> **ここがポイント！**
> 家屋評価のポイントは，家屋内外に限らず，移動に関する導線を確認する．寝室からトイレ，居間など，主に移動する範囲を把握し，実際に患者に動いてもらう．その際に，必要な補助具や介助などを検討し安全性を確認する．

> **ここがポイント！**
> カンファレンス以外でもベッド上の基本動作や移動動作がどれだけ改善したか，看護師からの夜間帯の評価と照らし合わせて検討することが重要である．場合によっては夜間帯に必要な補助具なども検討し，日中と使い分けるなどの工夫をする．申し送りの際には，これらの情報を看護師や介護福祉士などとも共有する．

表 2　回復期リハビリテーション病棟協会セラピスト 10 か条

1. 心身機能の改善を図ろう
2. ADL の獲得に向けて適切な装具・車椅子・福祉用具を導入しよう
3. 患者の行動と疾病の危険微候を見逃さず，事故や感染を予防しよう
4. 生活場面での ADL 向上を促進しよう
5. カンファレンスは，定期的に多職種で開催し，今後の方向性を多職種で検討・一致させよう
6. 病棟や在宅で介護を担う家族や介護者とともに，ケア方法を検討しよう
7. 退院に向けての環境調整は，過不足なく行い，地域スタッフにつないでいこう
8. 記録や情報伝達は多職種が理解できる内容，言葉で表現しよう
9. 適正なリハサービスの向上のために，データの蓄積・検証に努めよう
10. 教育体制を充実し，質の高いリハサービスを提供しよう

（回復期リハビリテーション病棟協会 PTOTST 委員会：セラピスト 10 カ条ガイドブック；2014[4]）

■引用文献
1）回復期リハビリテーション病棟協会：年度毎 病床届出数及び累計数.
　http://www.rehabili.jp/sourcebook.html
2）厚生労働省：参考資料（回復期リハビリテーションを要する状態及び算定上限日数）.
　http://www.mhlw.go.jp/shingi/2009/07/dl/s0708-14c.pdf
3）回復期リハビリテーション病棟協会：回復期リハビリテーション病棟の現状と課題に関する調査
　報告書. 平成 27（2015）年版；2016. p.27, 42.
4）回復期リハビリテーション病棟協会 PTOTST 委員会：セラピスト 10 カ条ガイドブック；2014.

■参考文献
1）小泉幸毅：病期別理学療法の歴史—回復期理学療法. 理学療法ジャーナル 2016；50：93-6.
2）黒川幸雄，高橋正明ほか編：理学療法 MOOK10　高齢者の理学療法. 三輪書店；2011.
3）鶴見隆正，隆島研吾編：標準理学療法学　日常生活活動学・生活環境学. 第 4 版. 医学書院；
　2012. p.52-79.
4）山本智史，遠藤宗幹ほか：回復期リハビリテーション病棟における内部障害患者の理学療法. 理
　学療法 2017；34（3）：237-45.
5）井手伸二，淡野義長ほか：回復期リハビリテーション病棟からの自宅復帰と環境支援. 理学療法
　2017；34（3）：246-55.

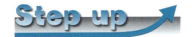

回復期リハビリテーション病棟で活躍する理学療法士

1. 仕事の内容

　回復期リハビリテーション（以下，回復期リハ）病棟で最も重要なポイントはチームアプローチです．毎日，多職種とのミーティングから始まり，夕礼で終わるのが日課です（図1）．

　筆者が勤める七栗記念病院では，回復期リハ病棟が付設された2000年からFIT program（Full-time Integrated Treatment program）と名づけたシステムを立ち上げ，チームアプローチの形を一からつくり上げてきました（図2）．FIT programとは，訓練室一体型病棟という環境下で高頻度（週7日），高密度（1日中）にリハビリテーションを行う，多職種との情報の共有を根幹としたシステムです[1]．当院ではチームアプローチを駆使し，約60日間の入院期間で患者を自宅や社会に復帰できる状態にしています．

　回復期リハ病棟で理学療法士に求められるのは，機能の改善を目的とした練習と，獲得した基本動作を日常生活に活かす練習および環境調整です．特に歩行練習は，理学療法士が専門性を発揮する場面です．当院の調査では，回復期リハ病棟入院期間中の理学療法時間のうち43.3%が歩行練習でした．理学療法士は，患者がどの道具（杖や装具など）を使い，どのような歩き方をすれば，どのくらいの距離を，どういう場面で，どの期間かければ歩くことができるかを予測します（図3）．評価をしながら練習内容をステップアップし，自宅や社会復帰につなげていけるかを考えていきます．練習過程をしっかりふみ，その結果がみられるのが回復期リハ病棟の最大の魅力です．

　近年は工学的リハビリテーション機器を練習に利用して機能の改善を図る方法も増えてきています．ロボットを用いた歩行練習やバランス練習，低周波治療器を用いての筋力増強運動，麻痺肢促通練習などがあります．どの時期にどの機器を用いることがよいのかを考えるのも理学療法士の役割です．

　もちろん，チームアプローチがあってこそ自宅や社会復帰につながっていくのであって，すべてを理学療法士が決めるのではなく，患者や家族の意向，医師の見解，多職種からの評価を含め進めていくことになります．

　退院後の生活を組み立てるには，介護保険領域の知識が必要です．介護保険を利用する人は，担当者会議が開催され現在の担当者として退院後の課題を明確にし，簡潔に伝えることが求められます．家族やケアマネジャーへどういう介護保険サービスを使うことが患者にとってベストなのか積極的に提案し

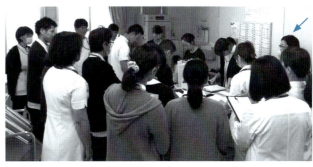

図1　朝のカンファレンス風景
看護師，介護士，理学療法士，作業療法士，医師，医療ソーシャルワーカーが一堂に会してカンファレンスを行います（筆者は右端）．

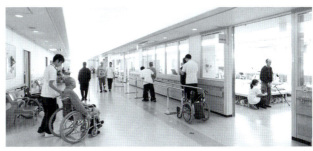

図2　FIT programのコンセプトである訓練室一体型病棟の風景
右側は訓練室，左側は病室．広い廊下は訓練の場であり，患者の社交の場でもあります．

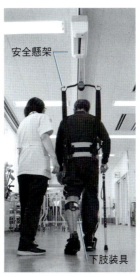

図3　安全懸架，杖，装具を用いての歩行練習
安全懸架を使用することで歩行中の転倒をなくし，バランスを崩しても患者自身で立て直してもらう練習が可能です．理学療法士は見守りと助言に集中できます．

ます．そのためには，介護保険の基礎知識に加え，その地域でどのような生活を望み，どのようなサービスがあるのかを把握していることが必須です．

これらに加え，新たな練習方法や手段を考えること，私たちがしていることが良い方法であることを証明することも回復期リハ病棟で働く理学療法士の役割であると考えています．当院ではこれらの成果を発表し，論文にまとめています．

2. 今の職業をめざした理由

現在は，医療関係者以外の人に職業を尋ねられて「理学療法士」と答えると，ほぼ理解してもらえるほど知名度が向上していますが，筆者が理学療法士をめざした約20年前はまだまだ低い知名度でした．筆者は看護師である姉に教えてもらい，この職業を知りました．日本ではまだ少ない職業であることに魅力を感じ，仕事内容をよく知りもせずにめざしました．

入職時は回復期リハ病棟という概念がなかったため，選択肢にはありませんでしたが，おかげで1から回復期リハのあり方をつくり上げていくという経験ができたと思っています．

3. 学生へのメッセージ

回復期リハ病棟は，急性期病棟に比べ，理学療法士1人あたりの担当が少なく，患者1人あたりに実施する練習量が多いことが特徴です．求められる役割や責任は大きいですが，患者とじっくり接することができるのが魅力です．

特に退院後の生活に向けて多くの情報が必要になるため，患者や家族とのコミュニケーションが重要になります．情報から，患者の退院後の生活を想像し，自宅を直接訪問して評価し，生活を組み立てる援助をします．筆者はいつも患者とかかわるときは，患者の人生のなかでも大切な時間にかかわらせてもらっていると敬意をはらって接しています．時には，これまでの人生をいきいきと話してくれたり，他のスタッフには話せない心配事を教えてくれたりします．どのような職場でも理学療法士として患者とかかわることが前提ですが，患者という立場から社会の一員に移り変わるところにかかわるのが回復期リハ病棟で働く理学療法士であると思います．

回復期リハ病棟は，現在，社会から病棟の質を問われています．この質とは，職員数や訓練室，病棟などの環境と過程（練習量，練習内容，病棟での介入，カンファレンス，地域連携，安全管理など）から得られた成果を意味します．成果とは，日常生活の改善度，入院日数，日常生活改善率，自宅に帰った患者数の割合などで判定されます．当然，この成果を得るために理学療法士の臨床技能が問われます．どの回復期リハ病棟でも，養成校卒業後間もない理学療法士の教育に力を入れています．当院では，患者1人に対して複数で担当する制度を取り入れ，臨床技能の評価も行っています．加えて，回復期リハ病棟の質向上につなげる取り組みとして，より専門的な知識，技術，態度を備え，フロアマネジメントができる指導者（セラピストマネジャー）の育成にも回復期リハビリテーション病棟協会をあげて力を注いでいます．回復期リハビリテーション病棟協会のセラピストマネジャー研修は，看護師に比べて組織マネジメントの教育が乏しい理学療法士にとって，チームをマネジメントしていくことが学べる貴重な機会となっています．このように理学療法士の質の担保において積極的に取り組めているのも回復期リハ病棟の魅力です．

養成校卒業後，基本をしっかりと身につけたいと考えている人は，回復期リハ病棟で働くことをお勧めします．

（國分実伸・藤田保健衛生大学七栗記念病院 リハビリテーション部）

■引用文献
1）園田　茂編：最強の回復期リハビリテーション－FIT program．学会誌刊行センター：2015．

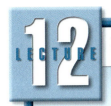

LECTURE 12 病期・職域別の理学療法(3)
生活期(維持期)

到達目標

- 介護保険制度の成り立ちと，3種の介護保険施設（介護老人保健施設，介護老人福祉施設，介護療養型医療施設）の役割を理解する．
- 生活期（維持期）リハビリテーションの目的と特徴を理解する．
- 介護老人保健施設における利用者の特性と病態を理解する．
- 介護老人保健施設におけるリハビリテーションの内容と目的を理解する．
- 地域包括ケアシステム構築に向けた介護老人保健施設の役割と課題を理解する．

この講義を理解するために

　この講義では，生活期における理学療法，特に介護保険施設のなかでも介護老人保健施設におけるリハビリテーションについて学びます．最初に，介護保険制度の成り立ちと3種の介護保険施設を比較し，その役割と目的を整理します．さらに，介護保険でのリハビリテーションが中心となる生活期という病期を理解し，生活期ならではのリハビリテーションの展開について学びます．これらをふまえ，介護老人保健施設における理学療法の目的と実際の内容について学びます．

　生活期におけるリハビリテーションを学ぶにあたり，以下の項目をあらかじめ確認・整理しておきましょう．

- □ 超高齢社会の問題について学習しておく．
- □ 介護保険制度の仕組みと，その利用者について学習しておく．
- □ リハビリテーションの病期の流れについて学習しておく．
- □ 介護老人保健施設の理念や役割について学習しておく．

講義を終えて確認すること

- □ 超高齢社会の問題と介護保険制度設立の背景について理解できた．
- □ 3種の介護保険施設の役割と目的の違いを理解できた．
- □ 生活期リハビリテーションという病期とその役割について理解できた．
- □ 介護老人保健施設における利用者の特性と病態について理解できた．
- □ 介護老人保健施設における理学療法介入の目的とその内容について理解できた．
- □ 地域包括ケアシステム構築に向けた介護老人保健施設の役割と課題が理解できた．

講義

MEMO

生活期におけるリハビリテーションと理学療法

生活期における理学療法はリハビリテーションの一部であり，両者の境界線を明確に示すことは難しい（理学療法とリハビリテーションの定義はLecture 1参照）．生活期の理学療法士の役割は，社会や家庭復帰においてきわめて重要である．身体機能の改善に加えて，その人らしい活動や社会参加の促進がより多く求められる時期でもあるため，理学療法士は理学療法領域にとどまらず，多くの専門職や関係機関と協業し，さまざまな手段を用いながら利用者の目標を実現させていく責務がある．

身体機能面から生活能力や社会参加への見通しを立てるという理学療法の専門性を活かしながら，他職種と連携し，リハビリテーションチームの橋渡し役を担っていることを忘れてはならない．

調べてみよう

介護保険制度の仕組み，財源，要介護認定の流れについて調べてみよう．介護保険サービスのなかで働くリハビリテーションスタッフにとっては重要である．

1. 生活期（維持期）における理学療法とは

生活期リハビリテーションは，介護保険制度のもとで提供されることが多いため，介護保険制度の成り立ちや目的を理解することが重要である．介護保険制度の発足から15年以上が経過し，超高齢社会の問題や介護サービス給付費の高騰が懸念されるなど，介護保険制度を取り巻く環境は著しく変化している．そのため，今後の介護保険制度の向かう方向性と，生活期リハビリテーションの展開を併せて学んでいくことが重要である．

1) 超高齢社会の問題と介護保険制度の成り立ち

（1）これまでの高齢者医療と福祉政策の展開（表1）

日本の介護サービスの始まりである「老人福祉法」では，特別養護老人ホーム制度の創設や老人家庭奉仕員制度（現在の訪問介護員）の法制化などが実施された．その対象は，緊急度の高い人や低所得者，自立生活困窮者などの社会的支援を必要とする高齢者であった．そのため，当時の高齢者の介護は多世代同居による家族扶養が一般的であった．1973年に実施された老人医療費の無料化は，医療施設における「社会的入院」を増加させ，医療保険の財政難を招き，社会問題となるきっかけとなった．その後，1982年に「老人保健法」が制定され，医療事業や保険事業の一定額を国民が公平に負担する方式に切り替えた．このように，老人医療に対する財政問題は介護保険を制定する一つの背景となった．それに伴い，理学療法士の業務は，この「老人保健法」施行以来，地域リハビリテーション，福祉領域へと拡大してきたといえる．

超高齢社会の到来を見据えて，10年の目標と各介護サービスの提供量の目標値を掲げ，推進を図ることとした．これが，1989年の「高齢者保健福祉推進十カ年戦略（ゴールドプラン）」，1994年の「新ゴールドプラン」である．

（2）介護保険制度の設立と仕組み

前述したように，高齢者福祉医療制度は，従来の老人福祉や老人医療制度を経て，2000年4月に「介護保険法」を制定した．高齢化率の増大と要介護高齢者の増加，介護期間の長期化や核家族化の進行による家族介護の限界などをふまえ，高齢者の介護を社会全体で支え合う仕組みへと転換した．「家族介護から社会的介護へ」「介護費用の自己負担から国民全体での負担へ」という社会制度の見直しとなった．単に介護

表1 日本の高齢者保健福祉政策

年代	制度	政策内容
1963年	老人福祉法	●高齢者福祉政策の始まり ●特別養護老人ホーム制度の創設 ●老人家庭奉仕員制度（訪問介護員）の法制化
1973年	老人医療費無料化	●老人医療費の無料化により医療保険の財政難 ●社会的入院が社会問題となる
1982年	老人保健法	●老人医療費無料化の廃止 ●国民の医療事業や保険事業の一定額負担を導入
1989年	ゴールドプラン（高齢者保健福祉推進十カ年戦略）	●施設福祉の整備と在宅福祉の推進
1994年	新ゴールドプラン	●在宅介護のさらなる充実 ●高齢化率の増大，要介護高齢者の増加，介護期間の長期化 ●核家族化の進行による家族介護の限界
2000年	介護保険法施行	●高齢者介護を社会全体で支え合う仕組みへ転換

表2 介護保険サービスの体系と種類

入所系	①介護老人保健施設* ②介護老人福祉施設（特別養護老人ホーム）*
訪問系	①訪問介護 ②訪問看護 ③訪問リハビリテーション*
通所系	①通所介護（デイサービス）* ②通所リハビリテーション*
短期滞在系	①短期入所生活介護（ショートステイ）*
居住系	①有料老人ホーム ②軽費老人ホーム ③認知症対応型共同生活介護

*理学療法士，作業療法士，言語聴覚士が従事．

12 病期・職域別の理学療法（3） 生活期（維持期）

を要する高齢者の身の回りの世話をするというだけでなく，高齢者の自立支援を推進し，利用者自らがサービスの種類や業者の選択をすることが可能となり，多様な介護や福祉サービスを総合的に受けられるようになった．さらに社会保険方式を導入し，給付と負担の関係を明確にした．介護保険サービスの体系と種類を**表2**に示す．

（3）現在の介護保険制度の実施状況と地域包括ケアシステム構築に向けて

介護保険制度の導入後，今後ますます高齢者人口の増加が予想されるなか，要介護状態になっても住み慣れた地域で，慣れ親しんだ人と「自分らしい」暮らしを続けられるように，医療，介護，予防，住まい，生活支援が一体的に提供される地域包括ケアシステムの構築が急務である．介護予防のみならず，どの病期においても高齢者の自立支援の視点で関連職種や地域住民，行政との関係性構築がきわめて重要となっている．

2）介護保険施設

介護保険の被保険者である利用者にサービスを提供できる施設を介護保険施設といい，介護老人保健施設（以下，老健）の他に，介護老人福祉施設（特別養護老人ホーム，以下，特養），介護療養型医療施設がある（**表5**）．

3種の介護保険施設を比較すると，老健は多種のリハビリテーションスタッフを配置しており，在宅復帰と在宅生活支援を行い，特養では医療的ケアは必要最小限にとどめる一方，介護職を多く配置しており最期まで安心して生活を送れるよう援助することが重要視されている．また，介護療養型医療施設は，重度の障害者や難病などの医療依存度が高く日常生活に重度の介護を要する人を援助するといった違いがある．

3）生活期リハビリテーションとは

（1）生活期リハビリテーションと病期

急性期リハビリテーションでは，症状の安定とともに全身的リスク管理のもと早期離床と廃用症候群や合併症の予防が重要な目標となる．また，回復期リハビリテーションでは，専門的かつ集中的な介入によって，身体機能および生活機能の向上と在宅復帰をめざすことが目標となる．生活期リハビリテーションでは，老健での在宅復帰をめざしたリハビリテーションや，通所リハビリテーション（以下，通所リハ），訪問リハビリテーション（以下，訪問リハ），短期入所（ショートステイ）リハビリテーションといった在宅生活支援のリハビリテーションが展開される．病因にもよるが，病気の治療と病状安定を求める時期を急性期，回復期とし，生活期はそれ以降と解釈される（**図1**）[2]．しかし，機能障害の回復が固定される回復期を脱した後も，生活能力の向上とともに機能障害の改善が得られる事例も多い．また，医療機関での医療提供の機能分化や効率化が主軸になった現在では，生活期リハビリテーションが機能回復において重要な役割を担うようになった．同時に，生活期リハビリテーションの役割が多様化し，職務内容の裾野が広がっている．

現在の生活期リハビリテーションは，単なる「身体機能と生活機能の維持」という目的から大きく様変わりしている．その目的は，かつては急性期，回復期でのリハビリテーションの成果を維持することにあった．この2つの病期は入院生活が主軸であるのに対し，生活期は在宅や施設生活が主軸となる．環境の変化は，順応するまでに多くの時間を有するため，これまでの介入効果が低下しないよう維持することが目的

MEMO

介護保険加入者（被保険者）
40歳以上の全国民が加入し，全員が保険料を負担する．介護保険の加入者（被保険者）は，年齢により第1号被保険者（65歳以上の人）と第2号被保険者（40～64歳で医療保険に加入している人）に区分される．第1号被保険者は原因を問わず，第2号被保険者は加齢に起因して発症した表3の特定疾病（16種類）が原因となって介護が必要であると認定された場合に限る．

MEMO

要介護度と状態像の目安は表4[1]参照．

表3　特定疾病16種類

- 筋萎縮性側索硬化症
- 後縦靱帯骨化症
- 骨折を伴う骨粗鬆症
- 多系統萎縮症
- 初老期における認知症
- 脊髄小脳変性症
- 糖尿病性神経障害・糖尿病性腎症および糖尿病性網膜症
- 早老症
- 脳血管疾患
- 進行性核上性麻痺・大脳皮質基底核変性症およびパーキンソン病
- 閉塞性動脈硬化症
- 関節リウマチ
- 慢性閉塞性肺疾患
- 脊柱管狭窄症
- 両側の膝関節または股関節に著しい変形を伴う変形性関節症
- 末期がん

表4　要介護度と状態像の目安

	区分	目安
軽度	要支援1	日常生活はほぼ自分でできるが，現状を改善し，要介護状態予防のために少し支援が必要
	要支援2	日常生活に支援が必要だが，それにより要介護に至らず，改善する可能性が高い
	要介護1	立ち上がりや歩行が不安定．排泄や入浴などに部分的介助が必要
	要介護2	立ち上がりや歩行が自力では困難．排泄・入浴などに一部または全介助が必要
	要介護3	立ち上がりや歩行などが自力ではできない．排泄・入浴・衣服の着脱など全面的な介助が必要
	要介護4	日常生活能力の低下がみられ，排泄・入浴・衣服の着脱など全般に全面的な介助が必要
重度	要介護5	日常生活全般について全面的な介助が必要．意思の疎通も困難

（厚生労働省老健局総務課：公的介護保険制度の現状と今後の役割．平成25年[1]をもとに作成）

MEMO
介護老人保健施設（老健）
老健は，「要介護者に対し，施設サービス計画に基づいて，看護，医学的管理のもとにおける介護および機能訓練その他必要な医療ならびに日常生活上の世話を行うことを目的とする施設」である（介護保険法第8条第28項）．1986年に「老人保健法」の一部改正の後，1988年に正式に創設された．その後，2000年の「介護保険法」の成立に伴い，その規定は同法に移された（法律上では介護老人保健施設という）．創設当時から27年経過し，制度や取り巻く環境は大きく変化してきたが，老健の理念と役割は一貫して自立支援，家庭復帰，家庭的雰囲気の提供，地域・家庭との結びつきである．

MEMO
介護支援専門員（ケアマネジャー）
ケアマネジャーは，介護保険制度においてケアマネジメントを実施する有資格者のことである．在宅生活では，居宅ケアマネジャーが要支援・要介護認定を受けた人から相談を受け，介護サービスの給付計画（ケアプラン）を作成し，介護サービス事業者との連絡・調整などを取りまとめる．施設生活では，施設ケアマネジャーがサービス計画を作成し，多職種間の連携を促進する．

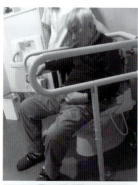
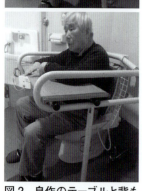

図2 自作のテーブルと背もたれによる座位保持の安定

表5 介護保険施設の比較

	介護老人保健施設（老健）	介護老人福祉施設（特別養護老人ホーム；特養）	介護療養型医療施設
目的と機能	リハビリテーション施設 在宅復帰と在宅生活支援 医療と介護，在宅と施設の中間施設	日常生活の安定と質向上 最期まで施設生活を営む	医療と介護が常時必要な人への長期療養 リハビリテーションも提供
対象	病状安定期にあり，リハビリテーションや看護・介護を必要とする要介護者	常時介護が必要で在宅生活が困難な要介護者	カテーテルを装着など，医療依存度が高いが，病状が安定期にある重度の要介護者
人員基準（100人あたり）	医師（常勤）1人 看護職員9人 介護職員25人 理学療法士，作業療法士または言語聴覚士1人 介護支援専門員1人	医師（非常勤可）1人 看護職員3人 介護職員31人 介護支援専門員1人 その他，生活指導員など	医師3人 看護職員17人 介護職員17人 介護支援専門員1人 その他，薬剤師，栄養士など

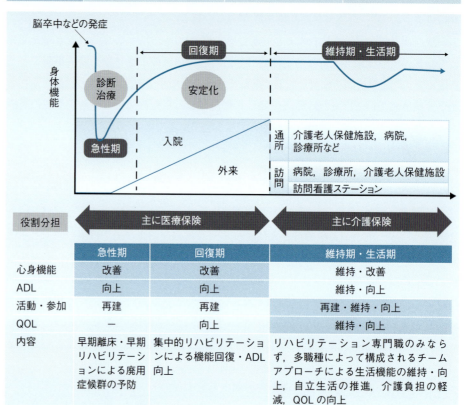

図1 リハビリテーションの役割
（日本リハビリテーション病院・施設協会編：高齢者リハビリテーション医療のグランドデザイン．青海社；2008[2]より厚生労働省老人保健課において作成したものをもとに作成）

とされていた．しかし，現在の生活期リハビリテーションが担う役割はそれだけではない．例えば，脳卒中では，完全に障害が回復し発症前の生活に戻ることは難しいケースが多いが，障害が残存してもさまざまな手法を用いて生活能力を高めていくことができる（図2）．

(2) 生活期リハビリテーションの特徴と目的

医療保険でのリハビリテーションは，主として「治療の場で，治療される患者」としての医学モデルで考えられる．一方，介護保険での生活期リハビリテーションは，「生活の場で，生活する者」としての生活モデルでとらえられる（表6）．

医学モデルでは，リハビリテーションスタッフの主導により効果的に身体機能や生活能力の向上が得られ，生活期に受け継がれるが，患者側からすると受動的思考に陥

りがちな一面もある．生活モデルでは，利用者の主体的思考のもと，プラス面を重視する国際生活機能分類（ICF）の視点を活かし（Lecture 2 参照），環境調整や補助具使用の工夫，個人因子の理解，さらに多職種から成るチームアプローチでその人らしい生活を再建し，生活の質（QOL）を高めていくよう援助していく．これは，医療介護専門職だけのかかわりでは解決することが難しい．インフォーマルサービスを含め，本人を取り巻く社会環境における人間関係を考慮し，家族や地域住民，関係職種の連携と役割分担のもと，充実したリハビリテーション実施計画を立案していくことが必要である．急性期，回復期での疾病治療やリハビリテーションの成果を受け継ぎ，生活の場でそれを発展させていくことが生活期リハビリテーションの目的である．

2. 介護老人保健施設（老健）における利用者の特性と病態

老健を利用できる人は，「介護保険法」による被保険者で要介護認定を受けた人のうち，病状が安定していて入院治療の必要がない要介護度1〜5で，リハビリテーションを必要とする人である．利用者の年齢別構成割合（**図3**）[3] では，65歳以上の利用者が大多数を占め，そのうち75歳以上の後期高齢者が約9割を占める．加齢に伴って生じる老年症候群に至っている利用者が大多数である．老年症候群は，高齢者に多くみられ，原因はさまざまであるが，治療と同時に介護やケアが必要となる一連の症候を指し，以下のように大きく3つに分類できる（**図4**）[4]．

①主に急性疾患に付随する症候で，若年者と発生頻度は同様であるが対処方法に工夫が必要なもの．

②慢性疾患に付随する症候で，65歳の前期高齢者から徐々に増加するもの．

③後期高齢者から急増する症候で，日常生活活動（ADL）の低下と密接な関連があり，要介護状態の原因になりやすいもの．

日本老年医学会は，「高齢者の生理的予備能が低下することでストレスに対する虚弱性が亢進し，生活機能障害，要介護状態，死亡などの転帰に陥りやすい状態で，筋力の低下により動作の俊敏性が失われて転倒しやすくなるような身体的問題のみならず，認知機能障害やうつなどの精神・心理的問題，独居や経済的困窮などの社会的問題を含む概念」としてフレイルを提唱している[5]（**図5**）[6]．老健入所者は75歳以上の

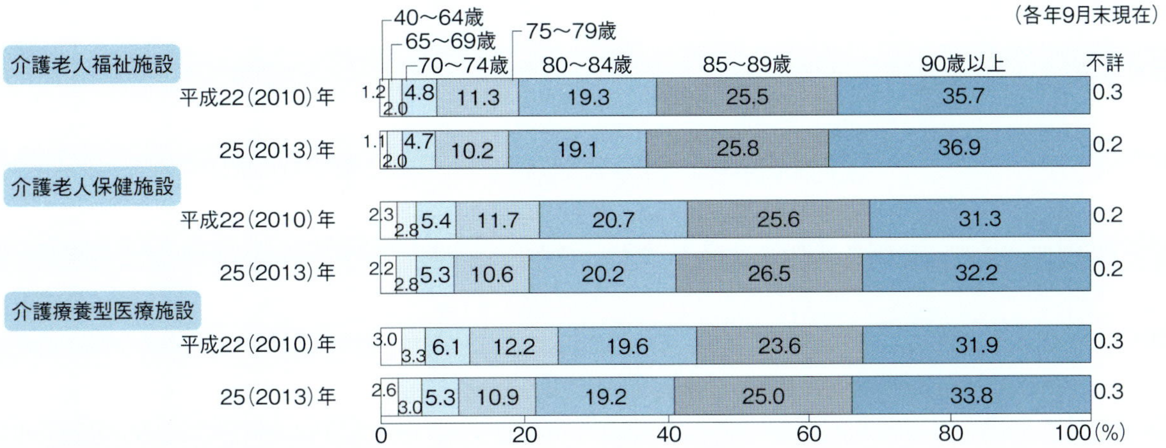

表6　医学モデルと生活モデルの視点の比較

	医学モデル	生活モデル
目的	疾病の治療	生活の質（QOL）の向上
めざすもの	健康 マイナス面を減らす	日常生活の自立 プラス面を増やす
対象	患者	生活者
場所	治療の場 医療機関	生活の場 地域社会
かかわる人	医療従事者	医療，介護，福祉職など
病期	急性期，回復期	回復期，生活期

MEMO

医学モデルと生活モデル
医学モデルは，医療専門職者が患者の疾病やその原因に焦点をあてて治療をするように，患者個人の病理，弱さ，マイナス面に着目し，治療・援助するモデルである．医療モデルの目標は，疾病の治癒や回復となる．
生活モデルは，障害のみに着目するのではなく，生活者の生活状況や社会生活を全体的にとらえ解決策を探すモデルである．生活モデルの目標は，さまざまな環境のなかでの自立（主体的なその人らしい生活）となる．

国際生活機能分類
(International Classification of Functioning, Disability and Health : ICF)

老年症候群
(geriatric syndrome)

フレイル（frailty）

図3　年齢階級別在所者数の構成割合

（全国老人保健施設協会編：介護白書—老健施設の立場から．平成27年版．オフィスTM；2015．p.159[3]）

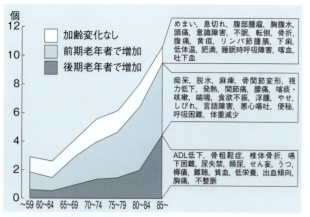

図4 3つの老年症候群
(鳥羽研二:日内会誌 2010;98(3):102[4])

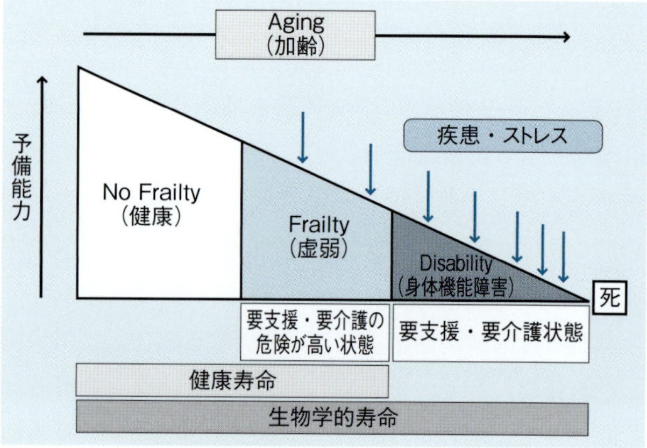

図5 フレイル概念の位置づけ
(佐竹昭介:長寿医療研究センター病院レター 2014;49:1-4[6])

表7 フレイルの判定となる要件

以下の項目の3つ以上に該当した場合フレイルと判定

①体重減少:6か月間で2〜3kg以上の体重減少

②筋力低下:握力が男性<26kg,女性<18kg

③疲労感:(この2週間)わけもなく疲れたような感じがする

④歩行速度:通常歩行<1.0m/秒

⑤身体活動:軽い運動・体操をしていますか? 定期的な運動・スポーツをしていますか?(2つのいずれも「していない」と回答)

(日本老年医学会:フレイルに関する日本老年医学会からのステートメント[5])

気をつけよう!
老健の利用者は,老年症候群をベースにもちながら脳卒中や運動器疾患,内部障害,認知症などを重複しているため障害像は複雑化する.主症状以外の顕在化していない障害を見落とすことは,リハビリテーションの効果に負の影響を及ぼしかねない.医師や看護師との連携は必要不可欠であるが,常にフィジカルアセスメントや理学療法評価,病歴や生活習慣,社会的背景など問診を多角的に実施し,その人の全体像と全身状態を見極めていくことが重要である.

後期高齢者が多く,日常生活の活動性も低いことから,入所者の大多数がフレイルに該当している可能性が高い.フレイルの判定となる要件を**表7**[5]に示す.それぞれの項目のうち3つ以上に該当した場合,フレイルと判定される.

3. 介護老人保健施設(老健)における理学療法介入の目的と内容

1) リハビリテーションマネジメント

2006年の介護報酬改定でリハビリテーションマネジメントという概念が取り入れられ,2015年の改定では,特に通所リハ,訪問リハにてさらにその強化がなされた.これはリハビリテーションスタッフが中心となり,情報収集や評価のもと医師や多職種が協働してリハビリテーション実施計画書を作成し,介入と定期的な進捗管理,効果判定と見直しを行う.また,看護職員や介護職員などに対し,リハビリテーションの観点から,日常生活上の留意点,介護の工夫などの情報を共有することである.

老健入所者へリハビリテーションマネジメントを実践するうえで,利用者の身体機能および生活能力の予後予測が重要となる.これをもとに,入所後はおおむね2週間以内に多職種を交えたカンファレンスにより,その利用者の施設サービス計画書(ケアプラン)を策定する.老健におけるリハビリテーションマネジメントによって,施設生活から在宅生活へ移行した場合にも通所リハや訪問リハによる切れ目のないリハビリテーションサービスを提供でき,利用者にとって有益な成果をもたらす(**図6**).

老健のリハビリテーションスタッフは,直接的にリハビリテーションを実施すること(ケースマネジメント)にとどまらず,多職種や家族を含めた各々の役割分担のもと,連携して協動できる仕組みづくり(チームマネジメント)や,在宅復帰に向けた進捗管理などの重要な役割を担っている.生活能力の向上を主目的とする生活期においては,このマネジメント能力が重要となり,自立支援に基づく生活能力の拡大と社会参加の促進をもたらすと考えられる.

2) 短期集中リハビリテーション

短期集中リハビリテーション(以下,短期集中リハ)は,入所早期に集中的なリハビリテーションを提供することである.これは,身体機能の向上と,より一層のADL能力の向上を図る目的で導入される.期間は入所後3か月間で,実施回数は週に3回以上である.実施時間は20分以上とされているが,入所時の予後予測をもとに,利用者の身体状況や目標達成度を期間に応じて設定し対応する.短期集中リハ期間を生活再建に向けた生活リハビリテーション(以下,生活リハ)への移行期ととらえるには,残存機能と能力評価および実証に基づく予後予測の判断が必要である.受動的なリハビリテーションのみでは,リハビリテーション室(以下,リハ室)だけの

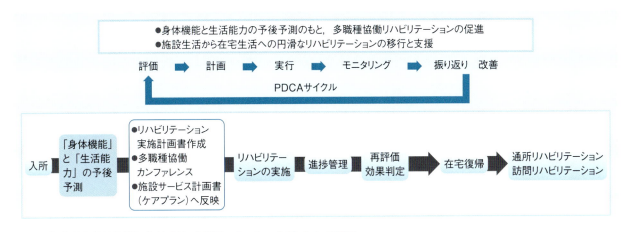

図6 介護老人保健施設におけるリハビリテーションマネジメントの展開
PDCAサイクル：plan-do-check-act cycle.

パフォーマンスが向上したにすぎず，実際の生活能力の向上に結びつかない場合もある．緩徐であっても可能な限り身体機能の改善を図り，生活能力の向上に結び付けるという短期集中リハの重要な役割を忘れてはならない．

3) 認知症短期集中リハビリテーション

認知症短期集中リハビリテーション（以下，認知症短期集中リハ）は，精神科医もしくは神経内科医または認知症に対するリハビリテーションの研修を受けた医師の指示のもとで実施される．入所から3か月以内の入所者に週3回，1回20分以上の個別リハビリテーション（以下，個別リハ）を提供する．その内容は回想法（図7）や学習療法，記憶訓練，運動療法などである．利用者は，改訂長谷川式簡易知能評価スケール（HDS-R）またはMMSEが5～25点の間に該当する軽度から中等度認知症である．3か月間の集中的な介入は，認知機能面に加え，意欲やコミュニケーション能力，ADL能力の向上，在宅復帰に効果的である．

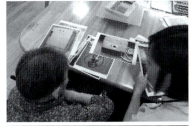
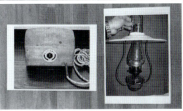

図7 回想法を用いた認知症リハビリテーション

4) 個別リハビリテーション

個別リハは，短期集中リハや認知症短期集中リハが入所後3か月で終了となった後の老健入所者すべてが対象となり，週2回提供される．利用者に日々の生活リハや自主トレーニング，集団体操やレクリエーションに参加する習慣を短期集中リハ期間に定着しておくことで，個別リハに移行した後も，ADLの向上，さらには身体機能の向上につながる．また，施設生活を継続する利用者には，施設生活の場で余暇を楽しめるようなアクティビティやレクリエーション，屋外散歩，趣味活動などを取り入れることも個別リハの重要な役割といえる．

施設生活を継続する利用者にとってリハビリテーションの目的は，自立支援を継続してめざすこと，施設生活を豊かに過ごすことなどが重要である．可能な限り自立をめざした生活を継続するには，個別リハでは主に身体機能や生活動作を評価し能力の向上を図り，多職種協働の生活リハにつなげる支援をしていく．施設生活が長期化すると老年症候群の悪化や身体機能・生活動作能力の低下，さらに介護量が増大することが多い．それに対応するには，病状面に関しては医師や看護師と，栄養面では管理栄養士と連携を深め，その時々に応じて身体機能と動作能力を見極め，自立度判定や介助方法の伝達，福祉用具の選定が必要となる．

特養では，リハビリテーションを専門に担当する職員が少数であるため，介護職員とリハビリテーションの視点を共有していくことがより重要となり，間接的な介入の必要性が高いと考えられる．

MEMO

回想法
認知症高齢者とコミュニケーションを図るために用いられる心理療法の一つである．故郷，仕事，子育て，家族のことなど馴染みのあるテーマを選び，過去のエピソードを現実によみがえらせて心理的な安定や記憶力の改善を図る．

改訂長谷川式簡易知能評価スケール（Hasegawa's Dementia Scale-Revised：HDS-R）
MMSE（Mini-Mental State Examination）

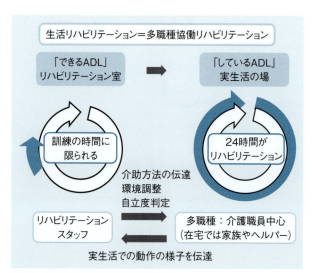

図8 生活リハビリテーションのイメージ

5) 多職種協働による生活リハビリテーション

生活リハは，多職種協働アプローチであり，看護職員を含めた介護職員などを中心として24時間の生活のなかにリハビリテーションの視点や要素を盛り込んだ援助である（図8）．生活リハの目的は，リハビリテーションスタッフによる訓練効果を実生活の場で能力向上に活かすことである．リハ室での「できるADL」を実際の生活の場の「しているADL」につなげる効果がある．さらにその延長上に「するADL」が存在することを理解し，動作能力向上に効率的かつ効果的に介入すべきである．このように，老健におけるリハビリテーションの主たる提供場所はリハ室のみではなく，生活の場そのものであることを忘れてはならない．

リハビリテーションスタッフは，リハ室での能力をもとに動作レベルを評価しがちであるが，リハ室のたった一場面で評価するだけでは不十分である．介護や看護職員から情報を得ることや，リハビリテーションスタッフが生活場面に足を運び評価すること，実際の生活場面を観察することによって多くの情報が得られ，それをもとに自立レベルを評価していくことは，残存能力の的格な把握や，転倒予防などのリスクマネジメントにも活かされる．

6) 集団リハビリテーションにおけるレクリエーション

集団リハでは，個別リハでの介入では気づくことのできない利用者の一面に触れることができる．普段は日常的に介助を要する利用者であっても，集団リハの場面では主体的に行動し作業に取り組む姿がみられることが多い．また，同世代だけでなく，世代の異なる利用者間での交流の場となるため，いわば施設のなかの小社会に参加し互いに助け合うという役割の創生にもつながる．病前に楽しんでいた趣味など，取り組んでいたことがあれば，集団リハにその内容を盛り込むなどすれば，小社会のなかに共助と自助の作用が生まれてくる（図10，11）．

7) 精神的アプローチ

急性期・回復期を経た生活期では，リハビリテーションスタッフと利用者双方が，障害をもちながら「具体的・現実的にどのような生活を送りたいか」，この目標設定に対する価値観の変容を意識することも必要とされる．利用者の自己決定権を尊重すると同時に自己決定能力を高めていくことも重要である．それには個々の利用者の社会的背景や生活習慣，興味・関心事などに配慮しつつ主体的な目標を設定することが，生活期リハビリテーションに大きな影響をもたらす．また，場合によっては，目標とする活動が可能か否かを身体機能評価から予測するだけでなく，「まず実践してみる」ことも必要である．

残存する機能障害という利用者の弱点に対するアプローチ（ウィークネスアプローチ）から，残存機能や環境，個人因子などを熟慮し，利用者がもつ長所を活かしたアプローチ（ストレングスアプローチ）へと発想の転換を促していくことも重要であることを忘れてはならない．

8) 在宅復帰に向けた住環境評価と訪問指導，家族指導

在宅復帰に向けては，在宅生活や環境をイメージしたリハビリテーションや，入所後できるだけ早期の住環境評価を実施することが効果的である．住環境評価には，主にリハビリテーションスタッフとケアマネジャー，家族が参加する．その際に家屋環境の全体像をとらえ，現在の身体機能や動作能力，家屋環境に照らし合わせ，在宅復

 ここがポイント！

生活は24時間日々継続されるものであり，時間を問わず安定した動作能力が求められる．介護職員は，在宅生活における家族の役割を果たす存在であり，その介護職員と連携を密にとることは必要不可欠である．リハビリテーションスタッフがかかわることができない時間もリハビリテーションの視点をもった生活援助を介護職員を中心とした多職種で実施していくことが生活リハであり，自立支援の近道である．

MEMO
生活リハビリテーションの介入事例
在宅復帰に向けて家屋内での動線を歩行にて移動することを目標とした場合，リハビリテーションスタッフは，機能・能力評価による歩行能力の予後予測に基づいて，介護職員への歩行介助指導や歩行自立度の判定を行い，生活のなかにどのように歩行練習を取り入れていくのか提案する．介護職員は，実際の生活のなかに介助や見守りによる歩行での移動を取り入れる．また，その様子はリハビリテーションスタッフと共有し，効果判定を行うことで歩行機会の拡大や自立度向上をめざす（図9）．

 MEMO
ストレングスアプローチ
ストレングス（strength）は，強さ，力を意味する．ストレングスアプローチは，その人が本来もっている強さや能力に焦点をあて，それを引き出し，活用する支援である．利用者の意欲や潜在能力を引き出すことで，生活機能の向上をもたらす．

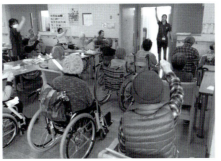
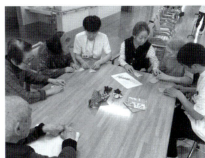

図9　介護職員による介助歩行での食堂への移動　　図10　集団リハビリテーション　　図11　集団アクティビティ

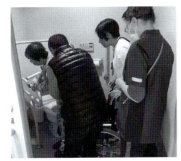
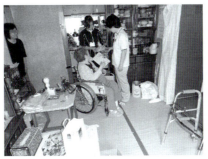

図12　家族への排泄動作指導　　図13　住環境評価

帰に必要な課題を抽出する．その情報を多職種，特に日々のケアにあたる介護職員と共有し，在宅生活をイメージしたケアや生活リハへのモチベーションを高めていく．生活リハの定着のためには，在宅環境をふまえた家族への介助指導（図12）を並行して行い，在宅復帰の直前には，利用者本人も参加して在宅生活および住環境評価を実施する（図13）．同時に在宅復帰後のケアプラン作成を担当する居宅ケアマネジャーや住宅改修業者，福祉用具のレンタル業者も同行し，住宅改修や福祉用具の選定について検討する．必要に応じて，在宅復帰後1か月以内に自宅を再訪問して評価し，在宅復帰後の支援や助言を行う．

> **ここがポイント！**
> 施設生活が長期化する利用者には，身体機能や生活能力の維持，介護負担の増加予防への介入に加えて，施設生活を楽しむことも重要である．在宅生活で何気なく感じていた四季や季節のイベントなどに配慮するなど，身体的に不自由があり要介護状態であったとしても，何かを楽しみに生活する，定期的な楽しみを励みに生活するという基本的な人間の欲求を満たすことも必要である．

4. 地域包括ケアシステム構築に向けた介護老人保健施設（老健）の役割と課題

　老健創設当時の基本的な役割は，自立支援と在宅復帰であったが，現状では老健は在宅復帰と在宅生活支援機能の強化をめざした多機能化が求められるようになってきた．2012年の介護報酬改定において，在宅復帰機能強化のため，在宅復帰強化型（在宅復帰率50％超）と在宅支援加算型（在宅復帰率30％超）が定められた．その基準を超えるべく，多くの老健が支援相談員の質向上，通所リハや訪問リハなどの在宅サービスの充実，リハビリテーション機能の充実，多職種協働によるチームアプローチを強化している．

　また，2015年の改定では，在宅復帰と在宅生活支援が大きなキーワードとなっている（図14）[7]．施設内のケアやリハビリテーションで完結するのではなく，在宅サービスとの協働とともに機能分化を図り，地域におけるリハビリテーション拠点としての役割を担う老健が一層求められるようになってきた．同時に，新しい介護予防・日常生活支援総合事業として，地域支援事業が見直された．そのなかの一般介護予防事業では，事業の機能を強化する観点から地域リハビリテーション活動支援事業が新設された．これは，各専門職間のネットワークを強化し，自立支援に関する取り組みを推進することが目的である．地域ケア会議，住民主体の健康教室や集いの場へリハビリテーション専門職が関与することを促進している．

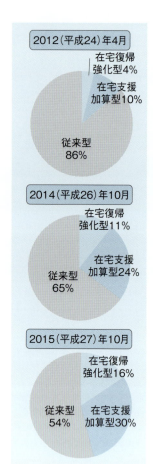

図14 在宅復帰の現状
(全国老人保健施設協会編:介護白書—老健施設の立場から.平成28年版.オフィスTM;2016.p.10[7] をもとに作成)

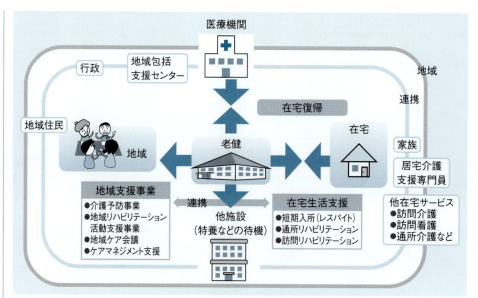

図15 地域包括ケアシステムにおける介護老人保健施設(老健)の機能

　さらに,リハビリテーション専門職がもつ自立支援の視点をケアマネジメントに活用するために,居宅介護支援専門員への支援も含まれている.このような新しい地域支援事業においても,老健のリハビリテーション専門職が,施設内の職務から積極的に地域貢献へと,施設外での新たな役割を担うようになってきた.

　老健運営の方向性をどのように地域包括ケアシステムに組み込んでいくか,老健のあり方も多機能化と機能分化する時期にあるといえる.老健がもつ在宅復帰と在宅生活支援機能は,利用者のさまざまなライフイベントや生活能力の変化に応じて利用できることを知ってもらい,地域連携のもと,住み慣れた地域で馴染みの顔ぶれのなかで在宅生活の限界ポイントを伸ばしていくための原動力となっていく必要がある(図15).

■引用文献

1) 厚生労働省老健局総務課:公的介護保険制度の現状と今後の役割.平成25年.
　　http://www.mhlw.go.jp/seisakunitsuite/bunya/hukushi_kaigo/kaigo_koureisha/gaiyo/dl/hoken.pdf
2) 日本リハビリテーション病院・施設協会編:高齢者リハビリテーション医療のグランドデザイン.青海社;2008.
3) 全国老人保健施設協会編:介護白書—老健施設の立場から.平成27年版.オフィスTM;2015.p.159.
4) 鳥羽研二:老年症候群と総合的機能評価.日内会誌 2010;98(3):102.
5) 日本老年医学会:フレイルに関する日本老年医学会からのステートメント.
　　https://www.jpn-geriat-soc.or.jp/info/topics/pdf/20140513_01_01.pdf
6) 佐竹昭介:虚弱(フレイル)の評価を診療の中に.長寿医療研究センター病院レター 2014;49:1-4.
7) 全国老人保健施設協会編:介護白書—老健施設の立場から.平成28年版.オフィスTM;2016.p.10.

■参考文献

1) 和田真一ほか:リハ医療システムと今後—生活期リハ.昭和学士会誌 2014;74(4):384-8.
2) 関根麻子,永塩杏奈ほか:老健における認知症短期集中リハビリテーション—脳活性化リハビリテーション5原則に基づく介入効果.Dement Jpn 2013;27:360-6.
3) 日本リハビリテーション病院・施設協会編:維持期リハビリテーション—生活を支えるリハビリテーションの展開.三輪書店;2009.p.26-31,39-43.
4) 長谷川俊彦:日本の健康転換のこれからの展望—新たなQOL概念,疾病概念の必要性について.健康転換の国際比較分析とQOLに関する研究.1992.
5) 吉良健司:訪問リハビリテーションの卒業—患者から生活者へ・準備移行支援.訪問リハビリテーション 2016;6(2):73.

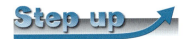

特別養護老人ホームで施設長として活躍する理学療法士

1. 仕事の内容

　筆者の勤める施設は，群馬県の中核都市高崎市にあります．吉井町は高崎市の南西部に位置し人口2万5,000人ほどで，四季折々の姿を見せてくれる浅間山をひかえ緑豊かな環境にあります．筆者は，吉井地域で医療保険，介護保険のもと，有床診療所，介護老人保健施設（老健），訪問リハビリテーション，通所リハビリテーションなどで理学療法を提供してきました．現在は，所属するグループが2016（平成28）年2月に設立したショートステイ，デイサービス，居宅介護支援事業所を備えた特別養護老人ホーム（特養）に施設長として勤務しています．

　介護保険下での活動は，利用者との付き合いが長いのが特徴です．15年以上の付き合いの人もいます．回復する人もいますが，大半は要介護度レベルが低下していく人です．高齢者のリハビリテーションは，運動麻痺，認知症，加齢など心身機能の回復を阻害する要因が多数あります．特に認知症に対する介入は発展途上であり，課題も多いと思いますが，日々少しでもお役に立てるよう利用者と向き合って明るく楽しく活動しています．

1）介護老人保健施設（老健）での活動

　老健の入所者は，回復期リハビリテーションを終了した人や自宅で生活していた人が多く，身体機能，認知機能が低下し施設生活を余儀なくされた人です．老健は，基本的に自宅復帰をめざしリハビリテーションを実施する施設ですが，自宅復帰を果たすには，機能回復，生活環境の改善，家族の介護力，心理状態，家族との関係，経済的な問題など，さまざまなハードルが待ち構えています．私たち理学療法士は，機能回復，福祉用具の提案，環境調整などを担当しますが，私たちの力だけでは自宅復帰は達成できません．そこで，医師，看護師，作業療法士，言語聴覚士，栄養士，介護士をはじめとして，相談員，介護支援専門員（以下，ケアマネジャー）などとの連携を図り，それぞれの職種が専門的役割を発揮しながら自宅復帰後も安心して日常生活を送れるよう支援します．

　施設での生活は，大切なリハビリテーションの場でもあります．私たちの行う個別リハビリテーションと並んで鍵を握るのは，現場の職員による施設生活のなかでの働きかけです．例えば，トイレ動作の再獲得は，自宅復帰のために最も必要とされる日常生活活動の一つです．現場の職員がその重要性を理解し，機能的予後を把握し日常のなかでポイントを押さえた声かけ，介助を行っていけば，介助量が減り，自立レベルまで機能を上げることが可能な場合さえあります．このように，機能的予後，介助方法などを現場の職員をはじめとして関係職種に伝え，日常的なリハビリテーションを提案していくことも理学療法士として重要な役割です（図1）．

2）特別養護老人ホーム（特養）での活動

　特養でのリハビリテーションもリハビリテーションスタッフの配置が義務づけられていないなどの障壁はありますが，基本は老健の場合と変わりません．理学療法士は，できる限りの機能回復，介助方法，福祉用具の提案など，入居者がスムーズに生活が送れるよう専門性を発揮しなければなりません．入居者の介護度が3，4，5に限定され，重度化が進んでいるなか，呼吸や嚥下状態などの評価と介入，終末期における対応も重要な役割となります．

3）デイサービスでの活動

　デイサービスの利用者も，基本的には老健における対象者と経緯は似通っていますが，生活の基本が自宅であることが大きな違いです．利用開始の前段階として，ケアマネジャーによる担当者会議が開催されます（図2）．参加者は，担当ケアマネジャー，デイサービススタッフ，利用者，家族などで，利用者に関する基本的な情報が提供されます．その後，私たちスタッフが自宅を訪問し，日常生活上の問題点を把握し，施設での支援内容を考えます．私たちが力を入れていることは，利用者がやりたいことを確認し，実現させるにはどんなことが必要かを考察し，

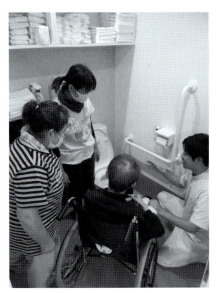

図1　トイレ介助方法の意見交換
トイレ動作の自立を果たすために活発に意見交換をしています．

リハビリテーションプランやケアプランに取り入れることです．もう一度お寿司を食べに行きたいという利用者がいれば，お寿司屋さんの椅子までたどり着けることをイメージして徹底的に歩行練習に取り組んでもらいます．そして，実際にお寿司ランチに出かけます（図3）．女性利用者に人気のデパートツアーにも出かけます．このような活動は，利用者に達成感や満足感，さらには生き甲斐を与えられると同時に私たちも利用者に関する新しい発見があり，評価・観察や，以後のプランにつながる絶好の機会でもあります．

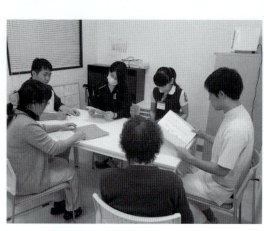

図2　利用開始時の担当者会議
「何かやってみたいことはありますか？」から会議は始まります．

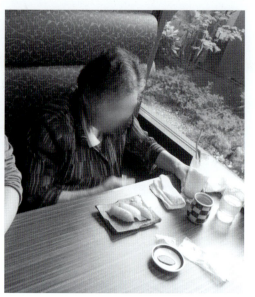

図3　歩行器による歩行でたどり着いたお寿司ランチ

2．今の職業をめざした理由

　筆者の幼少期に，パーキンソン（Parkinson）病の祖母が自宅で寝たきり生活を送っていました．年々関節が硬くなり筋肉が落ちていく姿を見守ったことがこの職業をめざしたきっかけになりました．

3．学生へのメッセージ

　理学療法士は，患者との距離が近い職種であると思います．また，患者の大半は人生の大先輩なので，学ぶことがたくさんあります．日本では，伝統的に安静の医療が展開されてきましたが，ようやく早期離床，早期介入などが行われるようになり，理学療法士のニーズがさらに高まってきています．理学療法士が施設を管理することで，要介護状態に陥っても身体的・精神的介入を継続することにより健康の回復をもたらす可能性があるということを患者や家族，他職種，そして世の中に少しでも理解していただくチャンスになると強く信じています．

　理学療法士に必要な資質は，知識，技術に貪欲な姿勢もそうですが，かかわる患者，家族，関係する他職種と良好な関係をつくれるコミュニケーション能力であると思います．まずは出会った患者がどんな思いで生きているのかを「知ろう」とするところから始まると筆者は思います．「知る」ことによって私たちのやるべきことが整理され，おのずとコミュニケーションが発生してきます．

　残された学生生活で多くを学び，臨床の場に飛び立ってください．

（高橋洋行・特別養護老人ホーム 敬愛）

病期・職域別の理学療法(4)
在宅における役割

到達目標

- 在宅医療の適応と目的を理解する.
- 在宅で理学療法士が活動するための制度を理解する.
- 訪問理学療法の適応と内容を理解する.
- 在宅における専門職種としての理学療法士と,社会人としての理学療法士の両面性を理解する.
- 医療と介護の連携について理解する.

この講義を理解するために

　在宅医療は,病気や障害をもっても自宅で生活(在宅療養)したいと望む,国民の希望を実現する医療です.在宅医療は,通院が困難な人が対象となり,疾病や障害などにかかわらず,対象者の人生のすべてにかかわります.また,近年の在宅医療では,高度医療を必要とする重症例も対象となります.

　在宅医療は,基本的に公的な医療保険制度と介護保険制度に準じて実施され,訪問理学療法では介護保険が優先されます.訪問理学療法の実施施設は医療機関,介護老人保健施設,介護医療院,訪問看護ステーションであり,医療機関と介護老人保健施設,介護医療院からは訪問リハビリテーション,訪問看護ステーションからは理学療法士が行う訪問看護として実施されます.訪問理学療法の実施では,対象者の年齢,病名,状態で利用する保険が変わることに注意が必要です.在宅で活動する理学療法士は,こうした社会保障制度を把握しておく必要があります.

　在宅医療は,医師や介護支援専門員を中心とした多職種によるチームで実施されますが,理学療法士は地域理学療法の専門性を発揮しながら活動します.訪問理学療法の目標は,心身の機能の維持・回復だけでなく,活動と参加にも焦点を当てて実施されるため,同時に社会通念のもとに考察し行動することが要求されます.また,災害医療の基本は在宅医療であり,理学療法士は大きな役割を果たしています.

　訪問理学療法を学ぶにあたり,以下の項目をあらかじめ学習しておきましょう.

- □ 介護保険が制定された理由と目的を理解しておく.
- □ 介護保険における訪問リハビリテーションの役割を理解しておく.
- □ 地域包括ケアシステムについて調べておく.

講義を終えて確認すること

- □ 在宅医療の適応と目的が理解できた.
- □ 在宅で理学療法士が活動するための制度が理解できた.
- □ 訪問理学療法の適応と内容が理解できた.
- □ 在宅における医療と介護の連携について理解できた.

講義

1. 在宅における理学療法とは

1）在宅医療と訪問理学療法の歴史（表1）[1,2]

医療の歴史を振り返ると，世界のいずれの国でも医療は在宅医療から始まり，患者は自宅で死亡していた．日本では，1961年に国民皆保険が実施されたことを契機に，診療体系は在宅から病院診療へと移行した．国民は，1976年を境に自宅よりも医療機関で死亡するほうが多くなり，1999年以降は国民の80％以上が医療機関で死亡している．1990年代になると，病院診療中心の診療体系のなかで，国民の人生の最期を自宅で迎えたいという希望と，国が総医療費抑制の一環として推進した医療政策の転換の方針が一致し，現在の在宅医療の構築が始まった．日本は世界一のスピードで高齢化が進行しており，地域における医療と介護の需要が増加すると予想されている．2014年の「介護保険法」の改正では地域包括ケアシステムの概念が導入され，高齢者の尊厳の保持と自立生活の支援を目的に，実効性があり，かつ継続可能な地域の包括的な支援・サービス提供体制の構築の必要性が示された．

理学療法士の在宅医療へのかかわりは，1982年の「老人保健法」による機能訓練事業および訪問指導事業から開始された．診療報酬としては，1986年に訪問診療や各種在宅指導管理料（訪問リハビリテーションを含む）が新設された．2000年の「介護保険法」の施行以降，訪問理学療法の対象者の多くは介護保険を利用するようになった．2006年には，介護保険の給付を抑制するために予防給付のサービスが導入され，介護予防としての訪問理学療法が開始された．

2）近年の在宅医療と訪問理学療法

日本における在宅医療は，近年，大きな転換期を迎えている．他職種の領域でも，在宅医療への積極的な取り組みが始まっている（表2）．在宅医療は，住み慣れた地域で自分らしい暮らしを人生の最後まで続けることの実現を目標としており，ACP（人生会議）[3]の重要性が示されている．

在宅療養支援診療所・病院は，365日24時間，訪問診療や往診が行えるよう体制を整えており，診療報酬も手厚く設定されている．また，機能強化型在宅療養支援診療所・病院の認可，在宅医療専門の医療機関の新設，重症者・児および終末期医療への在宅医療に関する制度も手厚く整備されている（表3，4）．訪問看護ステーションでも機能強化型が認可され（表5，6），在宅における高度医療に対応する報酬が認められている．

厚生労働省が提示している地域包括ケアシステムは，

表1　日本における在宅医療と訪問理学療法の歴史

年	制度
1980年	在宅医療指導管理料の新設
1982年	老人保健法制定（疾病の予防・治療・機能訓練の保健事業を総合的に実施）
1986年	訪問診療の概念導入（寝たきり老人訪問診療料，各種指導管理料の新設）
1989年	ゴールドプラン（高齢者保健福祉推進十カ年戦略）（在宅福祉対策の緊急整備）
1991年	老人保健法改正（老人訪問看護ステーション創設）
1992年	第2次医療法改正（居宅が医療の提供の場と認定）
1994年	健康保険法等改正（在宅医療を療養の給付として認定，指定訪問看護制度の創設）在宅医療の各種指導料，管理料の創設
1996年	在宅終末期医療の評価の充実
2000年	24時間の在宅医療提供体制の評価介護保険法施行
2004年	重症者・終末期患者に対する在宅医療の充実
2006年	第5次医療法改正（医療の機能分化と連携，在宅医療確保のための医療計画）在宅患者のかかりつけ医機能の確立と在宅療養の推進在宅療養支援診療所の創設介護保険法改正（介護予防の重視）
2008年	在宅療養支援病院の創設
2012年	機能強化型在宅療養支援診療所・病院の創設
2014年	介護保険法改正（地域包括ケアシステムの構築）
2016年	在宅医療専門の医療機関の新設

（和田忠志：在宅医療テキスト．第3版．在宅医療助成 勇美記念財団；2016．p.10-3[1]，酒井シヅ：在宅医学．メディカルレビュー社；2008．p.18-21[2]をもとに作成）

表2　他職種，他科における在宅医療の取り組み

医科	在宅療養支援診療所・病院，強化型在宅療養支援診療所の認可，在宅医療専門の医療機関の新設
歯科	口腔マネジメント・リハビリテーション（CREATE）＊の在宅歯科診療
看護科	強化型訪問看護ステーションの認可
薬剤科	かかりつけ薬剤師・薬局制度，在宅患者訪問薬剤管理指導，居宅療養管理指導
栄養科	栄養ケア・ステーション創設，在宅訪問栄養食事指導，居宅療養管理指導

＊歯科口腔マネジメントにおけるCREATE：Cleaning（清掃），Rehabilitation（リハビリテーション），Education（教育），Assessment（評価），Treatment（歯科治療），Eat（おいしく食べる）の頭文字をとっている．

LECTURE 13

13 病期・職域別の理学療法（4）　在宅における役割

表3　在宅療養支援診療所・病院の主な特徴

- 24時間体制で医師または看護師と連絡が取れ，往診が可能で，訪問看護が実施できる
- 緊急時の入院体制がある
- 地域の介護・福祉サービス事業所と連携している
- 在宅看取りの実績（重症児の診療実績）がある
- 在宅医療と外来医療のバランスが取れている

表4　医師による訪問診療が評価された重症度の高い状態
（特掲診療料の施設基準等別表8に掲げる状態等にある者）
（平成28年度）

- 在宅悪性腫瘍患者指導管理もしくは在宅気管切開患者指導管理を受けている状態にある者または気管カニューレもしくは留置カテーテルを使用している状態にある者
- 在宅自己腹膜灌流指導管理，在宅血液透析指導管理，在宅酸素療法指導管理，在宅中心静脈栄養法指導管理，在宅成分栄養経管栄養法指導管理，在宅自己導尿指導管理，在宅人工呼吸指導管理，在宅持続陽圧呼吸療法指導管理，在宅自己疼痛管理または在宅肺高血圧症患者指導管理を受けている状態にある者
- 人工肛門または人工膀胱を設置している状態にある者
- 真皮を越える褥瘡の状態にある者
- 在宅患者訪問点滴注射管理指導料を算定している者

表5　機能強化型訪問看護ステーションの主な特徴
（施設基準により条件が異なる）

- 常勤看護職員の数が一定数を満たし，看護職以外の職員との比率で看護師等が6割以上
- ターミナルケアまたは重症児の一定以上の受け入れ実績がある
- 表6に該当する一定の利用者
- 24時間365日対応体制加算の届出を行っている
- 居宅介護支援事業所（または相談支援事業所）の設置
- 休日，祝日なども含めた計画的な訪問看護の実施
- 地域住民などに対する情報提供や相談，人材育成のための研修の実施

表6　特掲診療料の施設基準等別表第7号に掲げる疾病等の者

- 末期の悪性腫瘍
- 多発性硬化症
- 重症筋無力症
- スモン
- 筋萎縮性側索硬化症
- 脊髄小脳変性症
- ハンチントン病
- 進行性筋ジストロフィー症
- パーキンソン病関連疾患
- 多系統萎縮症
- プリオン病
- 亜急性硬化性全脳炎
- ライソゾーム病
- 副腎白質ジストロフィー
- 脊髄性筋萎縮症
- 球脊髄性筋萎縮症
- 慢性炎症性脱髄性多発神経炎
- 後天性免疫不全症候群
- 脊髄損傷
- 人工呼吸器を使用している状態

団塊世代が75歳以上となる2025年を目途に，重度な要介護状態となっても住み慣れた地域で自分らしい暮らしを人生の最期まで続けることができるよう，住まい，医療，介護，予防，生活支援が一体的に提供されることを目的としている．地域にはそれぞれの特性があり，地域の自主性や主体性に基づいたシステムを構築することが必要である．地域包括ケアシステムの実現に向けた中核的な機関として地域包括支援センターが設置され，対策として地域ケア会議が開催されている．訪問理学療法の介入は個別性が強く，対象者が望む生活によって異なるため，地域包括ケアシステムのもと，社会資源を有効的に利用し，実施する必要がある．

　訪問理学療法は，作業療法，言語聴覚療法と合わせて訪問リハビリテーションとして扱われる．訪問理学療法は，医療施設，介護老人保健施設，介護医療院，訪問看護ステーションから派遣されて実施する．訪問看護ステーションから派遣されて実施する訪問理学療法は，理学療法士などが行う訪問看護として扱われる．訪問理学療法の実施には保険制度上の要件があり，対象者に適切な訪問理学療法を提供するため，制度を正しく理解しなければならない（**表7**）．理学療法士は地域社会における専門職であり，同時に一人の社会人でもある．一人前の社会人として地域に認められるには，十分な理学療法の知識と技術をもち，制度の理念や定義に従って正しく行動することが要求される．

2. 主な対象とその特徴

　訪問理学療法の対象は，運動器疾患，神経疾患，内部障害，難病，悪性疾患，小児疾患など多彩で，生活モデルとしてのかかわりが必要となる．

1）リハビリテーションの時系列と訪問理学療法

　一般的なリハビリテーションは，「急性期→回復期→生活期（維持期）→終末期」の順に実施され，通常，訪問理学療法は生活期（維持期）リハビリテーションに分類される．生活期（維持期）としての訪問理学療法は，医療施設内におけるリハビリテーションで最大限に機能回復した対象者に実施される．医療施設内で実施されたリハビリテーションは在宅を仮定したシミュレーションであり，退院直後の対象者の生活

MEMO

ACP（Advance Care Planning；人生会議）
年齢と病期にかかわらず，成人患者における重篤な疾患および慢性疾患において，患者の価値，人生の目標，医療や介護に関する希望を理解し共有し合うプロセス[3]のことで，在宅での理学療法はACPに従って実施される．

表7 訪問理学療法における保険制度の主な特徴

保険制度	実施施設	診療（介護）報酬項目	実施上限
医療保険	病院・診療所	在宅患者訪問リハビリテーション指導管理料	6単位／週 退院3か月以内では12単位 急性増悪時は14日間，12単位／週 末期の悪性腫瘍では算定制限なし
	訪問看護ステーション（精神科訪問看護療養費を除く）	訪問看護基本療養費 訪問看護管理療養費	月1回 実施状況に応じる
介護保険（介護給付）	病院・診療所（指定訪問リハビリテーション事業所）	訪問リハビリテーション料1	6回／週
	介護老人保険施設（指定訪問リハビリテーション事業所）	訪問リハビリテーション料2	6回／週
	介護医療院（指定訪問リハビリテーション事業所）	訪問リハビリテーション料3	6回／週
	指定訪問リハビリテーション共通の加算	リハビリテーションマネジメント加算（Ⅰ，Ⅱ，Ⅲ，Ⅳ） サービス提供体制強化加算 短期集中リハビリテーション実施加算 社会参加加算 訪問リハビリテーション計画診療未実施減算	必要に応じて加算
	指定訪問看護ステーション※	訪問看護費（理学療法士などが行う場合） （訪問看護ステーションの要件による加算あり）	6回／週
介護保険（予防給付）	病院・診療所（指定介護予防訪問リハビリテーション事業所）	介護予防訪問リハビリテーション料1	6回／週
	介護老人保険施設（指定介護予防訪問リハビリテーション事業所）	介護予防訪問リハビリテーション料2	6回／週
	介護医療院（指定介護予防訪問リハビリテーション事業所）	介護予防訪問リハビリテーション料3	6回／週
	指定介護予防訪問リハビリテーション共通の加算	リハビリテーションマネジメント加算 サービス提供体制強化加算 短期集中リハビリテーション実施加算 社会参加加算 訪問リハビリテーション計画診療未実施減算	必要に応じて加算
	指定介護予防訪問看護ステーション※	介護予防訪問看護（理学療法士などが行う場合） （訪問看護ステーションの要件による加算あり）	6回／週

※理学療法士などによる訪問看護はその訪問が看護業務の一環としてのリハビリテーションを中心としたものである場合に，看護職員の代わりに訪問させるもの，と解釈されている．

MEMO
保険制度の名称
公的医療保険制度は医療保険，公的介護保険制度は介護保険と簡略化してよばれる．

MEMO
訪問理学療法の実施に関する用語
医療保険では20分間の実施を「1単位」，介護保険では20分間の実施を「1回」という．

に必ずしも対応しないが，訪問理学療法は対象者の実際の生活の現場を評価し，その場で必要な理学療法を提供できる．退院直後の対象者を速やかに訪問し，早期に適切な生活を構築することが訪問理学療法の役割である．また，急性期から直接，在宅医療に移行する対象者や，終末期から訪問理学療法を開始する対象者もあり，一般的に生活期（維持期）といわれる訪問理学療法によって状態が改善することや，症状が進行・悪化する場合もある．対象者の背景や病態を正しく理解し適切に対応する必要がある．

2) 訪問理学療法に関する保険制度

在宅医療における訪問理学療法に関する保険制度は複雑で，社会情勢に基づいて，医療保険，介護保険ともに制度改正と報酬改定を重ねているため，訪問理学療法の実施には保険制度の理解が必須である．保険制度において，訪問理学療法の適応や保険の利用は，対象者の年齢や疾病，訪問理学療法の提供施設などから，いくつかのステップによって決定される（図1〜3，表8）．

13 病期・職域別の理学療法（4）在宅における役割

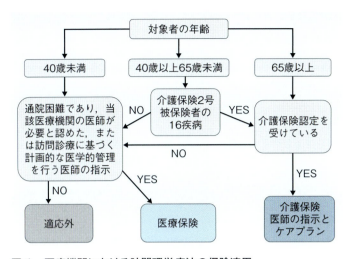

図1　医療機関における訪問理学療法の保険適用

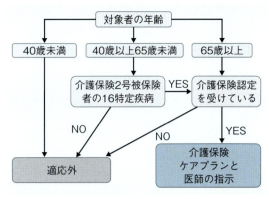

図2　介護老人保健施設，介護医療院における訪問理学療法の保険適用

表8　介護保険の特定疾患

- がん（がん末期：医師が一般に認められている医学的知見に基づき回復の見込みがない状態に至ったと判断したものに限る）
- 関節リウマチ
- 筋萎縮性側索硬化症
- 後縦靱帯骨化症
- 骨折を伴う骨粗鬆症
- 初老期における認知症
- 進行性核上性麻痺，大脳皮質基底核変性症およびパーキンソン病（パーキンソン病関連疾患）
- 脊髄小脳変性症
- 脊柱管狭窄症
- 早老症
- 多系統萎縮症
- 糖尿病性神経障害，糖尿病性腎症および糖尿病性網膜症
- 脳血管疾患
- 閉塞性動脈硬化症
- 慢性閉塞性肺疾患
- 両側の膝関節または股関節に著しい変形を伴う変形性関節症

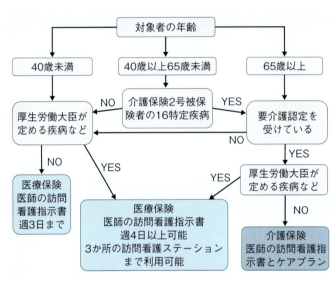

図3　訪問看護ステーションにおける訪問理学療法の保険適用

（1）医療保険における訪問理学療法
① 医療機関で実施される訪問理学療法は，在宅患者訪問リハビリテーション指導管理料として扱われる（**表9**）．
② 訪問看護ステーションで実施される訪問理学療法は，基本的に訪問看護管理療養費および訪問看護基本療養費として扱われる．

（2）介護保険法における訪問理学療法
① 介護保険法における訪問理学療法は，指定（介護予防）訪問リハビリテーション費として扱われる（**表10**）．
② 介護保険は，被保険者の要介護状態または要支援状態に対して必要な保険給付を行う制度であり，訪問理学療法は訪問リハビリテーションまたは訪問看護として，居宅サービスまたは介護予防サービスに分類される（**表11**）．介護保険サービスの利用手順を**表12**に示す．
③ 訪問看護ステーションから派遣されて訪問理学療法を行う場合，理学療法士が行う訪問看護として位置づけられ，居宅の要介護者において，看護師その他厚生労働省令で定める者（理学療法士が含まれる）により行われる療養上の世話または必要な診療の補助と定義されている．

介護保険にはリハビリテーション前置主義という概念があり，介護はリハビリテーションにより障害の程度をできるだけ軽減してから提供されるべき，という手順を示

MEMO
介護保険の示す居宅と地域包括ケアシステムの住まい
居宅とは，対象者の自宅の他，介護付有料老人ホーム，住宅型有料老人ホーム，健康型有料老人ホーム，サービス付き高齢者住宅，高齢者専用賃貸住宅などの居室も含む．訪問理学療法の実施が介護保険で認められている施設は，特定施設，小規模多機能型居宅介護対象者の自宅，複合型サービス利用者に限られる．高齢者や要介護者，重症者・児が生活する場は，医療処置の必要性や利用できるサービスの種類などにより多彩であり，今後の社会情勢により制度が変更される可能性が高い．

LECTURE 13

表 9　医療保険における在宅患者訪問リハビリテーション指導管理料

在宅での療養を行っている患者であって，疾病，傷病のために通院してリハビリテーションを受けることが困難な者またはその家族等患者の看護に当たる者に対して，患者の病状，患家の家屋構造，介護力等を考慮しながら，医師の診療に基づき，理学療法士，作業療法士または言語聴覚士を訪問させてリハビリテーションの観点から療養上必要な指導を 20 分以上（1 単位），行った場合に算定する
指導の内容は，患者の運動機能および日常生活動作能力の維持および向上を目的として行う体位変換，起座または離床訓練，起立訓練，食事訓練，排泄訓練，生活適応訓練，基本的対人関係訓練，言語機能または聴覚機能などに関する指導とする（2016年 4 月 1 日現在）

表 10　介護保険法における訪問リハビリテーション費

居宅要介護者（主治の医師がその治療の必要の程度につき厚生労働省令で定める基準に適合していると認めたものに限る）について，その者の居宅において，その心身の機能の維持回復を図り，日常生活の自立を助けるために行われる理学療法，作業療法その他必要なリハビリテーションをいう（介護保険法　第 1 章第 8 条 5）

MEMO

要介護状態
身体上または精神上の障害があるために，入浴，排泄，食事などの日常生活における基本的な動作の全部または一部について，厚生労働省令で定める期間にわたり継続して常時介護を要すると見込まれる状態であり，その介護の必要の程度に応じて厚生労働省令で定める区分のいずれかに該当するものである．

要支援状態
身体上もしくは精神上の障害があるために，入浴，排泄，食事などの日常生活における基本的な動作の全部もしくは一部について，厚生労働省令で定める期間にわたり継続して常時介護を要する状態の軽減もしくは悪化の防止に特に資する支援を要すると見込まれ，または身体上もしくは精神上の障害があるために厚生労働省令で定める期間にわたり継続して日常生活を営むのに支障があると見込まれる状態であって，支援の必要の程度に応じて厚生労働省令で定める区分のいずれかに該当するものをいう．

要介護者（要支援者）
要介護（要支援）状態にある 65 歳以上の人，要介護（要支援）状態にある 40 歳以上 65 歳未満の人で，要介護（要支援）状態の原因である身体上または精神上の障害が加齢に伴って生じる心身の変化に起因する疾病であって政令で定めるもの（特定疾病）によって生じたものをいう．

表 11　介護保険のサービス一覧と訪問理学療法の位置づけ

● 居宅サービス（訪問リハビリテーション，訪問看護）
● 地域密着型サービス
● 居宅介護支援
● 介護保険施設内のサービス
● 介護予防サービス（予防訪問リハビリテーション，介護予防訪問看護）
● 地域密着型介護予防サービス
● 介護予防支援

表 12　介護保険サービスの利用手順

1. 要介護認定の申請
2. 認定調査，主治医意見書
3. 審査判定
4. 認定
5. 介護（介護予防）サービス計画書の作成
6. 介護サービス利用の開始

注意点：要介護認定は介護サービスの必要度（どれくらい介護を行う必要があるか）を判断し決定するため，対象者の医学的な状況と要介護度の程度が必ずしも一致しない場合がある．

している．この手順に従わない場合，本来必要ではない介護が行われ，自立生活が妨げられる可能性が生まれるため，この概念を忘れてはならない．

3. 理学療法介入の目的とその内容

1）訪問理学療法の実際

（1）評価

　在宅医療はチーム医療であるが，基本的には単独で訪問し実施する．在宅では検査機械，解析機器，治療機械の使用は限定的であり，バイタルサインは，問診や観察，視診，触診，聴診，打診などの感覚を駆使した技術を基本に測定するが，なかでも最も重要なのは問診と観察である．在宅では，短時間かつ検査機器に頼らないで適切な評価を実施する必要がある．

（2）リハビリテーションマネジメント

　2015 年の介護保険の改訂で示された手法であり，SPDCA サイクルの構築を通じて，心身の機能はもとより，国際生活機能分類（ICF）の活動や参加に焦点を当てたアプローチを推進することで，より質の高い訪問理学療法の提供をめざしている．対象者の希望する生活を把握するために，要望を聞き取り，具体的な生活に目標を設定し，実施期間を定め，地域社会の環境を活用し，理学療法を行う．

　訪問理学療法のステージである維持期は生活期とも表現される．在宅医療の対象者の基礎疾患は，脳血管疾患後遺症に代表される慢性疾患であることから，訪問理学療法は医学（疾病）モデルだけでなく，ICF による生活モデルでも考察するべきである（Lecture 2 参照）．生活は個別であり，対象者と家族が望む生活を構築するために，将来を見据え，適切な時期に適切な理学療法を提供することが重要である．

（3）心身の機能，自覚症状の緩和に対する訪問理学療法

　対象者からの要望が多い，関節機能や筋力，バランス機能，視聴覚，感覚，認知機能などの改善と維持を目的に理学療法を行う．具体的には医療機関内で実施される内容と同様であるが，在宅における理学療法は生活モデルとして考えるため，心身の機能と活動，参加との関係を正しく理解することが重要である．

　自覚症状の緩和は訪問理学療法の主要な役割の一つで，主に慢性疼痛に対して実施

される．多くは関節痛や筋痛，神経痛で，炎症の徴候を認めない場合，徒手療法や物理療法などを行う．炎症の徴候を認める場合は，消炎鎮痛効果のある方法を選択する．摂食嚥下機能は呼吸機能と密接に関係しており，呼吸理学療法と併用して実施される場合もある．

(4) 活動に対する訪問理学療法

在宅では基本動作，特に移動手段が重要で，対象者と介護にあたる家族からの要望が多い．心身の機能の改善が困難な場合でも，残存機能を活かした動作指導や環境調整も効果的である．さらに，介護職に適切な介助法を指導することによって，対象者が望む生活様式を構築することができる．改善した活動について，環境を調整し直し，介護者へ再指導する．進行する疾患では，症状の進行に合わせた生活環境や介護法をあらかじめ設計しておき，状態の変化を確認したら速やかに修正して指導する．

(5) 参加に対する訪問理学療法

リハビリテーションマネジメントの概念の導入後，訪問理学療法の最終目標に設定されることが多い．しかし，在宅医療は外出が困難な事例が対象であることから，自室内などの限定された範囲での社会参加を模索することもある．インターネットの発展によって，寝たきり状態でも他者と交流できる可能性がある．外出や通所サービスの利用が可能な対象者には短期集中的に訪問し，参加型のサービスへの移行を考慮する．

(6) 環境の調整，福祉用具の選定

訪問理学療法において福祉用具の知識は必須である．住宅改修は家屋構造に修正を加えるため利用は限定的であるが，福祉用具は介護保険の貸与の制度で，変更や修正が容易なサービスであることから，可能な限り福祉用具の利用を考慮する．福祉用具は業者が貸与などのサービスを担当するため，訪問理学療法で対象者の状況を把握し，情報提供することが必須となる．

(7) 急性疾患に対する訪問理学療法

かかりつけ医が在宅療養支援診療所・病院の医師の場合，在宅で発症した外傷や肺炎などの治療を自宅で実施することもある．高齢者では入院や転院，施設入所が精神心理的に悪影響を及ぼす可能性があるため，可能な限り，住み慣れた自宅で治療しようという意識が高まっている．喀痰吸引は理学療法の業務であり，肺炎などの痰喀出困難事例では，適切に実施する．排痰補助装置は在宅で処方される排痰機器で，特に神経筋疾患の喀痰の除去に有効である．在宅であっても安静による弊害には注意が必要で，早期離床などの理学療法は必須である．

(8) 難病に対する訪問理学療法

難病は治療が確定していない疾病で経過が慢性的であることから，在宅医療の適応となる．進行性の疾患や予後不良な疾患では，訪問理学療法における経過観察と情報の連携が重要である．特定疾患として原因究明，治療法の開発のため，医療費が一部免除される制度もあり，訪問理学療法も適応される．

(9) 重症児に対する訪問理学療法

障害児は増加傾向であり，その療養の場は在宅である．小児科医，小児歯科医，在宅療養支援診療所・病院の医療スタッフ，訪問看護スタッフ，支援学校の教員，保健師，相談員との連携が重要な領域である．対象児の成長，発育，教育に視点をおき，両親や家族との生活を構築するように心がける．小児疾患で障害をもったまま成人する対象者も増えており，療養生活には長期的な視点も必要である．

(10) 末期がんに対する訪問理学療法

医学的なリスクに対応し，症状の緩和を図りながら，残された時間内で希望する活動と参加の実現を目標とする．看取りの直前まで，自力での排泄，入浴，着替え，食

MEMO
リハビリテーションマネジメントの手順（SPDCAサイクル）
- Survey（調査）：事前調査に基づき，暫定的な訪問理学療法を計画する．
- Plan（計画）：リハビリテーション会議にて具体的な計画を策定する．
- Do（実行）：訪問理学療法を実施する．
- Check（再評価）：計画の評価・修正・見直しをする．
- Act（見直し）：リハビリテーション会議を企画する．

国際生活機能分類
（International Classification of Functioning, Disability and Health：ICF）

MEMO
救急搬送？
在宅で急変した際は救急搬送が必要となる場合がある．心肺蘇生法，除細動器のトレーニングは医療機関内でも行われるが，救急搬送は在宅でしか起こらないため，119番に電話するシミュレーションが大切である．一方，在宅での看取りを希望している場合は，心肺停止や急変があっても心肺蘇生や救急搬送をしてはいけない．救急車では，在宅で最期を迎えたいと希望している末期がんの患者であっても救命を優先する．蘇生処置を試みないことをDNAR（do not attempt resuscitation）というが，かかりつけ医とDNARの確認がとれている場合は，かかりつけ医による緊急時の対応方法が指示されているため，その指示に従って行動する．

MEMO
理学療法士の喀痰吸引
2010年4月30日に厚生労働省から「医療スタッフの協働・連携によるチーム医療の推進について」という通知があった．この通知では「喀痰等の吸引の実施に当たっては，養成機関や医療機関等において必要な教育・研修等を受けた理学療法士等が実施することとするとともに，医師の指示の下，他職種との適切な連携を図るなど，理学療法士等が当該行為を安全に実施できるよう留意しなければならない」としている．同年，日本理学療法士協会は理学療法士の喀痰吸引のために『吸引プロトコル（第2版）』を発刊している．

表13 介護保険の訪問リハビリテーションへの介護支援専門員と医師の主な要望

主な介護支援専門員の要望	主な医師の要望
●生活能力の改善	●退院退所直後
●機能回復	●家族介護指導
●退院退所直後	●難病
●転倒予防	●家屋環境調整
●家族介護指導	●社会参加
●社会参加	●他のサービスとの連携
●家屋環境調整	●食形態調整
●通所系サービスへの移行	●看取り
●就労	

(日本訪問リハビリテーション協会：訪問リハビリテーションマネジメントマニュアル．平成27年度 老人保健事業推進費等補助金 老人保健健康増進等事業「通所・訪問リハビリテーションの適切な実施に関する調査研究事業」．2016. p.4-5[4])

ここがポイント！
訪問理学療法に対する対象者の要望は，身体機能の改善と維持，在宅生活の可能な限りの自立と社会参加，介護に関する家族と他職種への指導に集約される．地域社会の生活は物理的な環境の変化や人とのかかわりなどを通じて，医療機関では予想されなかった自立のスタイルが導かれることもある．対象者の可能性を最大に引き出すように社会環境を利用することが重要である．

医療ソーシャルワーカー
(medical social worker：MSW)

MEMO
DMAT (Disaster Medical Assistance Team；災害派遣医療チーム)
災害急性期に活動できる機動性をもつ，トレーニングを受けた災害医療チームである．
JMAT (Japan Medical Association Team；日本医師会災害医療チーム)
JRAT (Japan Rehabilitation Assistance Team；大規模災害リハビリテーション支援関連団体協議会)

事などを希望する対象者も多く，身体機能を維持し，福祉用具を駆使し，介助者へ適切な介護法を指導する．自覚症状では浮腫，痛み，呼吸困難を訴える頻度が高い．軽いストレッチ，リンパドレナージ，物理療法，呼吸理学療法などを実施するが，自覚症状が緩和されているか，問診しながら手技を変更し実施する．

(11) 予防に対する訪問理学療法

要支援状態に対して，さらなる介護を予防するために実施する．心身の機能の改善と長期的な維持をめざし，継続的かつ活動的な生活を構築する．視野を広くもち，介護保険の参加型のサービスの利用，地域の社会活動への参加，家族の積極的なかかわりを勧めるなど，地域社会全体を利用する介入方法が望ましい．

2) 医療と介護の連携

在宅医療はチームで行われるため，医師，看護師，薬剤師，医療ソーシャルワーカー (MSW)，相談員，介護支援専門員，介護職などとも情報共有することが重要である (表13)[4]．訪問理学療法の評価結果，改善した内容，症状の進行や増悪イベント，対象者の変化に応じた介護方法の修正，環境の調整などの情報を他職種に提供する．同居家族の様子や近隣地域に起きた出来事などは，今後の在宅生活に影響することもあるため，社会生活一般の情報の把握は重要である．

3) 災害医療と訪問理学療法

日本は繰り返される災害に対して，被災地と被災者の支援を行ってきた．被災者は，日常的に行ってきた生活を制限されることによってさまざまな危機的状態に陥るため，地域全体のリハビリテーションという視点をもつことが重要である．被災者の生活を構築するための総合的な考え方と，災害弱者に対する個別支援対策の策定が急務となっている．訪問理学療法の対象者においても，避難，移動方法，受け入れ施設 (病院，介護施設，行政) の確保，ライフラインの整備などに関して，連携する機関と事前に相談しておくべきである．DMAT，JMATに続くJRATの活動[5]は，被災者の廃用症候群の予防，避難所と公営住宅での生活構築，被災地の復興までにかかわっている．

■引用文献

1) 和田忠志：在宅医療の今日的意義．在宅医療テキスト編集委員会編：在宅医療テキスト．第3版．在宅医療助成 勇美記念財団；2016. p.10-3.
http://www.zaitakuiryo-yuumizaidan.com/textbook/pdf/1-1.pdf
2) 酒井シズ：わが国における在宅医療の歴史．日本在宅医学会 テキスト編集委員会編：在宅医学．メディカルレビュー社；2008. p.18-21.
3) Sudore RL, Lum HD, You JJ：Defining Advance Care Planning for Adults：A Consensus Definition From a Multidisciplinary Delphi Panel. J Pain Symptom Manage 2017；53 (5)：821-32.
4) 日本訪問リハビリテーション協会：訪問リハビリテーションマネジメントマニュアル．平成27年度 老人保健事業推進費等補助金 老人保健健康増進等事業「通所・訪問リハビリテーションの適切な実施に関する調査研究事業」．2016. p.4-5.
http://www.houmonreha.org/health_promotion/pdf/download02.pdf
5) 大畑秀穂：災害リハビリテーション対応のフェーズ．東日本大震災リハビリテーション支援関連10団体「大規模災害リハビリテーション対応マニュアル」作成ワーキンググループ企画・編集：大規模災害リハビリテーション対応マニュアル．医歯薬出版；2012. p.13-29.
http://www.jrat.jp/images/PDF/manual_dsrt.pdf

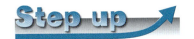

訪問リハビリテーションで活躍する理学療法士

1. 仕事の内容

　筆者は現在，外来診療，訪問診療を行うクリニックで訪問リハビリテーション部に所属し，自宅に伺って訪問リハビリテーション（以下，訪問リハ）を行っています．利用者は心疾患（主に心不全）を抱えている人を中心に，呼吸器疾患や脳血管疾患，運動器疾患，がんなどさまざまです．高齢者が多く，重複障害といって複数の疾患を抱えて生活している人も多くいます．

　例えば，皆さんが利用者の自宅を訪問したとします．訪問すると初めに何をしますか？　1回のリハビリテーションにかける時間は40〜60分です．皆さんは挨拶を済ませるなり，すぐに運動療法を始めますか？　それでは，筆者が行っている実際の流れの一部を紹介します．

　最初に，利用者の表情を確認（視診）します．その後，体調を聞き（問診），手足を触り（触診）ます．血圧や脈拍，経皮的酸素飽和度（SpO_2）などを測り，呼吸や心臓の音を聴きます．疾患の増悪がないか，運動を始めてもよい状態かを確認します．その後に実際に身体を一緒に動かしていきます．運動療法などを駆使して身体機能の改善を図ったり，実生活の場を利用した日常生活動作練習を行ったりもします（図1）．

　理学療法士の仕事は，利用者の身体能力を上げることだけではありません．環境面に対してもアプローチします．生活しやすいように，家屋など環境に対して福祉用具の導入や住宅改修のアドバイスを行います．家族や介護者に対して，少しでも介護の負担が減るように介護指導も行います．都心では高齢夫婦で生活している家庭も多く，介護者が体調を崩したら生活が成り立たない人もいます．そのため，家族の健康状態にも気を配り，相談に乗ることもあります．

　筆者が担当する利用者の多くは，心疾患を抱えて生活しています．そのため，訪問リハと並行して訪問診療や外来にて健康管理をしながら生活をしています．抱えている疾患が増悪しないためには，薬を正しく内服しているか，食生活はどうか，よく眠れているか，ストレスを抱えていないかなど，疾患を増悪させる要因が日頃の生活に隠れていないかをチェックすることが必要です．また，それらの要因について，自身や家族が協力して上手に対処できているかどうか（セルフマネジメント）なども確認し，必要に応じて支援します．訪問した際に疾患が増悪している徴候を見つけた場合は，速やかに医師や看護師に相談して適切な対応をとります．病院と違い，即座に検査をすることができる環境ではないので，さまざまな道具や筆者自身の五感を最大限に働かせて評価しなくてはいけません．そのため，生活の場で働く理学療法士には，多岐にわたる役割が求められます．

　リハビリテーションにおいて重要なことは目標です．利用者は，日頃の生活に具体的な課題を抱えている場合もありますが，そうでない場合もあります．漠然とした生活の困難感を理由に訪問リハを希望する人もいるのです．

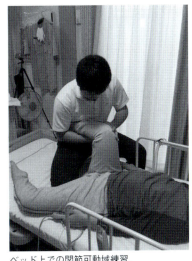
ベッド上での関節可動域練習．

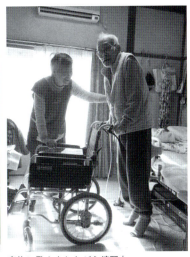
家族に励まされながら練習中．

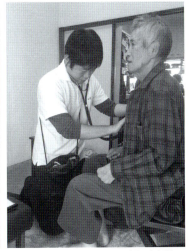
リハビリテーション前の体調確認（聴診）．

図1　訪問リハビリテーションの様子

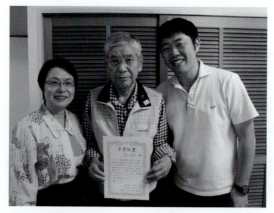

図2 訪問リハビリテーションを卒業する利用者
訪問リハを卒業する利用者，家族と記念撮影．

筆者は利用者の生活に寄り添いながら「暮らし」を見つめ，日々の暮らしに隠れた課題や目標をともに考え，ともに課題解決や目標達成に取り組みます．目標を達成すれば訪問リハを卒業する人もいます（図2）．時には，終末期といって人生の終わりが近づいている人もいます．そのような人においても，利用者本人の希望に寄り添い，より良い暮らしを模索し続けるのです．

2．今の職業をめざした理由

理学療法との出会いは高校2年生のときでした．プロ野球のオールスターゲームで脳腫瘍を患った投手が復帰してマウンドで投げている姿に感銘を受けたのです．スポーツ選手の復帰をサポートする役割としてリハビリテーション，そして理学療法士という仕事を知りました．高校卒業後に学んだことがそのまま職業に活かせる分野を進学先に希望していたので理学療法士をめざすことにしました．

訪問リハに携わる前は，病院で心臓リハビリテーションにかかわっていました．その当時，元気になって退院しても在宅で心不全を増悪させて再入院を繰り返す人に多く出会ったことがきっかけとなり，在宅でできることはないか考えるようになり，訪問リハに取り組むことを決めました．

3．学生へのメッセージ

筆者自身も，現在，皆さんと同じく学生という立場で社会人大学院の修士課程に在籍しています．昼間は理学療法士，夜は学生という生活です．臨床現場で働きながらでも研究は行えますが，正しい研究手法を大学院で学ぶことで，より質の高い臨床的に意義のある研究が行えるのではないかと考えています．

学生の皆さんは，理学療法士になるにあたって必要な基礎知識を学んでいる時期かと思います．筆者自身も同じ道を通ってきました．学生時代の学びの重要性は，学生時代には気がつきません．筆者は，理学療法士になった今でも，日々の仕事に疑問を投げかけながら働いていますし，教科書を見返すこともあります．福祉用具は毎年のように新しいものが開発され，社会保障制度は年々改正されていきます．そのため，理学療法士としての学びには終わりがありません．訪問リハは自分自身の成長が，担当した人の日々の「暮らし」に反映し笑顔につながることが実感できる職域です．多岐にわたる知識や技術が求められますが，やりがいを感じています．

（鬼村優一・ゆみのハートクリニック 訪問リハビリテーション部／筑波大学大学院）

LECTURE 14 病期・職域別の理学療法（5）
行政における役割

到達目標

- 理学療法士の役割について，直接業務と間接業務を理解する．
- 行政における理学療法士は，個人も地域全体も支援する役割をもっていることを理解する．
- 介護予防において，すべての理学療法士が，行政においても役割を求められるようになってきたことを理解する．
- 理学療法士の地域包括ケアシステムでの役割を理解する．
- 今後の社会構造の変化に対応できる理学療法士の役割を考えることができる．

この講義を理解するために

　地域理学療法や地域リハビリテーションなど，行政に関連のある理学療法の各論を学ぶ前の1年生の時期に，「行政における理学療法士」の理解を促すために，この時期でもイメージしやすいと思われる「病院における理学療法士」とあえて比較・対比して学習します．多様な業務や役割をもつ行政における理学療法士のとらえ方を，単純化または極論化して記述している部分が随所にあることを念頭において学習を進めてください．

　また，これからの理学療法士は，仕事を進めるうえで，2025年を目途に構築される地域包括ケアシステムでの役割も求められます．このことは，病院勤務を含むすべての理学療法士が，行政における理学療法の特性ともいえる地域全体を支援できる能力を身につけることを必要とされる社会になりつつあるといえます．理学療法士が急増し裾野も広がっている現在だからこそ，新たな時代に対応できる理学療法士の役割を多様な視点から考えられるようになりましょう．

　行政における理学療法士の役割を学ぶにあたり，以下の項目をあらかじめ整理・確認しておきましょう．
　　□ 国際生活機能分類（ICF）を学習しておく（Lecture 2 参照）．
　　□ 医療保険・介護保険制度について学習しておく（Lecture 2 参照）．

講義を終えて確認すること

□ 理学療法士の役割について，直接業務と間接業務が理解できた．
□ 地域全体を支援することの意味が理解できた．
□ 介護予防において，すべての理学療法士が求められる役割が理解できた．
□ 理学療法士の地域包括ケアシステムでの役割が理解できた．
□ 今後の社会構造の変化に対応できる理学療法士の役割を考えることができた．

講義

1. 行政における理学療法とは

1) 理学療法士のかかわる分野

理学療法士の多くは，病院（医療機関）に勤務している．実際，理学療法士は，病院などの医療機関で基本的動作能力の回復などを目的とした理学療法を提供する医療職として働いており，その割合は8割を超えている（図1）[1]．理学療法士は，医療以外にも介護，福祉，行政，教育など多くの分野で活躍しているが，このうち，行政の分野に携わっている理学療法士は，2016年は総数の約0.4％（354人）[1] であり，主に保健分野で重要な役割を果たしている．

2) 行政と保健の関係

行政を指す身近な存在として，都道府県庁や市役所など，いわゆる役所がある．「行政における理学療法」については，今のところ明確に定義されていないが，日本理学療法士協会による内訳をみると，行政関係施設として保健所，市町村保健センター，国，都道府県，市，町，村などに分類されている．こうした施設は，病気になった患者を治療するのではなく，主に住民の健康維持・増進などの予防に関する仕事，すなわち保健にかかわりのある業務を行っている．

3) 病院における理学療法との違い

「理学療法士及び作業療法士法」にも規定されているように，理学療法の対象は「身体に障害のある者」，すなわち患者である．大多数を占める病院勤務の理学療法士は患者を対象として仕事をしている．病院（医療）と行政（保健）における理学療法士の特徴を単純化して説明すると，病院における理学療法士は病院に来る人，すなわち患者である個人を対象として疾患やその障害を治療し，その費用は保険により支払われている（医療保険制度による診療報酬）．患者が来て仕事が成り立つという点においては受動的である．一方，行政における理学療法士は，地域（自治体など）に住む人，すなわちすべての住民を対象として疾患やその障害を予防し，その費用は税金から支払われている．自らが地域住民のもとに出向いて仕事が成り立つという点においては能動的である．こうした仕事は，理学療法士であることに加え，公務員の立場として実施されていることが多い（図2）．

MEMO
保健とは，保健，医療，介護，福祉などのように分類する場合，健康を保つこと，すなわち予防（病気にならない）を表す用語として扱われることが多い．

MEMO
制度上の保険と保健との違い
保険とは集団でリスクを分散する仕組みであり，医療保険にたとえると，病気になるリスクについて保険料を支払った人全体で負担すれば，その負担者は医療のサービスを受けられる．保険料を支払う義務とサービスを受けられる権利が明確である．
保健，すなわち予防に関する業務は税金をもとにした予算で実施され，その業務で定められた対象者であれば誰でもサービスを受けることができる（無料もしくは安価）．しかし，税金は保険のように使用の目的が決まっていないため，サービスの提供者（行政）と受ける者（住民）との間に適切な緊張感が生じにくい．

MEMO
診療報酬
医療機関において医療保険を用いて提供した診療に対して支払われる報酬のこと．点数で表示され，原則として1点＝10円で支払われる．

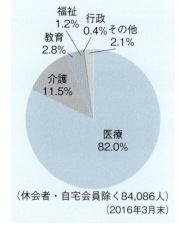

図1 理学療法士が勤務している分野
（日本理学療法士協会：会員の分布[1] より作成）

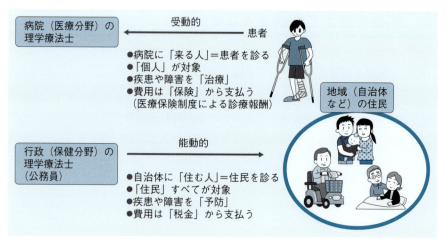

図2 病院と行政における理学療法の特徴

14 病期・職域別の理学療法（5）行政における役割

表1 行政における理学療法士の所属先と特徴

分類	理学療法士が所属している名称の例	所属先の特徴
都道府県	健康医療部，福祉保健部，○○県民局など	● 保健，医療，福祉に関して広域（都道府県内）を担う
市役所，町村役場	高齢支援課，高齢福祉課，健康医療推進課，健康増進課など*	● 地域の健康づくりの拠点 ● 乳幼児から高齢者まで全年齢が対象 ● 健康相談，健康診査，予防接種，がん検診など ● 地域的・一般的サービス
市町村保健センター	保健センター，保健福祉センター，総合保健福祉センターなど	
保健所	○○市保健所（人口30万人以上），○○保健所	● 難病，精神保健，結核，感染症などの対策 ● 地域保健に関する統計調査・分析 ● 所長は医師 ● 広域的・専門的サービス

*部局名は省略．

4）行政における理学療法士の定義

　理学療法と行政との関連の有無について明確に線引きすることは難しいが，これまでの説明をふまえ，この講義においては，公務員として都道府県，市町村などの自治体や，保健所，保健センターに勤務する理学療法士を「行政における理学療法士」とする．その主な所属先と特徴を表1に示す．

5）行政における理学療法士が誕生した背景－老人保健法による機能訓練事業

　1965年に医療職として誕生した理学療法士が行政の分野に足を踏み入れることになった最大の転機は，「老人保健法」による機能訓練事業の実施（1983年）である．その多くは「リハビリテーション事業」と呼称され，寝たきり予防を主目的として実施されたが，市町村での実施が義務づけられていたため[2]，市町村自治体において理学療法士を常勤で雇用するきっかけとなった．

2. 主な内容とその特徴・特色

1）行政における理学療法士の役割－病院との比較

（1）病院における理学療法士は個人を支援する

　病院における理学療法では，最初に医師から患者一人ひとり個別にリハビリテーション実施の指示を受ける．その内容は，①理学療法士が担当患者（個人）に対して運動療法や物理療法などを直接提供する直接業務と，②チームカンファレンスなどをとおして担当患者に関する意見を述べる，他の職種と情報を共有する，アドバイスをするなどのように直接患者にかかわらない間接業務がある．これらの業務はいずれも患者を個人としてとらえた対応である（図3）．

（2）行政における理学療法士は個人も地域（自治体）も支援する

　行政における理学療法士の役割を図4[3]に示す．病院と異なる点は2つある．1つ目は支援の対象が個人だけでなく地域（自治体）にも及んでいること（図4③，④），2つ目は図4①〜④の業務をとおして地域全体の調査や評価（地域診断）を行い，それに基づいて自治体全体にかかわる計画を策定し，その事業を管理することである（図4⑤）．図4①〜④の具体例を図5に示す．

2）行政における理学療法士に期待される役割

　行政における理学療法士が，他の分野の理学療法士（都道府県理学療法士会の長や医療機関のリハビリテーション部門の長）から期待されている内容についてのアンケート結果の上位3つを表2[4]に示す．個人を支援する内容は見当たらず，ネットワークづくり，企画，コーディネートといった地域への支援および計画策定，事業管理に関する役割が期待されていることがわかる．

📖 調べてみよう

表1を参考に，自分の住んでいる市役所，町村役場もしくは保健センターなどにおいて，①理学療法士の雇用の有無，②雇用があれば，所属している部署名，③何を行っているのかを調べてみよう．

📖 MEMO
老人保健法
1983（昭和58）年に施行され2008（平成20）年に廃止された．40歳以上の健康診査や訪問指導などの保健事業と，65歳以上の医療，老人保健施設や訪問看護などから構成されていた．現在の介護保険制度の前身ともいえる制度である．

📖 MEMO
機能訓練事業
市町村が実施主体となり，40歳以上の人で脳血管疾患などの疾病などにより心身の機能が低下している人に対し，その維持・回復を図り，日常生活の自立を助けるために実施された．その内容は，①転倒防止，体力増進を目的としたトレーニング，②習字・絵画，陶芸，革細工などの手工芸，③交流会，懇談会などである．医療機関で行われていた理学療法や作業療法が市町村保健センターや公民館などの医療機関以外で実施され，現在の通所リハビリテーションの先駆けともいえる事業である．日常生活上の機能訓練に重点をおくA型（基本型）と，地域における社会参加に重点をおくB型（地域参加型）の2つのタイプで実施されていた．

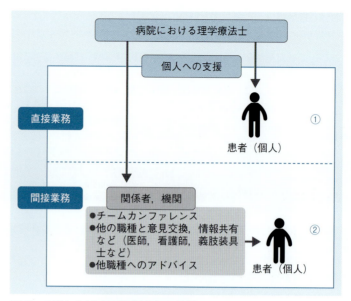

図3 病院における理学療法士の役割

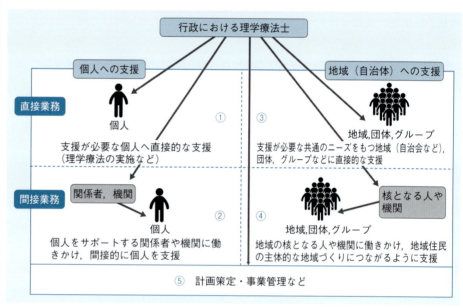

図4 行政における理学療法士の役割
(日本公衆衛生協会ほか：平成21年度 地域保健総合推進事業「行政の理学療法士，作業療法士が関与する効果的な事業展開に関する研究」報告書．2009．p.3-14[3]）をもとに作成）

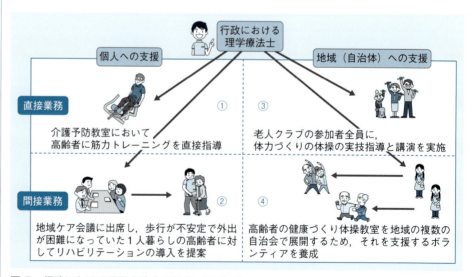

図5 行政における理学療法士の役割（具体例）

 MEMO
地域ケア会議
医療，介護に携わる多職種が出席して協働することで，高齢者の個別課題の解決につなげる会議．

14 病期・職域別の理学療法（5） 行政における役割

表2 行政（市町村自治体に勤務）の理学療法士に期待すること

	都道府県理学療法士会の長 (n=35)	医療機関のリハビリテーション部門の長 (n=77)
第1位	多職種連携のためのネットワークづくり	多職種連携のためのネットワークづくり
第2位	行政機関，住民へのセラピストの職能啓発	介護予防事業の企画
第3位	市町村の施策等に関する情報発信	退院調整・地域ケアサービスのコーディネート

（日本公衆衛生協会ほか：平成24年度 地域保健総合推進事業「行政の理学療法士，作業療法士が関与する効果的な事業展開に関する研究」—地域保健への理学療法士，作業療法士の関わり．2013[1]）

3. 理学療法とのかかわり

1) 社会構造の変化

日本の人口は2008年をピークに減少しており，今世紀半ばに1億人を下回る人口減少社会になった．また，生産年齢人口が減少する一方で高齢者の人口は増加し，独居や認知症の高齢者の割合も増加することが予想されている．とりわけ，後期高齢者は医療や介護のみならず，生活支援に関するニーズが高いため，医療保険や介護保険といった既存の社会保障システムのみでは高齢者の生活すべてを支えることができなくなりつつある．

こうした状況に対応するべく，団塊の世代が75歳以上になる2025年を目前の課題として，人々が住み慣れた地域で暮らし続けることができるよう，住まい，医療，介護，予防，生活支援サービスを一体的に提供する仕組みづくりが始まっている．この仕組みが地域包括ケアシステムである．

(1) 地域包括ケアシステム

地域包括ケアシステムは，病気になったら医療が，介護が必要になったら介護サービスが約30分以内に提供される日常生活圏域（具体的には中学校区）を単位として想定されている．また，可能な限り医療や介護を必要としないよう，介護予防にも重点がおかれている（図6）．

このシステムは，市町村や都道府県が地域の特性に応じて作り上げていくとされており，まさに行政の理学療法士の仕事である地域全体を支援するという視点が求められている．

(2) 介護予防

介護予防には，①介護が必要な状態になることを防ぐ，②介護が必要な状態になっても，その状態が悪化することを防ぐ，の2つの観点がある．実施の方法としては，単に心身機能の改善をめざす機能回復訓練など，高齢者個人への直接的な支援だけでなく，着替えや入浴，外出といった日常生活活動がスムーズに行えるよう生活環境を整え，生きがいをもった生活ができるよう支援するなど，心身機能，活動，参加のバランスが重要とされている[5]．

理学療法士に対しては，地域における介護予防の取り組みを強化するために，地域リハビリテーション活動支援事業への関与が求められている．

(3) 地域リハビリテーション活動支援事業

地域リハビリテーション活動支援事業の概要を図7に示す．理学療法士に期待されているこの事業への関与は，①介護職員などへの技術的支援，②地域住民が主体となり運営している介護予防活動（通いの場）への技術的支援など，高齢者を取り巻く環境に対する支援であり，高齢者個人に直接的なリハビリテーションを提供するものではない．

MEMO
生産年齢人口
15歳以上65歳未満の年齢（生産活動に従事できるとされる年齢）に該当する人口．

MEMO
団塊の世代
1947（昭和22）～1949（昭和24）年に生まれた世代で，ベビーブーマー世代ともいわれる．

MEMO
生活支援サービス
買い物，調理，掃除，洗濯など．

調べてみよう
将来の人口の推移などの社会構造の変化について，今世紀中にどのような変化が起こると予測されているのか，各種統計資料を調べてみよう．

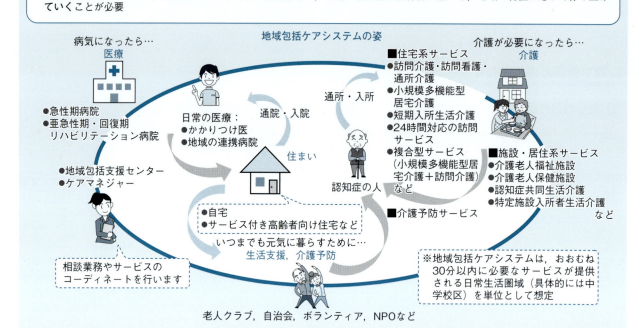

図6 地域包括ケアシステム

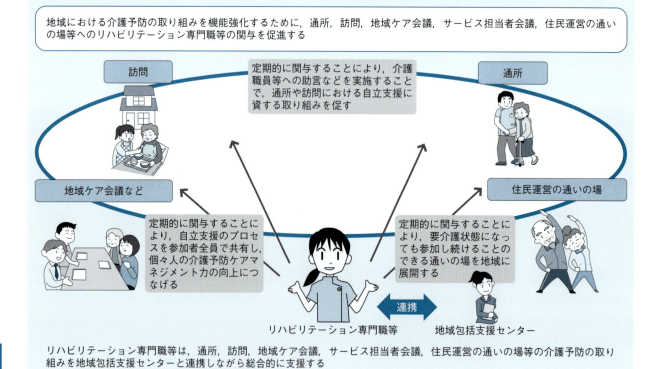

図7 地域リハビリテーション活動支援事業の概要

2）理学療法士がめざすべき役割

理学療法士は 1965 年に誕生して以来，その数も質も主として医療の世界で発展してきた職種である．しかし，先に述べた地域包括ケアシステムにおける介護予防や地域リハビリテーション活動支援事業の例にあるように，病院勤務を含むすべての理学療法士が，行政における理学療法の特性ともいえる地域全体を支援できる能力を身につけることが必要な社会になりつつある．理学療法士が急増し裾野も広がっている昨今において，新たな時代に対応できる理学療法士になるためには次の点が重要である．

(1) 多職種（特に医療職以外）と交渉できるコミュニケーション能力の獲得

理学療法士の仕事として，患者やその家族，また医師や看護師など同じ医療職と円滑にコミュニケーションを図ることの重要性は誰しも認識しており，当たり前ともいえる．一方，医療は診療報酬を得る経済活動というきわめて現実的な一面があり，こうした業務に携わる事務職とのコミュニケーションも重要である．行政における理学療法の役割には，計画策定や事業管理といった予算に関することが含まれているが（図 4 参照），予算，すなわちお金の裏づけがなければ業務そのものが成立しない．こうしたことは病院であっても例外ではない．したがって，たとえ病院であっても予算や収益に関する業務に携わることは仕事の経験を重ねていくなかで不可避であり，病院でも行政でも事務部門と適切に交渉することができるコミュニケーション能力を身につけておくことが必要である．

(2) もう一歩踏み込んだ役割の獲得－制度の立案への関与

医療保険行政という言葉があるように，行政において制度の立案とは密接な関係がある．制度の立案に主体的に携わることのできる専門職は，制度のなかで自らの立場を有利にできる．このことは，医療や介護に費やすことのできる国の予算が限られている現状では，きわめて重要な事実である．これまで，日本の理学療法士に関連する制度は，理学療法士自らが立案したものではなく，理学療法士が制度の立案に主体的に携われていない．

理学療法士の裾野が広がっている現状において，そろそろ理学療法士も「手足」として使われるだけの存在ではなく，「頭」として制度の立案に主体的に携わることのできる立場の者を輩出すべきである．そのためには，組織のなかで昇進し出世することが必要である．簡単な道のりではないが，行政はおおむねトップダウンで物事が進行する組織であり，管理職の権限は絶大である．

また，こうしたことは行政のみならず病院においても当てはまる．病院では，今のところ副院長が理学療法士の実際に得ている最高位の管理職であるが，病院にも組織固有の制度がある．これを立案できる立場の理学療法士の存在が，これからの時代に求められる．

(3) さらにもう一歩踏み込んだ役割の獲得－議会への関与

行政とともに欠かせない存在が議会である．新たな制度の立案を仮定すると，極論をいえば議会がそれを決定・承認し，行政は議会の決定に従う立場である．行政は文字どおり「政（まつりごと）」を「行う」組織である．したがって，行政から自発的に現状を変革するような新たな制度を発信することはきわめて少ない．病院でも行政でも理学療法士の役割や立場を現状よりも大きく変化（改善）させるためには，議会への関与が不可欠である（図 8）．

従来，理学療法士は行政機関への就職などをとおして行政に関与してきたが，その行政をコントロールする議会に直接関与したのは，2007（平成 19）年に大阪市議会，および大阪府議会議員として 2 人の理学療法士が輩出されて以降のことである．2016

MEMO
病院の事務部門
医事課，庶務課，人事課，総務課など．呼称や役割は施設規模で異なるが，診療報酬や文書管理，職員採用などを担う部門．

MEMO
行政の管理職
国，地方自治体により管理職の呼称や権限は異なるが，一般的には課長（補佐）級以上を指すことが多い．

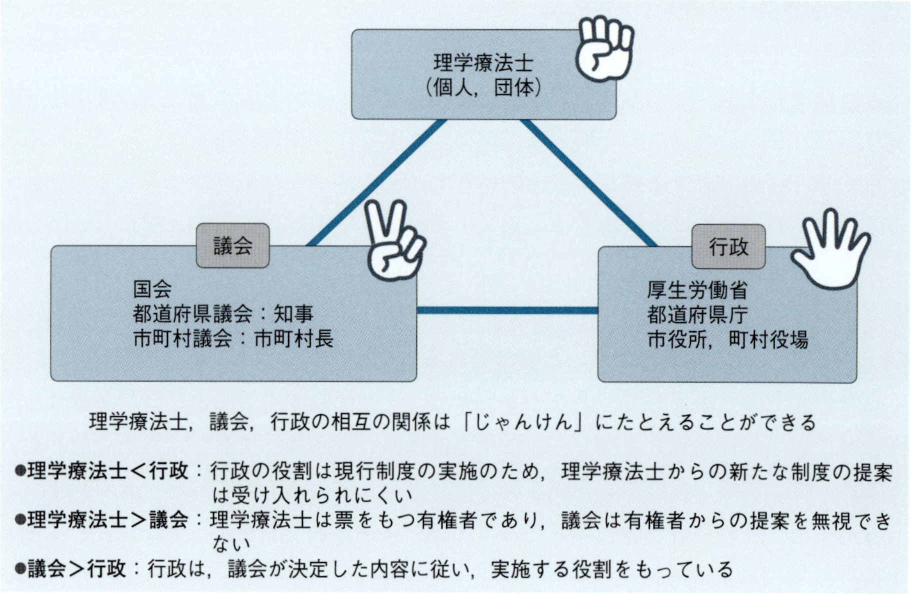

理学療法士
（個人，団体）

議会

国会
都道府県議会：知事
市町村議会：市町村長

行政

厚生労働省
都道府県庁
市役所，町村役場

理学療法士，議会，行政の相互の関係は「じゃんけん」にたとえることができる

● **理学療法士＜行政**：行政の役割は現行制度の実施のため，理学療法士からの新たな制度の提案は受け入れられにくい
● **理学療法士＞議会**：理学療法士は票をもつ有権者であり，議会は有権者からの提案を無視できない
● **議会＞行政**：行政は，議会が決定した内容に従い，実施する役割をもっている

図8　理学療法士，議会，行政の相互の関係

（平成 28）年には政権与党に初めて参議院議員が誕生した．

　今後，地域包括ケアシステムに代表されるように，地方がより重要視され，展開していくことは間違いない．地域特性のあるリハビリテーションニーズを的確に把握し，それを解決する地域固有の新たな制度や政策を発信することが求められる．こうした点で，議会の議員のみならず，自治体の長である知事や市長を理学療法士から輩出することも，必要な時代になってきている．

■引用文献

1) 日本理学療法士協会：会員の分布．
　 http://www.japanpt.or.jp/about/data/
2) 大田仁史：地域リハ活動の歴史．澤村誠志監，日本リハビリテーション病院・施設協会編：地域リハビリテーション白書3—地域包括ケア時代を見据えて．三輪書店；2013．p.24-31.
3) 日本公衆衛生協会ほか：平成21年度 地域保健総合推進事業「行政の理学療法士，作業療法士が関与する効果的な事業展開に関する研究」報告書．2009．p.3-14.
4) 日本公衆衛生協会ほか：平成24年度 地域保健総合推進事業「行政の理学療法士，作業療法士が関与する効果的な事業展開に関する研究」—地域保健への理学療法士，作業療法士の関わり．2013.
　 http://www.jaot.or.jp/wp-content/uploads/2013/01/H24tiikihoken-report.pdf
5) 厚生労働省：介護予防・日常生活支援総合事業のガイドライン．2015.
　 http://www.mhlw.go.jp/file/06-Seisakujouhou-12300000-Roukenkyoku/0000088520.pdf

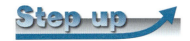

県議会議員として活躍する理学療法士

1. 仕事の内容

　県議会議員は群馬県に50人おり，4年ごとに選挙で選ばれます．県議会は，県民が住みやすい県にするにはどうしたらよいのかを議論し，条例や予算などを決定します．ここで私たち議員としての大きな役割である一般質問があります．一般質問とは，県執行部に対し県の政策のあり方や考え方，今後について議会の場で質問することです（図1）．ここでの発言内容によって政策の議論が進んだり，実際の政策に反映されたりしていきます．内容は私たちの生活全般にかかわるので多岐にわたり，専門としている医療や介護はもちろん，産業経済，農業，環境などさまざまな課題を県民目線で質問をし，提案します．また，より具体的に専門的に話し合うため，5つの委員会に分かれます．現在，筆者は厚生文化常任委員会に所属しています．ここでは，健康福祉に関する事項，病院局に関する事項，生活文化スポーツに関する事項，子どもの未来に関する事項について審査・調査しています．委員となり県執行部へ地域の代弁者として意見や提案など，質疑をしています．やはり，医療や福祉に精通しており，さらには現場を知っている議員がいなければ，政治に現場の意見が反映されにくいという現状があります．

　議会以外の活動では，群馬県理学療法士連盟の副会長として，理学療法士の政治活動にかかわり，選挙や政策について活動しています．

　さらに，地域の人と普段から積極的に交流をもち，意見交換をし，要望や陳情を実現するための活動もしています（図2）．

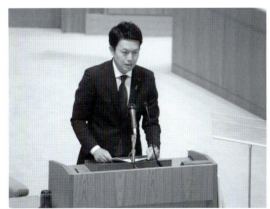

図1　議会での一般質問
県民の代弁者としてさまざまな質問をしている筆者．

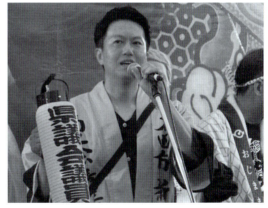

図2　尾島ねぷたまつりにて
地元のまつりで多くの人と触れ合いました．

2. 今の職業をめざした理由

　筆者は，二度目の県議会議員選挙で当選することができました．昔から議員をめざしていたわけではなく，最初は父の運営している老人ホームに事務員として就職しました．そこで介護されている高齢者は，食事や歩行，着脱などを介護士に委ねて生活をすることが可能ですが，何かが違う，そう感じていました．いつもベッドから同じ天井を見ているのではなく，自分で身を起こして外の景色を見られたらどんなに気持ちがよいだろうか．自分で一つでも多くのことができるようになったら，日々が変わるのではないか，その手助けをしたいと思うようになり，理学療法士をめざして夜間部に4年間通い資格をとりました．現場での仕事は充実していました．患者は，体の少しの変化にも喜びを感じ，次はこれができるようになりたいと希望をもつようになりました．そして，笑顔になり，時には涙を流して喜んでくれる人もいます．家族も笑顔になりました．理学療法士は必要だとあらためて感じる瞬間でした．

　一方，今の行政支援のあり方については，介護保険という制度内事業の現場で，職員，利用者，家族，地域の人にとって，このままでよいのか，現場のあり方を決めている政治とは何なのかを考えるようになりました．それを

学ぶために自民党ぐんま政治塾の一期生として入塾しました．塾では，経済や政策のことだけではなく，政治家としてどのような人間であるべきかという大切なことを陽明学で学びました．そのなかで政治信条となっている言葉があります．「知行合一」，すなわち「知ることと行うことは同じである．知識があっても行わなければ知らないのと同じである」．この言葉が筆者を政治家への道に突き動かしました．政治の場に出て行動することで，現場の役に立てるのではないか，声を上げることが必要だと考えました．

1度目の選挙戦では落選し，4年間の浪人生活を送りました．筆者はこの間，積極的にさまざまな奉仕活動やイベントに参加し，現場にもおもむき，多くの人と出会い，語らい，今，必要なことを体中で感じました．

筆者が勤める老人ホームでは，施設にリハビリテーションを導入することで高齢者の身体機能が向上することはもちろんのこと，介護士にとっても負担軽減につながると考え，積極的に老人ホームへの理学療法士の採用を進めました．当初1人しかいなかった理学療法士や作業療法士も今では15人まで仲間が増え，利用者に喜ばれています（図3）．

そして今，やっと地域の皆さんからご声援をいただき，政治家としてのスタートラインに立つことができました．

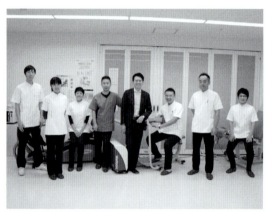

図3　リハビリテーションスタッフの仲間
仲間との意見交換をとおし，政策のヒントも．

3．学生へのメッセージ

筆者は，政治の道から理学療法士の未来を切り開こうとしています．一緒に学んだ友は現場から理学療法士の未来を切り開こうとしています．目的は同じで，リハビリテーションが必要な人，その家族，地域，そして理学療法士である私たちの未来が明るくなるための努力をしています．

自分が学びたいと思って得た知識は最大の武器となり，立ち止まったときの対応力を高めてくれます．受け身ではなく，今，目の前にあることを必死に学び，他者と喜びを共有できる理学療法士になってください．

（穂積昌信・群馬県議会議員）

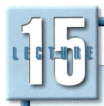

LECTURE 15 病期・職域別の理学療法（6）
研究における役割

到達目標

- 理学療法教育の変遷と日本と世界の理学療法教育の相違を理解する．
- 理学療法分野における研究の重要性と研究職を理解する．
- 大学，研究所，企業における理学療法士の役割と業務内容を理解する．
- 研究職としての理学療法士の活躍の場と研究留学を理解する．

この講義を理解するために

　1965年に「理学療法士及び作業療法士法」が施行され，理学療法士が誕生しました．当時は即戦力となる理学療法技術をもつ臨床家が養成されてきましたが，近年では学問の重要性が認識されるようになり，博士号をもつ理学療法士も誕生しています．博士号をもつ理学療法士は，大学や研究所に勤務し，研究職として理学療法の発展に寄与する研究を行っています．また，医学や工学などの関連分野で研究活動をしている理学療法士，健康関連企業からのニーズが高まり，企業の研究所で活躍する理学療法士もみられるなど，活躍の場が広がっています．この講義では，理学療法士資格をもつ研究者の誕生や活躍の場，研究について理解を深めます．

　この講義を学ぶにあたり，以下の項目をあらかじめ学習しておきましょう．

　□ EBM（根拠に基づく医療）や EBPT（根拠に基づく理学療法）について調べておく．
　□ 研究デザインの種類について調べておく．
　□ 統計で使用する用語や統計の種類を調べておく．

講義を終えて確認すること

　□ 理学療法教育の変遷と日本と世界における理学療法教育の相違が理解できた．
　□ 理学療法分野における研究の重要性と研究職について理解できた．
　□ 大学，研究所，企業における理学療法士の役割と業務内容が理解できた．
　□ 博士号をもつ理学療法士の活躍の場と研究留学が理解できた．

講義

1. 理学療法における研究職とは

1) 大学院教育と理学療法士資格をもつ研究者の誕生

　日本において理学療法分野の大学院が設置されたのは 1996（平成 8）年に広島大学大学院医学系研究科保健学専攻（修士課程）が初めてで，博士課程は 1998（平成 10）年に同大学院に設置された．理学療法学を専門とする大学院の設置により，理学療法分野での研究職養成が開始されたといっても過言ではない．その後，次々に国公立大学や私立大学に大学院が設置されるようになり，現在では 56 大学に大学院が設置され，37 校の大学院に博士課程が設置されている（2017 年現在）．

　大学院は修士課程と博士課程から構成される．文部科学省が定める規程によると，修士課程の標準修業年限は 2 年であり，広い視野に立って精深な学識を授け，専攻分野における研究能力またはこれに加えて高度の専門性が求められる職業を担うための卓越した能力を培うことを目的としている（大学院設置基準第 3 条）．修士課程では，高度専門職を養成することが一つの目的であることから，臨床で働く理学療法士が専門職として，より高度な専門性を身につけ，学識のある臨床家として活躍する人材を教育する機関としての役割を担う．また，博士課程へ進学するための研究能力を身につける場としての役割も担っている．

　一方，博士課程の標準修業年限は 5 年（前期 2 年および後期 3 年の課程に区分，前期 2 年の課程は修士課程として取り扱う）であり，専攻分野について研究者として自立して研究活動を行い，またはその他の高度に専門的な業務に従事するのに必要な高度の研究能力およびその基礎となる豊かな学識を養うことを目的としている（大学院設置基準第 4 条）．博士課程は理学療法分野の研究者を養成する役割を担い，他分野でも活躍できる研究能力を身につける場としての役割も担っている．すなわち，博士課程に進学する人は，将来，理学療法分野の大学や研究所での研究職をめざす理学療法士である．また，他分野の大学や研究所での研究職や企業における研究職をめざす理学療法士も含まれる．さらに，高度な専門性を身につけ，学識のある臨床家をめざす理学療法士の教育の場としても重要である（**図 1**）．

2) 日本とアメリカの理学療法教育の相違

　日本での理学療法士の養成は，1963（昭和 38）年に設立された厚生省（現 厚生労働省）管轄の国立療養所東京病院附属リハビリテーション学院から開始された．1979（昭和 54）年には文部省（現 文部科学省）管轄の 3 年制短期大学である金沢大学医療技術短期大学部が設置され，1992（平成 4）年には 4 年制大学である広島大学医学部保健学科が設置され，理学療法士の養成が学部教育へ移行してきた（**表 1**）．

　一方，アメリカでは日本より半世紀早い 1914（大正 3）年にオレゴン州の Reed College で理学療法士の養成が始まっている．アメリカでは学士レベルの教育が実施されてきたが，1979（昭和 54）年に学士教育から修士教育に移行する方針のもと，2002（平成 14）年にすべての理学療法士養成校が大学院修士課程で教育が実施されるようになった．さらに，1990年代から博士課程での理学療法士教育も開始され，現在は専門大学院博士課程で DPT プログラムでの教育に移行している．アメリカでは学士，修士，博士の称号をもつ理学療法士が存在するが，博士以外の学位をもつ理学療法士に対して DPT 移行プログラムが提供されていることから，すべ

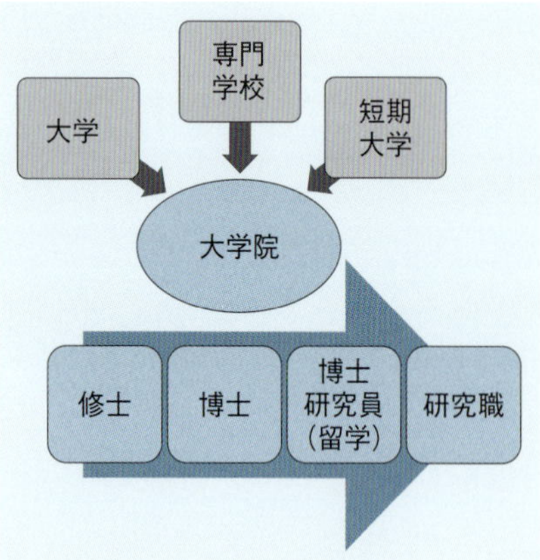

DPT
（doctor of physical therapy；
理学療法博士）

図 1　理学療法士から研究職へ
特例措置により，専門学校や短期大学を卒業して一定の条件を満たせば大学院の受験資格が認められる．

15　病期・職域別の理学療法（6）　研究における役割

ての理学療法士が博士（理学療法）の学位をもつようになることは遠い日のことではない．本講義ではアメリカの例をあげたが，各国で教育体制は異なり，すべての国が大学院教育を提供している現状ではない．一方，EBPT（根拠に基づく理学療法）を実践するためには，質の高い基礎研究や臨床研究の成果に支えられた理学療法学を構築する必要があり，そのために高等教育機関での教育が望まれる．

3) 理学療法研究の重要性

　昨今，医療は著しく進歩している．この発展の基盤になっているのは医学研究の発展である．医学研究は，古くから世界各国の大学や研究所に所属する多くの医学研究者が日々研鑽し，新しい発見やメカニズムを解明することで前進してきた．一方，理学療法は医療であり，広義には医学の一分野であるが，経験に基づいて体系化されてきた経緯がある．そのため，理学療法研究は，基盤となる基礎分野の研究や臨床基礎の研究，さらに応用的研究も含めて学問体系として十分な基盤が完成しているとはいえない状況であり，今後の研究の発展が期待される．

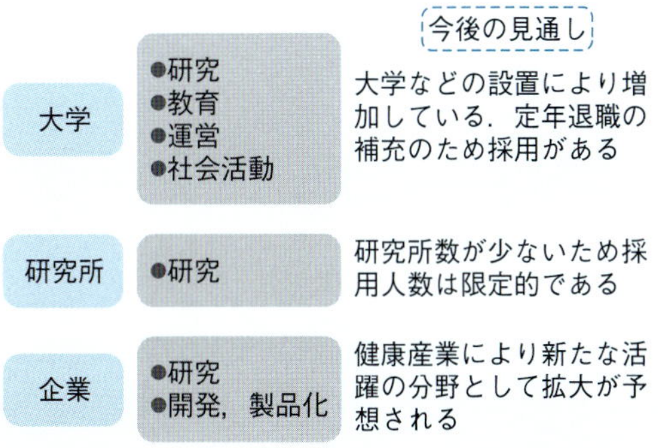

　理学療法の範囲は広く，小児から高齢者に至るすべてのライフステージにかかわり，医療，福祉，教育側面でのサポートや健康増進に関与している．そのため，理学療法の研究分野も広範囲であり，医学や生物学的な側面での研究をはじめとして，工学分野，福祉分野での研究も必要である．また，小児の領域も含まれることから，教育学，心理学の研究も推進しなければならない．理学療法は関連する分野の複合的領域であり，関連分野から多くのことを学ぶことも必要である．そのうえで，時代に即した独自の研究を確立することが求められている．

　理学療法における研究は，理学療法士が携わり，日々の問題や疑問を解決することこそ重要である．研究を実践することは，社会に広く貢献できることに加え，自らの成長に必要不可欠であるといえる．また，理学療法研究の実践は，理学療法を確立することの他に，EBPT や EBM（根拠に基づく医療）を実践するために重要である．

4) 研究職としての理学療法士の役割

　理学療法士が研究職として活躍できる場は，大学や研究所が中心である（図2）．近年，健康増進や健康産業の発展により企業からのニーズが高まり，企業の研究所（室）での活躍が期待されている．

　一般的に，理学療法士が研究職として採用されるのは大学である．大学では教員として採用され，研究活動の他に，教育，運営，社会活動などの職務にあたる．教育は理学療法士養成校としての指定規則に準じる科目を担当し，教育する他，大学院での専門教育や大学院生の研究指導，論文作成指導も含まれる．特に，博士課程の大学院生は，国際英文誌に論文が掲載されることが修了の要件になることから，英語による

表1　日本とアメリカの理学療法士教育の変遷

年	日本	アメリカ
1914		初の理学療法士の養成機関（学士教育）
1921		American Women's Physical Therapeutic Association 設立
1922		APTA（American Physical Therapy Association；アメリカ理学療法士協会）設立
1963	初の理学療法士の養成校開校	
1965		理学療法修士（MPT）課程で理学療法士教育
1966	日本理学療法士協会設立	
1975		理学療法博士（DPT）課程で理学療法士教育
1979	短期大学での養成	学士教育から修士教育に移行方針
1992	4年制大学設立（学士教育）	
1996	大学院修士課程設置	
1998	大学院博士課程設置	
2002		全理学療法士養成校が MPT 課程
2015		理学療法士養成校がほぼすべて DPT 課程（93％が DPT プログラム）

MPT：master of physical therapy，DPT：doctor of physical therapy.

図2　研究職の仕事

EBPT
（evidence-based physical therapy；根拠に基づく理学療法）

📖 **調べてみよう**
全国の理学療法士養成が，専門学校，大学，大学院のいずれで行われているか調べてみよう．

MEMO
理学療法士が研究を実践する意義
①得られた成果を理学療法の固有領域に応用することが可能であり，日常の臨床や教育に貢献できる．
②研究をとおして身につけた問題解決能力，論理性や表現能力の向上ができる．

EBM
（evidence-based medicine；根拠に基づく医療）

LECTURE 15

149

ここがポイント！
EBPTとは，クライアント（client；理学療法を受ける人）に対する治療を判断する際に，最新最良の知見を明確に示し，妥当性のある治療行為を示すものであり，日本理学療法士協会は「個々の患者に関する臨床問題や疑問点に対して，①臨床研究による実証報告としての科学的根拠，②理学療法士の臨床能力，③施設の設備や機器の状況，④患者の意向や価値観を統合した最適な臨床判断を行うことによって，質の高い理学療法を実践するための一連の行動様式」と位置づけている．一方，科学的効果判定の追究をはじめ，理学療法の科学性の確立が十分ではなく，EBPTを導入して実践するには課題も多く，理学療法の科学性の向上が望まれていると記載している[1]．

R & D
(research and development；研究開発)

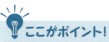

MEMO
第3の矢
安倍内閣による「日本再興戦略」改訂2014（成長戦略2014）の「3本の矢」である大胆な金融政策（第1の矢），機動的な財政政策（第2の矢），民間投資を喚起する成長戦略（第3の矢）の一つである．第3の矢は，アベノミクスの本丸であり，政策の中心となっている．健康長寿社会に対応すべく，健康産業の推進が謳われている．

ここがポイント！
理学療法士の実施する研究は，主に細胞や動物を使用した基礎研究，健常者を対象とする基礎研究や評価指標の開発を目的にした基礎研究，疾病や障害をもつ人を対象とする臨床研究，その他にも疫学研究など多岐にわたる．厳密に基礎研究と臨床研究を区分することは困難であるが，理学療法を科学的に実証するための根拠となるデータの蓄積に関与するものが基礎研究として扱われている．

論文を作成する能力を身につける必要がある．このため，指導にあたる教員も英語論文の作成能力が必須になる．また，研究成果を広く公開し，報告する場として，国内外の会議（学会）での研究発表も役割の一つである．日本語によるプレゼンテーションのみならず，英語によるプレゼンテーションも必要不可欠となってきている．

一方，研究所では，研究員として採用されるため，仕事の大部分は研究であるが，連携する大学の大学院生の指導などの職務もある．

企業における研究所の研究員は，企業のプロジェクトの遂行が主な仕事であり，研究から開発，製品化まで携わる．企業の研究員は，各企業の理念や方針，性質により職務の内容が異なる．研究施設をもち，R&Dに資金を投入する企業や研究を外部の研究機関に委託する企業など，さまざまな形態が存在する．R&Dを重要視する企業の研究者は，開発するプロジェクト遂行のために日々研究を行う．研究を外部委託する企業の研究者は，大学や研究所などの研究機関との共同研究の調整や研究機関に出向しての研究に勤める．このため，企業での研究者の職務内容は，企業の理念や方針に大きく左右されるといえる．

超高齢社会に至っている日本では，新たな成長戦略として，第3の矢の一つになる戦略市場創造プランのなかに健康寿命の延伸が位置づけられた．背景には，増大を続けている医療費の問題があり，医療費を抑制するための対策でもある．全医療費の3割は予防をすれば防ぐことができると考えられているため，健康促進と医療費の削減，さらに保険適用外の新市場創出を狙いとして健康産業が重要視された．この政策により，健康産業は近い将来に10兆円規模の市場になることが見込まれているため，多くの企業が健康産業に関心を示し，新たに進出する企業や規模を拡大する企業も増加している．この分野での研究者の需要もみられ，今後，増加することが期待されている．

2. 主な研究内容とその特徴・特色

1）研究内容と分類

研究は，理学療法の発展やEBPTを実践するためのエビデンスを構築していくために欠くことができないものである．医師の研究を参考にすると，一人の研究者が専門分野について細胞や動物を使用した基礎研究から患者を対象とする臨床研究まで広く研究を行っている．研究環境があるならば，医師同様に幅広く研究を行うと，臨床研究における現象の理解を深められることや，基礎研究で使用する評価系を利用した研究の応用などができるため，有用である．

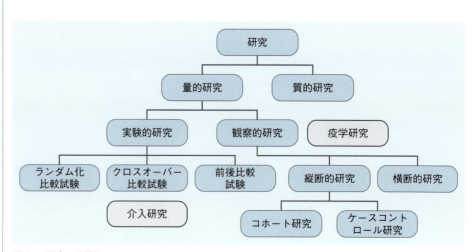

図3 研究の種類

研究では，科学性のある計測で客観的な数値から効果などを判定する量的研究が中心であるが，数値化が困難な場合も存在し，記述的データをもとにした質的研究もみられる（**図3**）．量的研究には実験的研究，観察的研究などの疫学研究が含まれる．実験的研究には，ランダム化比較試験，クロスオーバー比較試験，前後比較試験などがあり，理学療法介入の有無による効果判定をする（介入研究）．観察的研究には，比較対象がある研究や比較対象がない研究がある．比較対象がある研究は，特定の期間での変化を観察するもので縦断的研究であり，過去のデータを分析する後ろ向き研究やこれから生じる現象を分析する前向き研究がある．また，縦断的研究にはコホート研究やケースコントロール研究があり，コホート研究は特定の期間に追跡される対象者集団における研究である．比較対象がない研究は，特定の時点での状態を観察するもので横断的研究ともいわれる．人間集団を対象として，健康あるいは疾病にかかわる要因を特定し，因果関係を明らかにすることを疫学研究という．

このように，研究の分野や種類は多岐にわたる．理学療法士一人ひとりが専門分野の発展に寄与できる研究活動を実施していくことは，理学療法の発展に必要不可欠である．

2）研究の準備と実際

以下，研究を行う際の準備と研究方法について概説する．

(1) 研究計画

研究を行う際は，実施に至った背景や目的を明確にして，研究デザインを組み立て，研究計画を作成する（**表2**）．研究計画は，研究室やプロジェクト会議で検討して吟味することが重要である．これは外部の研究資金を獲得する際にも役立つ．例えば，科学研究費の申請書であれば，以下のようになる．

- **研究の目的**：①研究の学術的背景，②研究期間内に明らかにすること，③研究の学術的な特色・独創的な点および予想される結果と意義．
- **研究計画・方法**：研究目的を達成するための具体的な研究計画・方法について，期間ごとに計画する．

研究計画は，具体的かつ明確に記載し，当初の計画どおりに進まないときの対応なども記載することになっている．また，研究方法では，研究デザイン，対象，測定・評価方法，解析方法（統計手法）を決定しておく．このように，研究を行うにはあらかじめ十分な計画を立てて実行することが，研究を成功へと導く近道である．

(2) 細胞や動物を使用した基礎研究

細胞を使用した研究は，細胞を培養液中で培養して実施する研究である．ここでは，筋管細胞を使用した実験について概説する．骨格筋組織にある結合組織，神経系や血管系の影響を除外して，骨格筋細胞（骨格筋線維）のなかで生じている現象のみ

表2 研究計画の作成

1.	研究の学術的背景	現状を概説し，なぜ研究が必要かを示す
2.	研究目的	何を目的にして研究するのか，研究の必要性を示す
3.	研究期間内に明らかにすること	研究期間内にどの点を明らかにするのかを明確に示す
4.	学術的な特色，独創的な点	これまでの研究との相違を示す
5.	研究デザイン	どのタイプの研究デザインかを示す
6.	対象	対象の選択基準，除外基準を示す
7.	倫理的対応	倫理委員会の承認や注意すべき点を示す
8.	測定・評価方法	測定方法，評価方法を具体的に示す
9.	解析方法（統計手法）	得られた測定値の解析方法，特に統計解析法を示す
10.	予想される結果と意義	結果の予想と成果が，理学療法にどのように寄与できるかを示す

MEMO
基礎研究の評価系
基礎研究では，生理学，解剖学，生化学，分子生物学などの分析手法を使用することで，理学療法の効果を組織，細胞，遺伝子レベルで解明することができる．この評価系は，生物・医学分野の研究で多用されており，生命の理，疾病の原因や治療の開発に欠かすことのできない評価系である．

ランダム化（無作為化）比較試験（randomized controlled trial：RCT）

コホート研究（cohort study）
ケースコントロール（症例対照）研究（case-control study）

MEMO
疫学研究は「疾病のり患を始め健康に関する事象の頻度や分布を調査し，その要因を明らかにする科学研究である．疾病の成因を探り，疾病の予防法や治療法の有効性を検証し，又は環境や生活習慣と健康とのかかわりを明らかにするために，疫学研究は欠くことができず，医学の発展や国民の健康の保持増進に多大な役割を果たしている」[2]と説明されている．

ここがポイント！
研究デザインは，基礎研究と臨床研究では大きく異なる．動物を用いた基礎研究では，疾病や傷害をもつ動物に対して治療する群を設定でき，治療の有無による効果を検証することが可能である．一方，臨床研究では，治療しない群を設定することは倫理的に不可能であるため工夫が必要である（詳細は，「(2) 細胞や動物を使用した基礎研究」を参照）．

MEMO
科学研究費
科学研究費は1939（昭和14）年に創設された国が大学等の研究者に配布する研究費のことである．研究者が申請して，ピアレビューシステム（「研究者による審査」を意味する）により採択が決定される．審査は研究分野ごとに相対評価でなされ，研究分野ごとに審査者の評価が高かった上位約2～3割の研究が採択となる．

MEMO
骨格筋細胞は、筋芽細胞を培養し、増殖させ数を増やすことができる。また、培養液を分化培地にかえることで筋芽細胞から筋管細胞に分化する。一般的には筋管細胞を利用して実験が行われている。

調べてみよう
細胞内シグナル伝達と経路、特に筋肥大を促す細胞内の経路について調べてみよう。

MEMO
in vitro（インビトロ）は試験管内で実験するという意味で、臓器を取り出して実験することをいう。一方、*in vivo*（インビボ）は生体内に置いたままで実験することで、*in situ*（インサイチュー）とよぶこともある。

ADL
(activities of daily living；日常生活活動)

MEMO
研究は量的研究と質的研究に区分されるが、量的研究で一般的に用いられる研究デザインを以下に紹介する。
研究デザインで最もシンプルなのは、理学療法介入しない期間（A）と介入した期間（B）に区分して、A期間とB期間の効果の相違を比較するA-B型デザインである。ただし、このデザインでは、B期間での自然治癒による機能改善を否定することができないため、論理的に理学療法効果を実証できない。このため、A-B-A型デザインやA-B-A-B型デザインでの検証が必要である。A-B-A型デザインによる研究は、理学療法介入しない期間（A）と介入した期間（B）に加えて、介入しない期間（A）の反復測定の結果で理学療法の効果の検証が可能である。A-B-A-B型デザインによる研究では、A-B-A型デザインによる反復測定後に再び理学療法介入し、反復測定による結果から効果を判定するため、A-B-A型デザインに比較して普遍的で再現性の高い結果を得ることができる。

を観察することができる。理学療法で行われる運動や物理的な刺激が骨格筋細胞にどのような影響を与えているのかを研究するのに有用であり、メカニカルストレスや電気などの物理的刺激の効果、エネルギー代謝により分泌される代謝産物の影響、栄養や酸素が及ぼす影響など、単一の刺激や物質に絞った効果の検証が可能である。また、その効果が細胞内のさまざまな経路（細胞内シグナル伝達）のどの経路に影響を及ぼしているかを検証でき、理学療法による治療の作用機序を解明することや効果の高い刺激法は何かを探索することが可能である。一見、臨床とかけ離れているようにみえるが、細胞を使用する研究は理学療法理論の構築や新たな治療法開発の出発点である。

次に、動物を使用した研究（動物実験）であるが、動物実験は生命・医学関連分野で多く用いられている研究である。動物や人間は、さまざまな細胞や臓器で構成され、身体の末端まで神経や血管系が張り巡らされている。生体機能は、さまざまな細胞や臓器が協調し合って生命活動を営むため、相互の関係のなかでの機能を把握することが必要である。動物実験をする理由として、さまざまな疾病モデルがあり、病態の理解、メカニズムの解明、疾病の治療効果を観察するのに適している点や、標的とする臓器などを摘出して治療効果を細胞や蛋白質、分子レベルで測定できる点があげられる。臨床研究では、患者を治療する群と治療しない群に設定して治療効果を検証するような研究は実施できず、治療後に効果を判定するため臓器を取り出して評価することも不可能である。一方、動物実験ではこの研究デザインが可能となり、効果が明らかでないような新しい治療法や治療効果を得るための回数、量、タイミングなどの検証に使用できるメリットがある。

動物実験では、生体から組織を摘出して生体外で機能や病態などを観察する *in vitro* 研究や、生体内のままで特定組織の反応を観察する *in vivo* 研究がある。*in vitro* 研究では組織を生体外に取り出すが、生体内と同じような環境をつくり保生しながら機能を観察する。これらの研究を通じて、理学療法の科学的な検証が可能となる。

(3) 健常者を対象とする基礎研究
健常者を対象とする基礎研究は、生理的な機能を評価するために行われる。動物実験で得られた研究成果を確認するために健常者で検証する研究、運動や物理的刺激による生体反応を評価する研究、その他に、基本動作やADLのバイオメカニクス分析などが含まれる。健常者を対象としているため、介入する群や介入しない群を設定した研究デザインが可能であり、介入効果の有無を明確に検証することができる。また、健常者を対象とした疫学研究も含まれる。理学療法の効果を検証するために科学的な根拠を構築するには重要な分野であり、多くの理学療法研究者が研究に取り組んでいる。

一方、理学療法は疾病や障害をもつ人を対象としているため、各組織の機能が健常者の機能とは異なり、機能不全や低下状態になっているなど、組織の形態的な変化が観察されるため、健常者で得られた研究成果が、そのまま疾病や障害をもつ人に適用できないことを理解しておく必要がある。近年、健康や予防医学の分野が拡大して、理学療法にも健康増進や疾病・介護予防の分野が必要不可欠になってきている。健常者を対象とすることも増加しているため、健常者を対象にした研究成果も理学療法の発展に寄与するものである。この分野における理学療法の効果を明確に示していくことは、理学療法の職域を拡大するためにも重要であり、発展が期待される。

(4) 疾病や障害をもつ人を対象とする臨床研究
理学療法の効果を検証するために、最も重要な研究分野である。理学療法の効果を

示すには，疾病や障害をもつ人に理学療法を実施し，運動機能や生活能力が改善したという結果を示す必要がある．臨床研究で得られた結果は，有力なエビデンスとして価値があり，理学療法の発展に寄与するものである．一方，研究対象者が疾病や障害をもつ人であるため，理学療法介入する群や介入しない群を設定し，理学療法効果の有無を検証する研究デザインは倫理的に不可能である．そのため，研究デザインを工夫した研究計画を立てなければならない．

(5) 統計解析

統計解析（統計学的分析）は，研究で得られたデータを科学的に解釈するために必要な手法である．研究計画の段階で，どの種類の統計解析をするのかあらかじめ考えておく必要がある．研究デザイン，測定サンプルの数や測定値の種類（尺度）によって使用できる統計学的な手法が異なる．基礎研究から臨床研究まで，すべての研究で統計解析は必須である．

統計解析は，得られたデータから応用数学の手法を用いて数値上の性質や規則性・不規則性を見出すために使用する．客観的なデータを扱う学問では，統計解析による確率で群間に有意差があるかを判断したり，比例関係が成り立つかを判定する．理学療法士の治療に効果があるかを示すためには，統計解析による客観的な判断が重要である．

3. 理学療法の国際化と研究職の展望

1) 学術研究の国際化と研究留学

近年，グローバル化により，日本においても国際化が進んでいるが，科学の分野では古くから国際交流が行われてきた．文豪として知られる夏目漱石や森鷗外，細菌学者の野口英世や北里柴三郎は，江戸時代（幕末）から明治初期に生まれて，明治，大正に活躍した小説家，科学者である．特筆すべき点は，みな海外留学の経歴をもつことである．科学は古くから世界に開かれた学問であり，広く国際交流が行われてきた歴史がある．この魂は現在も引き継がれていて，研究者となれば，誰もが海外で活躍することを夢みて，実際，多くの研究者が研究留学している．

研究留学は，語学留学とは異なり，海外で実験技術や研究システムを学ぶことに加えて，当該専門分野の第一線で活躍する研究者と接し，研究に対する姿勢や考え方を多く学ぶことができる．さらに，一流の研究者との人脈をつくることができる実りの多い経験となる．大学院博士課程を修了し，博士の学位を取得後に，博士研究員（ポスドク）として海外の研究室に留学をすることが多い．すなわち，研究留学は，博士の学位を取得することから始まる．学位取得後に海外の研究室を探索し，受け入れを打診するが，どの研究室を選択するかが研究留学を成功させるポイントである．

(1) 留学先の選択

留学先の研究室の決定には，①研究室の先輩がいた留学先に後任としていく，②上司や同僚に紹介してもらう，③自分で探すなどの方法がある．

先輩の後任として行く場合は，留学先の研究室の状況もわかり，渡航時の心配も少ない最も無難な方法である．前任者のアパートを家具付きで引き継げることもあり，生活のセットアップを楽に終えることができる．

上司や同僚の紹介では，自分の研究指導者や研究室の先輩が懇意にしている海外の研究者が日本人の研究者を希望している場合などがある．

自分で留学先を探すという選択は，第一線の研究室に留学して一流雑誌に論文を載せたいなどの希望があるときに行う．この場合，受け入れ先は，希望している人物がどのような人物かわからないので，良い返事が得られない場合も多い．希望する研究

📖 **調べてみよう**
夏目漱石や森鷗外，野口英世，北里柴三郎がどのような人物であったか調べてみよう．

博士研究員
（postdoctoral fellow；ポスドク）

表3　アメリカにおける主なビザ（VISA）の種類
- 学生ビザ（F, M）
- 短期就労ビザ（H）
- スポーツ選手，芸術家ビザ（O, P）
- クルー（乗務員）ビザ（D）
- 研究者のための交流訪問者ビザ（J）
- 企業内転勤者ビザ（L）
- 報道関係者ビザ（I）
- 外国籍の人のための通過ビザ（C）
- 外国籍の人のための観光，商用ビザ（B）
- 貿易駐在員，投資駐在員ビザ（E）
- 外交・公用ビザ（A），国際機関関係者ビザ（G）
- 宗教活動家ビザ（R）

かっこ内のアルファベットはビザの種類を表す.

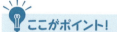
調べてみよう
アメリカ以外の国の滞在日数を調べてみよう.

ここがポイント！
Jビザを得るには，①アメリカ国務省の教育文化局（bureau of educational and cultural affairs：ECA）によって指定された交流訪問者プログラムに参加することを証明する書類であるFormDS-2019を得ていること（留学先の大学に申請する），②費用を支払う準備ができていること（アメリカの所属団体や日本の所属団体が費用をもつ場合はその給与証明，自費の場合は銀行の預金残高の証明書が必要である），③交流訪問者プログラムに参加するのに必要な英語力があることが条件づけられている.

MEMO
大学院に入学するには，大学を卒業して得られる学士であることが受験資格となる．近年では，特例措置により専門学校や短期大学を卒業して一定の条件を満たせば大学院の受験資格が認められる．すなわち，理学療法士の免許を取得していれば，大学院への進学が可能である．

室から受け入れられ，その分野の第一人者になって帰国する人もいるが，第一線の研究室は研究室のなかでの競争が激しいことが多く，思うような研究成果があげられず，競争に疲れて途中で帰国する人もいるなど，リスクの大きい選択である．前述のとおり，研究者の多くは研究留学をした経験をもっているので，よく相談して決定することが望ましい．

（2）invitation letter の取得

留学先を決定するには，受け入れを承諾してもらえる意のレター（invitation letter）を得る必要がある．このレターはビザ（査証）を申請するときに必要となる他，滞在費を助成する団体への応募などにも必要となる．

長期間，海外で生活するには国内外でさまざまな手続きが必要となり，その手続きを開始しなければならない．どの手続きも時間を要することから，準備には6か月から1年を必要とする．

（3）ビザの申請

手続きの開始は，パスポートの取得である．パスポートは国外に出るときの身分証明書であり，海外旅行をするときにも必要である．留学先の国にもよるが，アメリカの場合は90日間を超えて滞在する場合はビザを申請しなければならない．ビザの種類は多く，どの種類のビザを取得するかは滞在の内容によって決定される（**表3**）．アメリカへの研究留学者はJビザ（研究者のための交流訪問者ビザ）を取得することが多い．学生ビザと異なり，アメリカで仕事ができるなどの利点も多い．

ビザを申請して，取得できれば渡航が可能となる．出発する際には国内での出国の手続き，滞在国に着けば，生活のセットアップなど，わからないことも多く，多忙な日々を過ごすことになるが，研究者として夢と希望に満ち溢れている最高の時期であることは疑いの余地もない．

2）今後の研究職の展望

理学療法士の資格があれば，大学院に入学し学位（修士や博士）を取得することができる．研究を進めることはイバラの道を進むことではあるが，理学療法に寄与する成果を得ることができ，それは大きな喜びとなるだろう．理学療法士の養成機関も大学での教育体制が整い，設置される大学も増加していることから，理学療法の研究職になれる人数も増えつつある．また，健康産業の拡大から企業において研究職の理学療法士のニーズも高まりつつあることから，企業でも活躍の場が広がることが期待される．

■引用文献
1) 日本理学療法士協会：EBM から EBPT へ.
   http://jspt.japanpt.or.jp/ebpt/ebpt_basic/ebpt02.html
2) 文部科学省，厚生労働省：疫学研究に関する倫理指針．2002.
   http://www.lifescience.mext.go.jp/files/pdf/37_139.pdf

■参考文献
1) APTA（American Physical Therapy Association：アメリカ理学療法士協会）ホームページ.
   http://www.apta.org/History/
2) 川口浩太郎：カナダ，アメリカ合衆国における大学院での理学療法学教育について．広島大学保健学ジャーナル 2005；4(2)：94-9.
3) 日本理学療法士協会ホームページ.
   http://www.japanpt.or.jp/

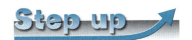

メーカー（アシックス）に就職して活躍する理学療法士

1. 仕事の内容

1）仕事の概要

筆者は，各種スポーツ用品等の製造および販売を行っている株式会社アシックスでウォーキングシューズの開発業務を担当しています．一般的には陸上競技や球技などの競技向けシューズやウェアで知られている企業ですが，筆者が携わっているのは，スポーツ用品の研究開発の知見を活かして歩きやすさを追求した「アシックスウォーキング」という日常生活で着用する革靴（ビジネスシューズ，カジュアルシューズ）の開発です．

2）開発業務

自社では，図1[1]のようにさまざまな部署が連携して一つの商品を世の中へ送り出しており，筆者はこのなかの開発，デザインを担当しています．マーケティング担当者が立案した商品コンセプトを，実際にものとして具現化することが開発の主な業務です．

具体的には，以下の流れで商品はつくられます．

①コンセプトの理解：求められている商品にはどのような価値が必要か，その価値にはどのような機能・構造・デザイン・材料・製法が必要か，コンセプトを咀嚼して理解する．

②デザイン，設計：①に従って，履き心地に配慮しながらシューズの形状や構造を，実際に絵やモデルに起こして検討する．

③機能検証：必要に応じて，自社内の研究所（スポーツ工学研究所）と協力して①の機能を検証する試験を行う．

④サンプル依頼：②に従って素材と構造を選定し，工場へサンプル作製を依頼するための指示書を作成する．

⑤サンプルチェック：④のサンプルをもとに，機能は発揮されているか，履き心地はよいか，魅力的な見栄えか，生産可能な仕様か，コストは適切かなど，企画・生産担当者を交えてさまざまな側面からサンプルをチェックし対策を検討する．

⑥伝達：①〜⑤を何度も繰り返し，完成した商品のこだわりや魅力を，実際にお客さまにかかわる営業や販売担当者に伝達する．

その時々で順番が前後することもありますが，上記のとおり多くの取引先や関係部署と連携しながら，開発担当者として一つの商品を作り出しています（図2）．

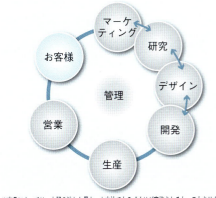

※商品によっては，上記の流れと異なった方法でものづくりが実施されるケースもあります．

図1 バリューチェーン
（アシックスホームページ[1]）

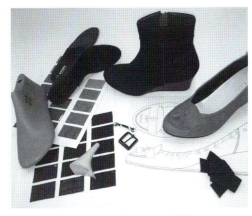

図2 開発に携わった商品とその過程

2. 今の職業をめざした理由

1）理学療法学を選択した理由

中学・高校時代の部活動でのけがでリハビリテーションに通院していたときに，理学療法士にお世話になったことがきっかけで医療の世界に興味をもち始めました．その後，スポーツ分野にも興味があったこと，ライフステージごとに働き方が変化しても資格を活かして働ける職業に就きたいと考えたこと，人をサポートすることが向いていることなどが理由で理学療法を学べる大学を受験しました．

2）一般企業への就職をめざした理由

ちょうど他学部の同級生たちが一般企業への就職活動を始める頃に新しく大学に着任した先生が，「理学療法士

の知識を活かして一般企業で働くという選択肢もある」と教えてくれたことがきっかけで，一般企業就職へ向けて具体的に行動し始めました．それまでは卒業後の理学療法士としてのキャリアプランを明確に描けていませんでしたが，一般企業という選択肢が自分のなかにできたことで考えの幅が広がり，「理学療法士の知識を活かして，多くの人のQOLを高めるお手伝いができる」職業に就きたいと考えるようになりました．

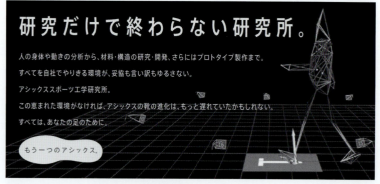

図3　アシックススポーツ工学研究所
（アシックスホームページ[2]）

3) メーカーへ入社した理由

出身校のカリキュラム上，就職活動は受験する業種を絞り臨床実習の合間をぬって行いました．筆者の場合は，「もの」として成果が見やすく，商品をとおしてより多くの人のQOL向上にかかわることができるメーカーに絞り，そのなかでも社内に研究所をもってきちんとエビデンスのある商品開発を行っている自社では，理学療法士としての知識を活かしやすいと考えたことが大きな理由です（図3）[2]．

3. 学生へのメッセージ

理学療法士という明確な役割をもって医療機関に採用された場合と異なり，一般企業ではすぐに希望していた業務が行えるとは限りません．理学療法士という資格はあくまで「理学療法を学んできた」というアイデンティティとしてとらえられます．

理学療法士の知識や経験が業務に直結することが決して多いとはいえませんが，人間の身体構造や運動力学に関する知識があることは，歩きやすさを大きな価値とする商品を開発するうえで考え方の基礎になっています．街中で自分が開発した商品を着用している人を見かけたり，「履き心地がよく外出が苦ではなくなった」というお声をいただいたりすると，非常に多くのお客さまの生活にかかわっていると実感でき，とてもやりがいを感じます．社内には他にも理学療法士の知識を活かして商品開発や研究，介護関連施設の運営に携わっている人もいます．すぐに希望の業務に就けなくても長い目でキャリアプランを立てることができ，他分野のことも積極的に学ぶ意欲があれば，一般企業で理学療法士として活躍できる可能性は十分にあると思います．

また，大前提として一般企業で理学療法士の価値を認めてもらえるのは，臨床や研究など他の分野の理学療法士の活躍があってこそです．特に新卒で一般企業へ就職する場合，臨床実習や卒業研究の合間をぬって就職活動を行うため，理学療法士や先生，友人，家族など周囲の人の理解や協力のうえに一般企業への就職が成り立っていると，よりいっそう心にとどめておく必要があります．

筆者は理学療法士の国家資格を取得してからは一度も臨床に出ることなく就職したため，実際に臨床を学んだのは学生の間だけでした．将来に直結しづらいと今学べることを決しておざなりにせず，臨床実習のような貴重な経験ができる環境や協力してくれる先生や患者さんに感謝の気持ちを忘れずに，学生のうちしかできないことにたくさんチャレンジしてみてください．

（河上晴香・株式会社 アシックス）

■引用文献
1) アシックスホームページ．http://www.corp.asics.com/jp/career/recruit/job
2) アシックスホームページ．http://www.asics.com/jp/ja-jp/walking

TEST 試験・課題

到達目標

- 各 Lecture で学んだキーワードが説明できる.
- 理学療法の基礎となる知識などについての学習方法を自分なりに構築する.
- 理学療法の主な分野を理解し，広い視野をもって今後の学習に臨む.

この試験・課題の目標とするもの

　これまでの講義を振り返り，理学療法の全体像をイメージしたり，学習しながら感じたことや考えたことなどを整理する機会にしてください.「理学療法概論」は，他の科目（例えば，解剖学や生理学など）のように記憶することがらが多い科目ではありませんが，学習の初期に学ぶので，初めて聞く単語やことがらが多く出てきたと思います.初めて出会ったそれらのキーワードを自分なりに調べ，これからの学習で的確に使用できるようになりましょう.

　この章は問題と解答，課題から成ります.

　問題では学んだ内容のなかでポイントになることがらについて問い，解答と簡単な解説を付記しました.問題は，Ⅰ：○×式問題，Ⅱ：かっこ内に適切な用語を書き込む穴埋め式問題の2つの形式から成ります.これまで学んだ内容をどこまで理解しているかの「力試し」として挑戦してみてください.試験問題で問われていることはどれも，教える側が「ここはポイント.ぜひとも理解してほしい」と認識している内容です.しかし，試験内容はあくまでも膨大な講義内容からの抜粋であり，キーワードを示してはいても，「理学療法概論」について網羅しているわけではありません.試験後，解答と照らし合わせ，該当する本文を読み返し，関連内容を復習することで，系統的な理解を深めてください.

　また，本書では，「試験」以外に「課題」を設けました.本書を復習し，各自が作成したポートフォリオなどを参考にしながら取り組んでください.課題には解答はありませんので，各自の理学療法に対する考えを自由にまとめてみましょう.

試験と課題を終えて確認すること

- □ 理学療法について，わかりやすく説明できる.
- □ 理学療法の主な分野を知り，興味をもてた.
- □ 理学療法士としてさまざまな分野で活躍する人を知り，視野が広がった.
- □ 理学療法士に求められる人間像を考え，今後の学生生活で構築していく意欲がもてた.
- □ 今後の学習に，自律的に前向きに取り組むことができる.

---

comment

今まで学習したことを振り返り，理学療法の可能性を感じることにより今後の学習へのモチベーションを高め，学習の仕方や科目間の関連性などを考えながら自律的に学習に取り組んでいきましょう.

試験・課題

問題Ⅰ　○×式問題

以下の文章が正しければ○，誤っていれば×をつけなさい.

1. （　　）理学療法は，英語で physical therapy，physiotherapy という.
2. （　　）麻痺などで低下した機能を補助するための器具を自助具という.
3. （　　）理学療法でいう物理的手段とは，重力や熱，電気刺激などを指す.
4. （　　）今までの人生が続けられなくなったときに，別の人生を模索し見つけることを人生の再構築という.
5. （　　）国際障害分類（ICIDH）では，D（disability）は機能障害と訳されている.
6. （　　）回復の可能性のない障害が生じたときに，その状態で今後の人生をより良く生きていくための前向きな考えになったときのことを障害の受容という.
7. （　　）医療機関で理学療法を行ったときに患者が支払うお金を診療報酬という.
8. （　　）平均寿命とは，現在生存している人の年齢の平均である.
9. （　　）「理学療法士及び作業療法士法」は 1965 年に公布された.
10. （　　）WHO の定義では，65 歳以上の人を高齢者としている.
11. （　　）高齢化社会とは，高齢化率が 14％になった社会をいう.
12. （　　）ADL（activities of daily living）は，日常生活活動をいう.
13. （　　）理学療法での運動療法とは，筋力増強のことを指す.
14. （　　）関節可動域の改善は，理学療法において重要な治療である.
15. （　　）姿勢に対する理学療法も，重要な治療である.
16. （　　）運動学は，人体の動きを科学する学問であり，解剖学や生理学の知識は必要ない.
17. （　　）運動器の機能低下などにより自立度が低下した状態をロコモティブシンドロームという.
18. （　　）人体の骨の機能の一つに，造血がある.
19. （　　）橈骨神経が麻痺すると，鷲手になる.
20. （　　）内部障害とは，呼吸や心臓，腎臓などの障害を指す.
21. （　　）がんは，細胞内にある遺伝子の異常により生じる病気である.
22. （　　）フレイルは，若年者にみられる筋力低下や疲労感，身体活動の低下した状態である.
23. （　　）集中治療室（ICU）は，重篤な患者を集中的に治療する部門である.
24. （　　）軽度から中等度の意識混濁や失見当識，興奮，幻覚などが生じる意識障害の一型をせん妄という.
25. （　　）リハビリテーションカンファレンスは，関係する他職種による会議のことであり，入院時のみに行われる.
26. （　　）1982 年に制定された老人保健法では，機能訓練事業や訪問事業などが行われた.
27. （　　）介護保険は，介護を社会保険で運用するために制定され，60 歳以上の全国民が加入する.
28. （　　）介護保険における要介護度は，要支援 1・2 と要介護 1〜5 に区分される.
29. （　　）生活期リハビリテーションは，維持期の状態の人に対し，身体機能の維持や生活の質の向上などを目的に行われるリハビリテーションをいう.
30. （　　）日本において理学療法教育が 4 年制大学として開始されたのは 1992 年である.

TEST 試験・課題

問題 II　穴埋め式問題

かっこに入る適切な用語は何か答えなさい.

1. 障害を有しても残っている健全な機能を（　　　　　　）という.
2. さらなる症状の重度化や再発の予防, 合併症の予防などに取り組むのは（　　　　　　）次予防である.
3. 障害を有しても健常な人と同じような生活ができる社会をめざすという考え方を（　　　　　　）という.
4. 障害を有しても生活し慣れた地域でより良い生活ができるように働きかける活動を（　　　　　）という.
5. WHO の日本語名は（　　　　　　）である.
6. 国際生活機能分類を, 英語の頭文字をとって（　　　　　）という.
7. EBM は, 日本語で（　　　　　　）という.
8. 日本の社会保険制度には,（　　　　　　）つの保険制度がある.
9. 介護保険制度で, ケアプランを作成したり, 多職種の連絡調整などの中心的な役割を果たす職種を（　　　　　）という.
10. 超高齢社会とは, 高齢人口が全体に占める割合が（　　　　　）％以上の社会である.
11. 人生の内容や生活の質を, 英語の頭文字をとって（　　　　　）という.
12. 筋肉の収縮には, 等張性収縮,（　　　　　）性収縮, 等速性収縮がある.
13. 理学療法評価の結果をまとめる過程を（　　　　　）という.
14. 日常生活活動の評価法の一つで, 機能的自立度評価法を, 英語の頭文字をとって（　　　　　）という.
15. 中枢神経系は（　　　　　）から成る.
16. 高齢者の骨折で多いのは,（　　　　　）, 脊椎圧迫骨折, 橈骨遠位端骨折である.
17. 膝の（　　　　　）靱帯の損傷では, 脛骨の前方引き出し現象が生じ不安定になる.
18. 慢性閉塞性肺疾患は, 呼吸機能検査の1秒率が（　　　　　）％未満で診断される.
19. 呼吸理学療法において, リラクセーション, ポジショニング, 呼吸法, 呼吸練習, 胸郭可動域トレーニング, 排痰法などのことを（　　　　　）という.
20. 心臓の筋肉（心筋）に血液を送る動脈を（　　　　　）動脈という.
21. 糖尿病は, インスリン分泌障害の1型糖尿病と, インスリン分泌障害とインスリン（　　　　　）の2型糖尿病がある.
22. ある医療行為によって危険を発生させる可能性を（　　　　　）という.
23. 入院期間中などで発生する身体機能の低下した症状を総称して（　　　　　）という.
24. 疾患が安定した状態で治癒に向かっており, 理学療法を積極的に行える時期を（　　　　　）期という.
25. 介護を必要とする高齢者の自立を支援し, 自宅への復帰をめざす施設を（　　　　　）という.
26. 認知症の検査には, 改訂長谷川式簡易知能評価スケールや（　　　　　）が用いられる.
27. 医療に関する種々の相談に対応する職種を, 医療（　　　　　）という.
28. 団塊の世代が後期高齢者（75歳以上）になる2025年を目途に, 生活支援サービスを一体化して提供するシステムを（　　　　　）という.
29. 高齢者の増加, 社会保障費の高騰などの社会状況において,（　　　　　）の視点をもった理学療法が求められている.
30. 研究には, 数値などから判定する量的研究と, 記述的データをもとにする（　　　　　）研究がある.

159

課題

課題 1

次の課題について各 A4 用紙，1 枚程度にまとめなさい．

1. これからの学習計画について具体的にまとめなさい．
2. シラバスを確認し，これから学ぶ科目間の関連性をまとめなさい．
3. 理学療法の主な分野を整理し，まとめなさい．
4. 理学療法（士）の魅力や可能性について自分の考えをまとめなさい．

課題 2

Lecture 1～15 の Step up を読み，そのうち 2 つを選択し，感想・意見を A4 用紙，2 枚程度にまとめなさい．

TEST 試験・課題

解答

I ○×式問題 　　配点：1問1点　計30点

1.○，2.×（自助具ではなく装具），3.○，4.○，5.×（機能障害ではなく能力障害），6.○，7.×（診療報酬ではなく自己負担金．診療報酬は保険者から医療機関に支払われるお金），8.×（現在生存している人の年齢の平均ではなく0歳児の平均余命），9.○，10.○，11.×（14%ではなく7～14%），12.○，13.×（筋力増強ではなく身体を能動的または他動的に動かすことによる治療法），14.○，15.○，16.×（必要ないではなく必要である），17.○，18.○，19.×（鷲手ではなく下垂手），20.○，21.○，22.×（若年者ではなく高齢者），23.○，24.○，25.×（入院時のみではなく必要に応じて入院中や退院時など），26.○，27.×（60歳以上ではなく40歳以上），28.○，29.○，30.○

II 穴埋め式問題 　　配点：1問1点　計30点

1.	潜在能力	Lecture 1 参照
2.	三	Lecture 1，9 参照
3.	ノーマライゼーション	Lecture 1，5 参照
4.	地域リハビリテーション	Lecture 1 参照
5.	世界保健機関	Lecture 2 参照
6.	ICF	Lecture 2 参照
7.	（科学的）根拠に基づく医療	Lecture 2 参照
8.	5	Lecture 2 参照
9.	介護支援専門員，ケアマネジャー	Lecture 2 参照
10.	21	Lecture 3 参照
11.	QOL	Lecture 4 参照
12.	等尺	Lecture 4 参照
13.	統合と解釈	Lecture 4 参照
14.	FIM	Lecture 5 参照
15.	脳，脊髄	Lecture 6 参照
16.	大腿骨頸部骨折	Lecture 7 参照
17.	前十字	Lecture 7 参照
18.	70	Lecture 8 参照
19.	コンディショニング	Lecture 8 参照
20.	冠（状）	Lecture 8 参照
21.	抵抗性の亢進（増大）	Lecture 8 参照
22.	リスク	Lecture 10 参照
23.	廃用症候群	Lecture 10 参照
24.	回復	Lecture 11 参照
25.	介護老人保健施設	Lecture 12 参照
26.	MMSE（Mini-Mental State Examination）	Lecture 12 参照
27.	ソーシャルワーカー	Lecture 13 参照
28.	地域包括ケアシステム	Lecture 14 参照
29.	予防	Lecture 14 参照
30.	質的	Lecture 15 参照

課題 　　配点：1問8点　計40点

索引

数字・欧文索引

数字

1 型糖尿病	81
2 型糖尿病	81

A

ABCDE バンドル	79, 99
ADL トレーニング	108
ARDS	78

C

CCU	97, 103
CKD	82
COPD	76, 98

D

DNAR	133
DPT	148

E

EBPT	17, 149

F

FES	58
FIT program	113
FITT	79

I

ICD	13
ICF	13, 37
ICIDH	13
ICU	83, 97
ICU-AD	99
ICU-AW	99
ICU 関連筋力低下	99
invitation letter の取得	154
IPW	4

J

JICA	33
JPTA	9

N

NCU	97
NICU	97

P

physical therapy	2
PICS	99
PRICE	72

R

RICE	72
ROM	3

S

SCU	97
SICU	97
SPDCA サイクル	133

T

TMS	58

和文索引

あ

悪液質	86
悪性関節リウマチ	68

い

医学的リハビリテーション	4
維持期	41
移植	99
痛み	37
一次予防	3, 90
医療保険制度	16, 138
医療保険における訪問理学療法	131
医療保険の種類	16

う

運動学習	106
運動器系	40, 65
運動機能	38
運動療法	36

お

温熱療法	37

か

介護支援専門員	17, 118
介護保険加入者	117
介護保険施設	117
介護保険施設の比較	118
介護保険制度	17, 90, 116
介護保険法	17
介護保険法における訪問理学療法	131
介護予防	40, 90, 141
介護療養型医療施設	117
介護老人福祉施設	117
介護老人保健施設	117, 125
外傷	98
回復期	41, 106
回復期リハビリテーション病棟	41, 106, 113
家屋評価	111
科学研究費	151
化学療法	87
喀痰吸引	133
下垂手	69
価値観の転換	5
科目と単位	52
科目の関連性	52
過用症候群	3
がん	40, 86
観血的治療	66
冠疾患集中治療室	97
間質性肺炎	77
関節可動域	3
関節可動域運動	108
関節と骨の機能	37
関節リウマチ	67

き

がんのリハビリテーション	40, 87
寒冷療法	37
気管支喘息症	77
起業	53
起居動作練習	107
基礎研究	64, 151
基礎分野	46
機能回復	56
機能訓練事業	139
機能障害	12
機能的再組織化	57
機能的電気刺激	58
急性期	41, 96
急性呼吸促迫症候群	78
急性呼吸不全	77
急性心不全	98
教育的リハビリテーション	4
狭心症	79
行政における理学療法	138
業務独占	29
虚血性心疾患	79
筋萎縮性側索硬化症	60, 61
筋の機能	37
筋力増強トレーニング	108

く

くも膜下出血	58
クリーンルーム	89

け

ケアマネジャー	17, 118
頸椎症	70
経頭蓋磁気刺激法	58
外科系集中治療室	97
外科周術期	98
研究員	150
研究計画	151
研究職	148
研究デザイン	151
研究内容と分類	150
研究の種類	150
研究留学	153
健康寿命	25

こ

高次脳機能障害	98
後十字靱帯損傷	71
後縦靱帯骨化症	70
厚生労働省	21
光線療法	37
誤嚥性肺炎	77
ゴールドプラン	26
呼吸器外科	98
呼吸機能検査	76
呼吸不全	77
呼吸理学療法	78
呼吸リハビリテーション	78
国際協力機構	33
国際疾病分類	13

国際障害分類	13
国際生活機能分類	13, 37
骨壊死	68
国家資格	28
骨切り術	72
骨折	66
骨折の種類	66
骨端症	71
個別リハビリテーション	121
誤用症候群	3

さ

災害医療	134
最高酸素摂取量	38
再生医療	63
在宅	41, 128
在宅医療	128
在宅復帰	122
サルコペニア	47, 91
三次予防	3, 90

し

自己決定	5
四肢麻痺	61
姿勢の変換と保持	38
自治体	93, 139
弛張熱	68
疾病構造の変化	26
社会的不利	12
社会的リハビリテーション	4
社会福祉制度	16
社会福祉六法	16
社会保険制度	16
若年性関節リウマチ	67
若年性特発性関節炎	67
尺骨神経麻痺	69
周術期	98
集団リハビリテーション	122
集中治療後症候群	99
集中治療室	83, 97
使用依存性の回復	56
障害	12
障害の受容	14
障害のとらえ方	12, 37
障害分類	37
消化器がん	88
消化器外科	98
職業的リハビリテーション	4
シラバス	7, 52
自立した生活	5
心筋梗塞	80
心筋症	80
神経再生医療	63
神経難病	59
心血管系と呼吸器系の付加的機能と感覚	38
人工関節置換術	72
人工呼吸器	96
人工呼吸器関連肺炎	77
人工心肺装置	96
人口推移	26
新ゴールドプラン	26
新生児集中治療室	97
人生の再構築	5
心臓外科	98
心臓血管疾患集中治療室	103
心臓弁膜症	80

心臓リハビリテーション	81, 103
身体障害者福祉法	12
身体障害の分類	12
靱帯損傷	71
心不全	80
診療報酬	138

す

水治療法	37
スポーツ外傷	71
スポーツ障害	71

せ

生活期	41
生活期リハビリテーション	41, 116
精神的アプローチ	122
正中神経麻痺	69
青年海外協力隊	33
世界理学療法連盟	9
脊髄小脳変性症	59
脊髄損傷	61
脊椎圧迫骨折	67
脊椎疾患	70
セドンの分類	69
セルフケア	38
前十字靱帯損傷	71
せん妄	99
専門理学療法士制度	41

そ

早期リハビリテーション	41, 83
早期リハビリテーション加算	96
造血器悪性腫瘍	89

た

体幹機能	101
大腿骨頸部骨折	67
大動脈解離	80
大動脈瘤	80
立ち上がり動作練習	108
多発性硬化症	60
短期集中リハビリテーション	120

ち

地域ケア会議	91, 129, 140
地域包括ケアシステム	18, 91, 123, 128, 141
地域リハビリテーション	7
地域リハビリテーション活動支援事業	94, 141
チームアプローチ	4
中枢神経系	40, 55
中枢神経系疾患	56

つ

対麻痺	61

て

ディコンディショニング	101
デイサービス	125
低酸素脳症	59
テニス肘	71
電気刺激療法	37

と

統計解析	153
統合と解釈	14

橈骨遠位端骨折	67
橈骨神経麻痺	69
動的座位バランス練習	107
糖尿病	81
頭部外傷	59
特別養護老人ホーム	125

な

内側側副靱帯損傷	72
内部障害系	40, 75
内部障害系疾患	76

に

肉離れ	71
二次予防	3, 90
二分脊椎	62
日本パラリンピック委員会	43
日本理学療法士協会	9, 30
認知症短期集中リハビリテーション	121
認定理学療法士制度	42

ね

熱傷	98
捻挫	71

の

脳血管疾患	57
脳血管障害	98
脳梗塞	57
脳出血	57
脳腫瘍	59
脳神経外科集中治療室	97
脳性麻痺	62
脳卒中ケアユニット	97
脳動静脈奇形	58
脳の構造と機能	56
能力障害	12
ノーマライゼーション	5, 47

は

パーキンソン病	59
肺炎	27, 77
肺結核後遺症	77
バイタルサイン	3, 109
廃用症候群	3, 109
発育性股関節形成不全	69
パラリンピック	43
バランストレーニング	108
バリアフリー	5

ひ

腓骨神経麻痺	69
ビザの申請	154
ヒポクラテス	24
疲労骨折	71

ふ

フィジオサービス	44
物理医学	24
物理療法	36
フレイル	47, 91, 120
プロ野球トレーナー協会	73

へ

平均寿命	25
ヘルシンキ宣言	32

変形性関節症	68		理学療法士の役割	5
変形性頸椎症	70		理学療法士の倫理	30
変形性脊椎症	70		理学療法の概要	2
			理学療法の主対象	40
ほ			理学療法の定義	2
膀胱直腸障害	61		理学療法の流れ	39
放射線療法	87		理学療法の歴史	24
訪問看護ステーション	129		力学的刺激療法	37
訪問理学療法	128		履修ガイド	7, 52
訪問リハビリテーション	135		リスク	96
歩行と移動	38		リスク層別化	81
歩行トレーニング	108		リハビリテーション	3
保存（的）療法	66		リハビリテーションカンファレンス	111
歩容	38		リハビリテーションの定義	3
			リハビリテーションマネジメント	120, 132
ま			留学先の選択	153
マッサージ	30		臨床研究	152
末梢神経損傷	69		臨床思考過程	39
末梢動脈疾患	80		倫理規程	31
慢性呼吸不全	76, 98			
慢性腎臓病	82		**ろ**	
慢性閉塞性肺疾患	76, 98		老人保健法	26, 139
			ロコモティブシンドローム	40, 66
む			ロボットリハビリテーション	58
無気肺	78			
			わ	
め			腕神経叢麻痺	69
名称独占	29			

も	
申し送り	111
物の運搬・移動・操作	38
や	
野球肩	71
野球肘	71
ゆ	
有害事象	88
よ	
要介護者	132
要介護状態	132
要介護度と状態像の目安	117
要支援状態	132
腰椎椎間板ヘルニア	70
腰痛症	70
り	
リウマチ体操	68
リウマトイド血管炎	68
理学療法	2
理学療法研究	149
理学療法士及び作業療法士法	25, 28
理学療法士に求められる人間性	5
理学療法士の職業倫理ガイドライン	32

中山書店の出版物に関する情報は，小社サポートページを御覧ください．
https://www.nakayamashoten.jp/support.html

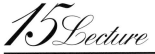

15レクチャーシリーズ

理学療法テキスト
理学療法概論

2017 年 10 月 5 日　　初版第 1 刷発行 ©〔検印省略〕
2020 年 12 月 10 日　　　第 2 刷発行

総編集 …………… 石川　朗

責任編集 ………… 浅香　満

発行者 …………… 平田　直

発行所 …………… 株式会社　中山書店
　　　　　　　　　〒112-0006　東京都文京区小日向 4-2-6
　　　　　　　　　TEL 03-3813-1100（代表）　振替 00130-5-196565
　　　　　　　　　https://www.nakayamashoten.jp/

装丁 ……………… 藤岡雅史

DTP ……………… 株式会社　公栄社

印刷・製本 ……… 株式会社　公栄社

ISBN978-4-521-73233-6
Published by Nakayama Shoten Co., Ltd.　　　　　　Printed in Japan
落丁・乱丁の場合はお取り替えいたします

・本書の複製権・上映権・譲渡権・公衆送信権（送信可能化権を含む）は株式
　会社中山書店が保有します．

・ JCOPY ＜出版者著作権管理機構　委託出版物＞
本書の無断複製は著作権法上での例外を除き禁じられています．複製される
場合は，そのつど事前に，出版者著作権管理機構（電話 03-5244-5088，FAX
03-5244-5089，e-mail : info@jcopy.or.jp）の許諾を得てください．

本書をスキャン・デジタルデータ化するなどの複製を無許諾で行う行為は，
著作権法上での限られた例外（「私的使用のための複製」など）を除き著作権
法違反となります．なお，大学・病院・企業などにおいて，内部的に業務上
使用する目的で上記の行為を行うことは，私的使用には該当せず違法です．
また私的使用のためであっても，代行業者等の第三者に依頼して使用する本
人以外の者が上記の行為を行うことは違法です．

"基礎教育"現場の要望に応える 新"教科書シリーズ"！

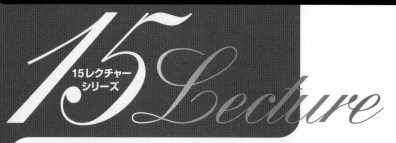

国家試験への合格だけでなく臨床につながる教育を可能にする

シリーズの特色

各教科の学習目標が一目瞭然
各教科の冒頭に「学習主題」「学習目標」「学習項目」を明記したシラバスを掲載．

多くの養成校で採用されているカリキュラム "1レクチャー（90分）×15"にのっとった構成
効率的に質の高い講義を可能にするため1レクチャーの情報を吟味．

レクチャーごとに到達目標と確認事項を明記し，学生のモチベーションもアップ
学生があらかじめ何を学ぶべきかが明確にわかり，講義後の復習にも効果的．

A4判／並製／2色・4色刷
各巻約170〜240頁
定価（本体2,400〜2,600円+税）

シリーズの構成と責任編集

理学療法テキスト　　　　　　　　　総編集 石川　朗

■理学療法概論	◎浅香　満
■内部障害理学療法学 呼吸 第2版	◎玉木　彰
■内部障害理学療法学 循環・代謝 第2版	◎木村雅彦
■義肢学	◎永冨史子
■装具学 第2版	◎佐竹將宏
■運動器障害理学療法学Ⅰ	◎河村廣幸
■運動器障害理学療法学Ⅱ	◎河村廣幸
■神経障害理学療法学Ⅰ 第2版	◎大畑光司
■神経障害理学療法学Ⅱ	◎大畑光司
■理学療法評価学Ⅰ	◎森山英樹
■理学療法評価学Ⅱ	◎森山英樹
■物理療法学・実習	◎日髙正巳・玉木　彰
■運動療法学	◎解良武士・玉木　彰
■理学療法管理学	◎長野　聖

理学療法・作業療法テキスト　　　　総編集 石川　朗・種村留美

■運動学	◎小島　悟
■臨床運動学	◎小林麻衣・小島　悟
■運動学実習	◎小島　悟・小林麻衣

リハビリテーションテキスト　　　　総編集 石川　朗・種村留美

■リハビリテーション統計学	◎対馬栄輝・木村雅彦
■がんのリハビリテーション	◎立松典篤・玉木　彰

作業療法テキスト　　　　　　　　　総編集 石川　朗・種村留美

■内部障害作業療法学 呼吸・循環・代謝	◎野田和恵

中山書店　〒112-0006 東京都文京区小日向4-2-6　TEL 03-3813-1100　FAX 03-3816-1015
https://www.nakayamashoten.jp/